董立君 病根秘穴

主编 董立君

埋线针疗

中国中医药出版社
·北京·

图书在版编目（CIP）数据

董立君病根秘穴埋线针疗 / 董立君主编 . — 北京：中国中医药出
版社 2020.10（2023.12 重印）

ISBN 978 - 7 - 5132 - 6427 - 3

Ⅰ.①董⋯　Ⅱ.①董⋯　Ⅲ.①穴位疗法－埋线疗法

Ⅳ.① R245.9

中国版本图书馆 CIP 数据核字（2020）第 178481 号

中国中医药出版社出版

北京经济技术开发区科创十三街 31 号院二区 8 号楼

邮政编码　100176

传真　010-64405721

河北新华第二印刷有限责任公司印刷

各地新华书店经销

开本 787×1092　1/16　印张 9　彩色 12.5　字数 489 千字

2020 年 10 月第 1 版　2023 年 12 月第 3 次印刷

书号　ISBN 978 - 7 - 5132 - 6427 - 3

定价　98.00 元

网址　www.cptcm.com

服 务 热 线　010-64405510

购 书 热 线　010-89535836

维 权 打 假　010-64405753

微信服务号　zgzyycbs

微商城网址　https://kdt.im/LIdUGr

官 方 微 博　http://e.weibo.com/cptcm

天猫旗舰店网址　https://zgzyycbs.tmall.com

如有印装质量问题请与本社出版部联系（010-64405510）

---

[1]　宋红梅：成都中医药大学附属医院。
[2]　宋红梅：保定至臻医疗美容门诊部。

主 编 简 介

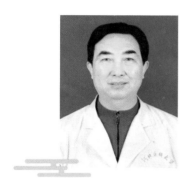

　　董立君，男，1950年1月生，河北省石家庄人，大学文化，教授。河北省中医药学会会员，河北省中医埋线专业委员会理事，河北省预防医学会理事、慢病病根穴埋线专业委员会主任委员，健康中国——白求恩·医学科普传播行动（河北省基地）管理委员会常务委员。石家庄九州中医药研究院名誉院长，客座教授，中国陆氏埋线培训协会副会长，原石家庄白求恩医学专修学院中医学教授，国家职业技能鉴定河北省考评员，中华整脊医学协会常务理事。师从著名"陆氏"埋线专家陆健教授，为陆健的亲传弟子，病根穴埋线针疗的传承人。2016年其入选《中华埋线名医百家精粹》一书，为知名埋线专家，"病根秘穴埋线针疗"技术的创始者。

　　董立君出身于中医世家，16岁学习中医正骨、脏腑点穴法、针灸技术，从事中医临床教学科研工作40余年。他先后在河北省附属医院疼痛门诊、石家庄益生源中医门诊部任职，从事埋线针疗、中医推拿等临床和教学研究工作。2004年他参与吉林科学技术出版社《陆氏埋线》一书的编审，担任编委；2016年他在复旦大学出版社《中华埋线名医百家精粹》一书担任编委，先后编写《实用埋线针疗技术》《中医绿色瘦身》《中国埋线针疗病根穴图集》等埋线教材，发表学术论文10余篇，2014—2018年先后在中国针灸学会主办的"中医针灸临床创新和微创埋线技术研讨会"上发表《浅谈病根穴埋线治疗面瘫和三叉神经痛》《中医辨证施治癫痫病》《从62例腰椎病看髓核突出形态对埋线治疗效果分析》等多篇论文。他对治疗癫痫病、三叉神经痛、股骨头坏死、腰椎间盘突出、面神经麻痹等疑难病症，有其独到的见解和丰富的经验。他曾举办全国埋线培训班 220 期，培养基层医务工作者 5000 余人，遍布神州大地，桃李满天下。

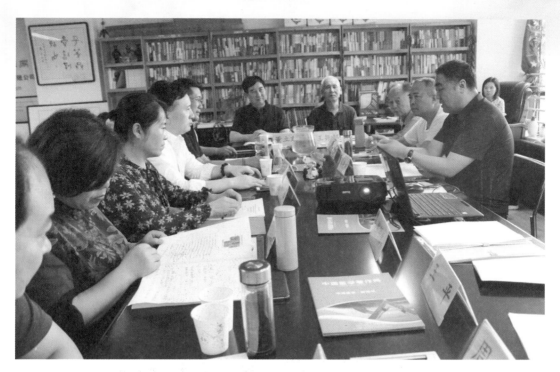

◆ 图书编写启动座谈会

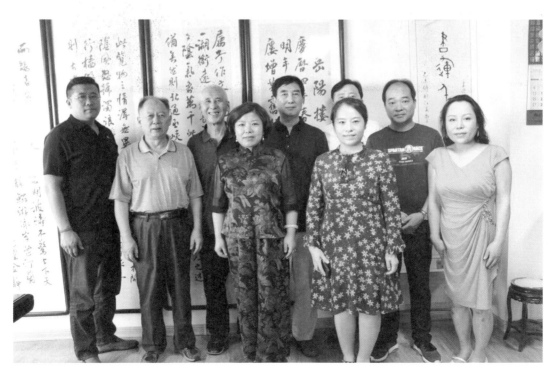

◆ 图书主编与编委合影

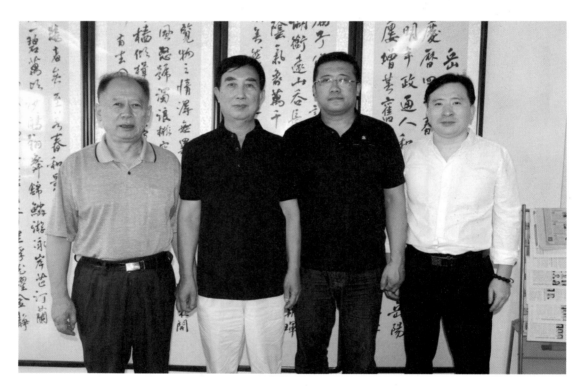

◆ 董立君与编委们合影

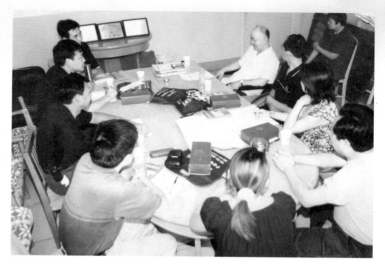

◆ 董立君与陆健老师以及学员座谈

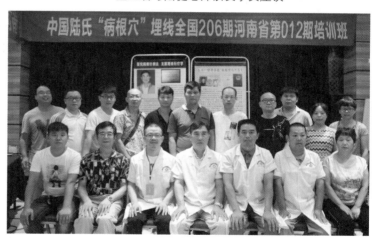

◆ 董立君与埋线培训班学员集体合影（一）

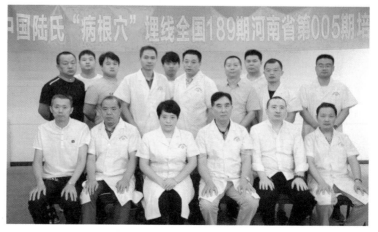

◆ 董立君与埋线培训班学员集体合影（二）

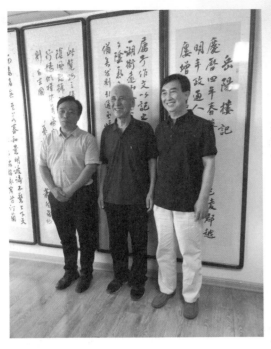

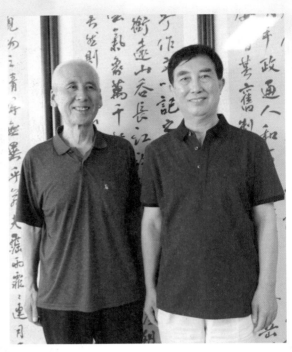

◆ 董立君与王振邦局长、崔志军总编合影　　　　　◆ 董立君与王振邦局长合影

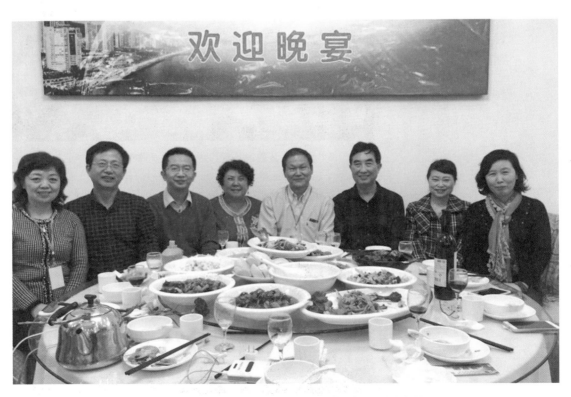

◆ 董立君与《中华埋线名医百家精粹》的编委合影

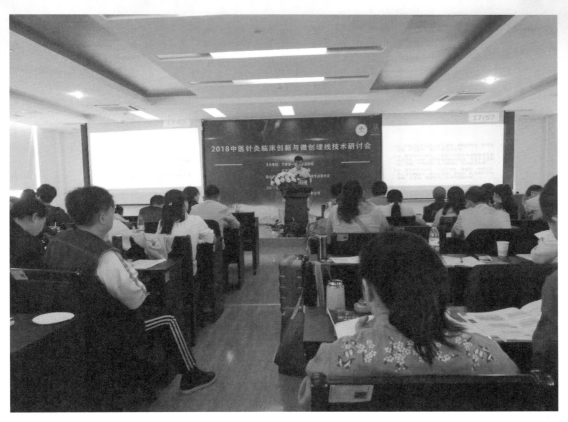

◆ 董立君在全国埋线会议上讲话

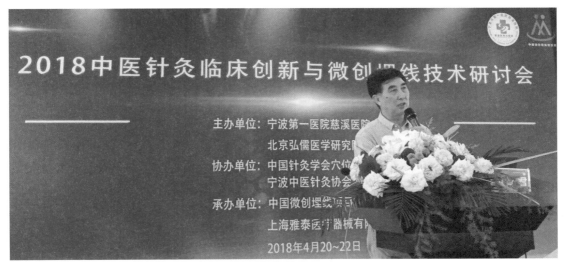

◆ 董立君在全国埋线会议上演讲

序 一

中医针灸历史悠久，源远流长。它是我国古代劳动人民和医学先辈在长期与疾病斗争中的产物，是中华医学的宝贵遗产。早在《黄帝内经》中就对经络系统、腧穴、针灸方法等有详细记载。中华人民共和国成立以来，针灸事业得到了蓬勃发展，以继承为基础，结合现代医家的临床经验和科研成果，出版、发表了大量针灸学术专著和论文，培养了大批优秀针灸人才，临床实践方面也做出许多创新，穴位埋线疗法就是其中比较典型的一种创新疗法。它是将人体可吸收的生物蛋白线埋入穴位，通过长时间刺激穴位产生"长效针感"，疏通经络，从而防治疾病的方法。

穴位埋线疗法是针灸疗法的一个分支，是针灸疗法的延伸和发展，是一种现代针灸替代疗法。它由起源于 20 世纪 50 年代的穴位埋藏疗法改良而来。由于针灸治疗疾病留针时间有限，往往疗效难以巩固和持续。例如，当胃溃疡病发作时患者疼痛难忍，医生采用针灸治疗，即刻就会缓解疼痛，但是起针后，疼痛依然会发作。有人就把一根针埋在患者的穴位中，让它长时间刺激穴位，这就是最初的穴位埋藏疗法。后来，又有人尝试用动物蛋白载体比如羊肠线，代替银针埋入穴位中，通过羊肠线对穴位持续有效的刺激作用，来达到治疗疾病的目的，而载体在一段时间内会自然溶解，被人体吸收。

穴位埋线疗法的适应范围非常广泛，目前主要用于需要较长时间针灸治疗的各种慢性疾病患者，如慢性胃肠病、颈椎病、腰椎间盘突出症、坐骨神经痛、头痛、面神经麻痹、癫痫病等，也用于美容、减肥、保健等项目。随着埋线疗法的广泛应用，从治疗理论、埋线工具、操作手法、治疗效果等方面，逐渐显示出不同特点的多元化发展特征。经络穴位埋线，是按照传统针灸经络理论指导，循经取穴埋线治疗疾病的一种方法。病根穴埋线针疗法则主要以神经解剖学和生理学为指导，结合神经系统定位诊断理论选穴配穴，发展成为病根穴埋线针疗法和埋线针疗学，完全开辟了一个新方向，在埋线疗法领域中独树一帜。

中国人民解放军白求恩国际和平医院陆健医生，通过几十年的不懈努力，提出"病根穴"埋线和"长效针感"理论，开创了病根穴埋线针疗法，在埋线疗法领域享有盛名。本书主编是陆健医生的学生和亲传弟子，在近20年的教学和临床科研实践中，总结临床治疗疑难病症的埋线方法和经验，进一步发展出以穴位组合简单、快速精准有效为特色的"病根秘穴埋线针疗"技术，全国有数千人参加了学习培训，并在各自的岗位上取得了成就。

希望《董立君病根秘穴埋线针疗》一书的出版，能够让更多基层中医药工作者进一步认识埋线疗法特别是病根穴埋线法，学习掌握和运用好病根秘穴埋线针疗，为保障广大人民群众的健康做出贡献。

河北省中医药管理局原局长

王振郴

2020 年 5 月 8 日

序 二

　　我与董先生相识 20 余年，我们属于忘年交，莫逆之交。董先生自从结缘埋线疗法后，数十年如一日，认准目标，坚定不移，继承、发扬了埋线疗法的学术思想和理论，并推陈出新发展了"病根穴埋线针疗"，运用埋线技法治愈了很多疑难杂症，积累了丰富的临床经验，这本书就是他多年的学术总结。梅花香自苦寒来，宝剑锋从磨砺出，我为董先生取得今天的成绩和这些年付出的辛苦激动而感慨。

　　董先生在继承前人学术思想和技能的基础上，对埋线的机制、解剖，以及多种病症的病因病理、临床表现、诊断及治疗方法等理论性的问题，又进行了深入性的研究，概括出 10 多种配穴组合，提炼出"病根秘穴"的理论和技能。"病根秘穴埋线针疗"操作简单，安全有效，患者痛苦小，同时董先生还在埋线的针具、肠线的材质方面做了大量的探索和研究。

　　董先生勤于学，敏于思，在埋线疗法的大量临床实践中，遵循中医辨证的基础，提出了许多新理念、新方法、个体化治疗，如治疗颈腰椎疾病中采用先正骨后埋线，风湿性疾病先埋线后放血，癫痫病采用组穴疗法等，并提出了自己的独到见解，临床效果显著，填补了中医技能用于临床疑难病中起效慢或无效的缺憾。

　　董先生学而有术，研有成就，把患者当亲人，细心观察患者的些许变化，绝不放过一个疑难病例，否则不会总结出如此多套行之有效的埋线配穴和方案。这些年董先生不但用他的埋线为广大的患者解决了病痛，还举办了 220 多期病根穴埋线培训班，培养了 5000 余名基层埋线医生，这些埋线医生在基层运用痛苦小、疗效快、费用低的"病根穴埋线针疗"，治疗了很多疑难病症，为基层群众的健康做出了巨大贡献。

习近平总书记指出：中医药学是中国古代科学的瑰宝，也是打开中华文明宝库的钥匙，为增进人民健康做出了重要贡献。要充分发挥中医药的独特优势，切实把中医药这一祖先留给我们的宝贵财富继承好、发展好、利用好。

作为中医人，我们应该把"病根穴埋线疗法"这一项特色中医适宜技术推广到全国和全世界，让更多的医生掌握并运用于临床实践中，服务于民众健康，防病治病，推进中医药事业发展。

值此书出版之际，先睹为快，获益良多，相信此书能为埋线工作者的临床工作和研究带来一些新的启发。

河北中医康复学会常务理事

河北省预防医学会慢病病根穴埋线专业委员会副主任委员、秘书长

2020 年 5 月 8 日

自 序

　　我出生于 1950 年 1 月，河北省石家庄人，大学文化，教授。师从中国著名"陆氏"埋线专家陆健教授，为陆健的亲授弟子，知名埋线专家。中国（陆氏）埋线针疗法的传承人、主讲人。兼任河北省穴位埋线专业委员会理事，河北省预防医学会常务理事、慢病病根穴埋线专业委员会主任委员，健康中国——白求恩·医学科普传播行动（河北省基地）管理委员会常务委员，石家庄九州中医药研究院名誉院长，中国陆氏埋线培训协会副会长，原石家庄白求恩医学专修学院中医学教授，国家职业技能鉴定河北省考评员，中华整脊医学协会常务理事。2016 年我的事迹入选《中华埋线名医百家精粹》一书，为"病根秘穴埋线针疗"的创始者。

　　我出身于中医世家，16 岁跟随伯父学习中医正骨、脏腑点穴法、针灸技术，先后在石家庄九州中医药研究院、石家庄白求恩医学专修学院、石家庄益生源中医门诊部任职，从事埋线针疗、中医推拿等临床和教学研究工作 40 余年，主编了《董立君病根秘穴埋线针疗》一书，参编了《陆氏埋线》《中华埋线名医百家精粹》等书籍，先后编写《实用埋线针疗技术》《中医绿色瘦身》《中国埋线针疗病根穴图集》等埋线教材，发表学术论文 10 余篇，2014—2018 年先后在中国针灸学会主办的"中医针灸临床创新与微创埋线技术研讨会"上发表《中医辨证施治癫痫病》《浅谈病根埋线治疗面瘫和三叉神经痛》等论文，对治疗癫痫病、三叉神经痛、股骨头坏死、腰椎间盘突出、面神经麻痹等疑难病症临床中有独到见解和丰富经验。从 2004 年开始举办全国埋线培训班，至今已经有 220 期之多，培养基层埋线医生 5000 余人，遍布全国 28 个省市自治区及台湾省、香港特别行政区，也有来自俄罗斯、日本、瑞士、韩国等地人士，桃李满天下。

　　说起我与埋线疗法的渊源，话就长了。20世纪90年代我接触埋线疗法技术，对其产生浓厚兴趣，后与石家庄白求恩医学院付根铭院长相识，经其引荐拜著名埋线专家陆健教授为师，从事"陆氏埋线针疗法"临床教学科研工作，成为陆健老师的亲授弟子，陆氏埋线针疗法的传承人。我跟随陆健老师学习埋线技术的历程，是既艰辛又幸福满满的过程。一开始跟陆老师学习，对病根穴的定位和埋线方法有很多不理解，比如颈椎埋线为什么要埋在棘突上位置、腰椎埋线为什么要埋在棘突下位置等。陆健老师总是说让我自己琢磨。陆健老师治学严谨，教育认真，但他每个周末在家埋线实操做患者时，都打电话给我，让我过去看实操，做患者。有时他会让我先在患者身上找位置，再让其女儿埋线操作，有时也让我找来患者，定位操作一起做。记得我做的第一例患者是个肩周炎患者，患者埋线后一周左右就不疼痛了，经2个月治疗锻炼，患者肩周炎好了。此例令我对埋线更加喜爱。在此期间，我学到了陆健老师的很多埋线理论精髓和临床实践经验。

　　2004—2005年是陆健老师与我在白求恩医学院办全国埋线针疗培训班，推广埋线针疗技术的难忘日子。因陆健老师患有脑卒中后遗症，行动不便，每次讲课让其他老师将他背上楼，再背下来。就这样，他仍然坚持每次埋线课都要去讲几个小时，并与埋线学员做课下学习交流。白求恩医学院的学生大多数是农村来的，对学习医学知识都有兴趣，尤其是对学埋线技术情有独钟。当时有个唐山的姓朱的学生，学了埋线技术后给自己的亲戚埋线治疗癫痫病，治疗几次后疗效很好，其本人也很高兴。据说朱同学现在在当地成为医生，埋线技术是他拥有的独特技术之一。陆健老师因身体原因，2006年开始就不再去学校讲埋线课了，后于2011年患病去世。此后主要由我主讲陆氏埋线针疗技术，这一讲就是十几个年头。

　　在近20年的埋线教学、临床和科研实践中，我继承和发扬陆氏埋线针疗的技术精华，在不断的临床实践中博采众长，汲取精髓，推陈出新，不断整理和完善陆氏埋线针疗的理论和实践，逐步形成了"病根秘穴埋线针疗"的系统理论和技术特色。"病根秘穴埋线针疗"在多年临床实践中逐渐浓缩提炼，精准组合，创新发展。该疗法运用病根穴中的秘特椎体节段加有效经验穴、精准阿是部位巧妙组合。方程式的配穴模式，从未知到题解，认穴—诊穴—选穴—埋线，几个简练步骤，一气呵成，有效解决疑难病症，快速出方案，具有快速、简单、精确、全面、神效的特点。诊断只要符合"认病"，治疗中就能"求本"，"求本"必祛病根。2014—2019年，我经常去陕西、内蒙古、河南等地基层讲课，培训基层埋线医生，尤其给我留下深刻印象的是，在河南基层进行埋线培训时，河南的基层医生学习很刻苦认真，他们学了病根秘穴埋线针疗技术后在当地的基层门诊做出了很好的成绩。例如一例血管瘤压迫三叉神经患者，疼痛难忍，不能吃饭，痛苦无奈，经埋线治疗几次后不痛了；还有新密杜医生治疗了一个输卵管不通的患者，几年不怀孕，经埋线二次后怀孕了，患者敲锣打鼓送锦旗感谢杜医生。还有很多医生治愈了顽固的三叉神经痛、腰椎间盘突出症、癫痫病、老年慢性支气管炎、哮喘等，这些在本书第九章典型病例部分有详细介绍。

　　本书共九章，第一章主要内容是介绍埋线疗法的历史和发展过程，穴位埋线与病根穴埋线的区别、特点及治疗原理和作用等；第二章是针具和肠线的操作指南，对肠线的配比要求、治疗室的设置、人员资质、操作规程、埋线注意事项以及操作中细节和处理等做了详细讲述；第三章是埋线进针层次解剖细节，这也是本书与其他埋线书籍的区别与特点，对不同位置的进针解剖做了详细解析；第四、第五章是病根穴的概念、定位、应用等，这是核心内容；第六章重点介绍病根秘穴十六个组合配穴的定位、解剖和操作手法；第七章是埋线常用腧穴；第八章是临床常见疾病的埋线方法；第九章是临床埋线典型病例。

　　病根穴埋线与穴位埋线在取穴方法和操作上不尽相同。这种病根埋线的方式完全以神经解剖学为依据，并发展出了病根穴埋线法和埋线针疗学。尤是"病根秘穴"埋线针疗新技术，做到埋线配穴模式简单，再疑难的病证，选穴简单，方案快速形成，学员学得快，记得牢；操作解剖细节清楚，埋线位置精准到位；该疗法当场快速见效，立竿见影，针到病消；疑难顽症埋线不断创奇迹，远期疗效好，对埋线针法、线体材料、操作解剖细节和临床应用经验多有阐发，使其学术特点独树一帜，该疗法为埋线同仁和基层埋线医生所喜爱。

　　我已年近七旬，在病根埋线领域耕耘二十余载，学员弟子几千有余，为发扬病根穴埋线针疗事业，尤其是让病根秘穴埋线技术为基层医生更好运用，造福当地民众，特编著此书，以供广大基层医生学习参考。

　　因学识浅薄，书中有不当之处，诚恳请同仁指正。

　　在此鸣谢王振邦局长、崔志军总编的帮助指导，感谢聂中华、李文永、苏少鹏、冯艳丽、庞延红、王天顺、宋红梅[①]、朱青霞、周晓红、宋红梅[②]、刘建文、李亚哲、石玲等同志的大力协助。

2020 年 5 月 8 日

---

① 宋红梅：成都中医药大学附属医院。
② 宋红梅：保定至臻医疗美容门诊部。

本书讲的是埋线疗法的一种，此书属于中医疗法类的教科书，主要的读者对象是埋线疗法医生和基层医务工作者，用于对埋线疗法的学习参考。

　　本书共分九章，第一章主要内容是介绍埋线疗法的历史和发展过程，穴位埋线与病根穴埋线的区别、特点及治疗原理和作用等；第二章是针具和肠线的操作指南，对肠线的配比要求、治疗室的设置、人员资质、操作规程、埋线注意事项及操作中细节和处理等做了详细讲述；第三章是埋线进针层次解剖细节，这也是本书与其他埋线书籍的区别与特点，对不同位置的进针解剖做了详细解析；第四、第五章是病根穴的概念、定位、应用等，这是核心内容；第六章重点介绍病根秘穴十六个组合配穴的定位、解剖和操作手法；第七章是埋线常用腧穴；第八章是临床常见疾病的埋线方法；第九章是临床埋线典型病例。

　　在第三章埋线进针层次解剖细节中，对颈部、胸部、胸背部、腰部、骶部、四肢、头面部等都做了详细解剖解析，并对进针角度、深度尺寸做了说明；本书中第四、第五章的病根穴概念、定位、应用是在陆健老师的病根穴埋线理论基础上把主编近十几年临床实践科研中对病根穴概念的理解进行了详细解读，对肌肉、体表、内脏、神经、血管的椎体节段支配做了最精确的展示，对病根穴的定位、操作手法、解剖位置等也做了详细说明。

　　第六章中对十六个秘穴组合位置定位、肌肉解剖、操作进针手法等做了具体介绍，这一章是学习病根秘穴埋线的重要章节，主编希望能对学习病根秘穴针疗的医生有所帮助；第八章临床常见疾病中，不少疾病的治疗方法结合了临床医生在实践中的有效治法，如治疗腰椎间盘突出症、坐骨神经痛运用五步实战法，包括看、诊、触、整、埋等；治疗膝关节病，运用"膝三针"，并加入骨盆调整理念，"整埋"结合，治法有特色；治疗癫痫病，运用中医辨证施治，因体质不同，选穴各异，因发病症状不同，配穴亦不同；治疗胃病，运用"胃六针"为主，对慢性胃炎、胃溃疡、十二指肠溃疡、食管炎、胆汁反流性胃炎选配经验穴不同；治疗各类头痛，重点使用"头颈穴"C_2（第二颈椎，下同）、C_3，但对不同的头痛，辨证不同，配穴不同，治法不同；治疗面瘫和面肌痉挛章节中，对肌肉、神经的解剖原理的解析，对肌肉瘫痪部位的用穴调理有大量临床经验治法。

　　本书的出版对埋线医生而言，是提高学习病根秘穴埋线针疗的好机会，也是进一步传承发扬光大病根秘穴埋线针疗事业。此外，本书对基层医务人员学习埋线疗法，认识病根埋线疗法，运用病根秘穴埋线针疗，为基层民众的健康服好务具有重要意义，希望能得到广大医务工作者的关注和喜爱。

　　　　　　　　　　　　　　　　　　　　　《董立君病根秘穴埋线针疗》编委会

　　　　　　　　　　　　　　　　　　　　　　　　　　2020 年 5 月 8 日

第一章　概论

第二章　埋线针具和肠线

第三章　埋线进针的局部解剖知识

第四章　病根穴脊柱定位标志

第五章　病根穴及秘穴的应用

第六章　"病根秘穴埋线针疗"应用

第七章　埋线常用腧穴

第八章　"病根秘穴埋线针疗"治疗病症

第九章　"病根秘穴埋线针疗"典型病例

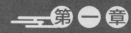

第一章

概 论

第一节　埋线疗法的起源与发展

埋线疗法是指用医用埋线针具把肠线埋入人体穴位或皮下组织肌层，利用肠线在穴位内长时间持久刺激，以防治疾病的一种方法。施术简单，疗效佳，患者花钱少，远期疗效好，深为广大患者所接受。

埋线疗法形成于20世纪60年代，主要是用羊肠线埋藏在体内腧穴中治疗小儿脊髓灰质炎，埋线一次，刺激时间长达一个月以上，疗效显著。70年代中期，用肠线埋藏法治疗胃病、哮喘、十二指肠溃疡等，疗效也很显著。尤其对慢性、顽固性、免疫功能低下疾病，如癫痫、中风偏瘫、风湿性关节炎，都有非常好的疗效。

埋藏疗法除用羊肠线作为载体外，还使用狗脾组织，兔脑垂体，以及埋棕毛、埋药物（此出自陆健的《陆氏埋线》一书）等。目的除了利用动物组织和药物内含的有效成分外，主要是为了延长对穴位的刺激时间。由于埋藏疗法中的材料（狗脾、兔脑）不易消毒和保存，操作复杂，反应较重，患者中接受者较少。而羊肠线来源广，消毒容易，宜保存，患者反应较轻。肠线是异体组织蛋白，埋线后羊肠线可自行吸收，对人体的免疫和应激能力都有提高。线体有一定硬度，以"线"代针，起到长效针感效应，又有人用中药液浸泡羊肠线，或加以磁化，更提高了治疗效果，羊肠线作为一种特殊的埋线载体，已被广泛应用。

埋线针具的演变是埋线疗法发展的重要阶段，埋线疗法是一种新兴的穴位刺激疗法，是针灸疗法在临床上的延伸发展，也是中西医结合的产物。埋线疗法是针灸学的一个重要分支。无论从理论上，还是从实践上都与针灸学密切相关。我国的针灸起源很早，远古时期利用砭石医治患者，西汉时期用金针、银针，金属针具取代原始的砭石，是针具和医治方法的突破性进展。后来还出现了铁针、合金针，以及现在的不锈钢针具等。针具也出现了多样化，如三棱针、梅花针、火针、浮针、芒针等。由于针刺对一些慢性病产生的效果不太理想，疗效不巩固，就产生了用留针和埋针的方法来加强感应。最初的埋藏疗法用的是动物组织、药物，目的就是对腧穴起到长效刺激作用。后来使用羊肠线作为埋入载体，更加长了刺激时间，疗效更好，也减小了患者的痛苦和风险。使用埋线疗法后有了三角针植线或挂线，穿刺针改造后有了套管针注线法。陆氏埋线创始人陆健1969年发明了第一支U线针，获得国家专利，在当年上海医用缝针厂制作了一万支U线针，病根穴埋线的老医生们都使用过这种U线针。现在都在使用一次性注线针具，且全国有很多医疗器械厂家生产各种规格型号齐全的一次性注线针具。此种针具使用非常简便，一人一针，打开即用，用后销毁，符合医疗的要求，避免交叉感染，是目前使用最多最广泛的一次性针具。

近 50 年来，经过埋线医务工作者的临床实践，积累了大量的埋线经验，使埋线疗法的应用范围不断扩大，由过去的单纯治疗慢性支气管炎、胃肠病等疾病扩大到内科、外科、妇科、儿科、五官科、皮肤科、骨科等各科多种临床病种，治疗疾病达百余种。

埋线疗法作为由针灸演变和发展的"长效针感"疗法，在当今现代医学中显示出它多元化发展特征，在理论上、埋线工具、埋线操作手法、治疗效果等都有不同的特点和多样性。经络脏腑辨证取穴，是在传统的针灸经络理论指导下，在埋线中按循经取穴治疗疾病的一种方法。病根穴埋线针疗法则是按照神经解剖学理论和生理学结合，以神经系统定位诊断理论配穴选穴，发展出了病根穴埋线针疗法和埋线针疗学，病根穴埋线针疗法在几十年的临床实践中开辟了一个新的方向，在埋线疗法领域中独树一帜。

第二节　埋线疗法的研究进展

　　埋线疗法经历了从留针、埋针的雏形期到如今辨证取穴、操作规范而严格的成熟期，随着埋线针具和线体不断改进创新，临床操作方法不断发展进步，埋线疗法的发展趋势逐渐呈现简单化、微创化、多功能组合化。埋线材料及埋线工具也不断革新，其治疗疾病的机制认识也不断深化。

一、埋线材料

　　穴位埋线的材料从最开始的磁块，钢圈，羊、鸡、兔的肾上腺，脑垂体，药物，脂肪等发展到如今可吸收性外科缝线羊肠线、聚乳酸－羟基乙酸等，不良反应大大减少，安全性得到极大的提升。如今临床上最常用的是可吸收羊肠线，极少部分患者会出现局部硬结、发热、疼痛、皮下瘀血等不良反应，但大多较轻微，经过穴位揉按、心理疏导、充分休息后，症状多可消除或缓解，未造成严重后果。第四代可吸收性医用缝合线为 1995 年中国湖南省新化县曾家修教授历经多年研究，首创发明的纯天然可吸收胶原蛋白缝合线，该种材料经国家医用高分子产品质量检测中心检测，胶原蛋白占 93%，弹力蛋白占 3%，脂肪占 4%，为天然成型材料，采用生物原理制成，生产过程中无任何化学成分掺入，为原生态蛋白质材料。由于主要成分为 I 型胶原蛋白，用于创伤缝合后，能为伤口愈合提供充分营养，并且经过临床试验和科学检测，具有吸收完全、使用方便、生物相容性好、无组织排异反应、吸收时间合适的优良特性；并于 2000 年取得国家科技部火炬计划证书，是目前已知最早获得国家认可的可吸收缝合线火炬计划项目。胶原蛋白线也是最常用的可吸收肠线，因为它是哺乳动物肠衣经科学生物方法制成的，埋线使用后不良反应小，在临床中也被广泛使用。其次，聚乳酸－羟基乙酸、普迪思、壳聚糖、药物羊肠线（与方剂相结合，用药物汤剂浸泡，共有清热开窍线体、活血化瘀线体、补气补血线体、滋阴补肾线体 4 种）等新型埋线材料在临床上也有应用，各有其鲜明的优势，如中药线体发挥了中医辨证论治的优势，壳聚糖以抗感染为特点等，是埋线疗法不断发展进步的体现。

二、埋线方法

　　埋线方法从开放性伤口到微创操作，最初采用割开埋线，但创伤较大，易出现感染、疼痛等不良反应，患者不易接受，临床现已不常用。现多采用微创埋线操作，最常见的是套管针埋线，使用套管针将羊肠线埋入相应穴位，此法操作简单便捷、感染风险低、创伤小、临床接受度较高。早期应用埋线疗法时，并没有专门的埋线工具，多采用创伤较大的有创针具如手术刀、三角针等，此种工具对脏腑刺激较大，疗效较为持久，但其缺点也很明显，术前需麻醉，麻醉剂过敏者无法进行操作，对周围组织损伤较大，术后易留瘢痕，不利于广泛开展。随着埋线疗法的不断发展成熟，埋线工具逐渐微创化，现常用的有穿刺针、注射器针、埋线针、埋线针刀，而微创针具较细，创伤小，操作简便，成本低，易接受，在临床中广泛应用。

三、埋线疗法适应证

1. 慢性荨麻疹 临床表现为皮肤反复突发大小不等、形状不一的水肿性斑块，界限清楚，瘙痒剧烈，发无定处，进而可出现全身不适等症状，呈突然和反复发作，严重影响患者身心健康。本病属中医"瘾疹"范畴，中医学认为此病多与风相关，埋线时可以曲池、血海、膈俞、风门为基本用穴，具有祛风活血、止痒的功效，意在"治风先治血，血行风自灭"。此外，再根据患者具体情况，辨证加减选穴，如风寒型可加合谷、复溜等穴；风热型加大椎、大肠俞等穴；湿热证加脾俞、足三里、中脘等穴；气血两虚型加气海、关元、三阴交等穴。穴位埋线治疗无明显不良反应，对患者而言痛苦较小，相对安全且易接受。联合使用盐酸左西替利嗪口服液治疗慢性荨麻疹，疗效较好，并且可缩短治疗时间。运用埋线疗法治疗慢性荨麻疹时，还可予以中医护理干预，平时加强锻炼，提高自身免疫力，如风寒型慢性荨麻疹患者应科学作息，维持良好的生活习惯，多食温性食物，避寒凉、清淡饮食。风热型慢性荨麻疹患者要防热邪入侵，戒烟酒，进食清淡易消化食物。气血两虚型慢性荨麻疹患者应多进食具有益气养血作用的食物，如核桃、大枣等，较之单纯使用穴位埋线治疗相比，有助于促使机体康复，缩短病程，降低复发率。

2. 过敏性鼻炎 本病是耳鼻喉科的常见病、多发病，临床主要表现为阵发性喷嚏、清水样鼻涕、鼻塞和鼻痒，严重影响患者工作、学习、睡眠和社交，随着环境的恶化，过敏性鼻炎的发病率呈现逐渐上升的趋势。在中医学里，过敏性鼻炎被称为"鼻鼽"，中医学认为，此病病位在肺，与脾、肾等脏有着密切的联系。故应用穴位埋线疗法治疗过敏性鼻炎时，可以迎香、印堂、大椎、鼻通、肾俞、肺俞、足三里、曲池等穴位为主穴，调节各脏腑功能，再辨证加减选穴。如肾阳不足者可加关元，肺脾气虚者可加脾俞等；配合针刺蝶腭神经节可双向调节交感和副交感神经，刺激到位后，对于缓解鼻部及耳部症状都有立竿见影的疗效。此外，穴位埋线可配合火针使用，埋线半个月后行火针治疗，选取上述穴位再配通天穴，用碘伏消毒后，用细火针在酒精灯上烧红至白亮，迅速点刺，也取得了令人满意的临床疗效。

病根穴埋线治疗过敏性鼻炎采用第四颈椎（C_4，下同）、第一胸椎（T_1，下同），配鼻旁沟穴、足三里穴等。

3. 疼痛 疼痛作为一种十分常见的症状或者疾病，是指一种令人不愉快的感觉和情绪上的感受，伴随着现有的或潜在的组织损伤。广泛见于临床各科疾病之中，病因复杂多样，程度或轻或重，持续时间可长可短。穴位埋线治疗的疼痛，从疾病分类上大致可分为内科、妇科、骨科、神经科、肿瘤科等各科相关疾病的疼痛。

（1）神经科相关疾病：治疗带状疱疹后遗神经痛，多选用相应神经节段夹脊穴及痛点进行埋线，亦可选取相应节段的夹脊穴进行速刺埋线（常规消毒，埋线针刺入相应穴位所需深度，取得针感后立即取针并按压），联合应用腹四针（中脘、关元、双侧天枢），效果显著，具有临床应用价值。病根穴埋线采用相应神经节段支配位置选穴，如头颈部疾病选 C_2、C_3、C_5、C_7 等，胸背部选 $T_{7\sim10}$、T_{12} 等，腰部选第二腰椎到第五腰椎（$L_{2\sim5}$，下同）等位置埋线。

（2）肿瘤科相关疾病：可用于治疗癌性疼痛，以俞募配穴加夹脊穴，临床根据不同的癌性疼痛予以辨证加减，如肝癌引起的癌性疼痛可加以肝俞、胆俞、期门等穴，骨转移性癌痛可加大杼、悬钟、足三里、阿是穴等穴，肺癌引起的疼痛可加肺俞、膻中等穴。

（3）内科相关疾病：可用于治疗胃脘痛、消化性溃疡痛、功能性消化不良引起的上腹疼痛等。可选取脾俞、胃俞、足三里等为主穴埋线治疗胃脘痛，选取额旁 2 线埋线治疗消化性溃疡，"胃五针"（星状神经节、乳突下点、足三里、内关点、胃俞点）治疗功能性消化不良，再根据患者具体情况，辨证加减穴位，在临床上均取得了不错的疗效。病根秘穴埋线则采用"胃六针"埋线治疗慢性胃炎、胃溃疡及十二指肠溃疡病，疗效良好。

（4）骨科相关疾病：可选取阿是穴进行埋线治疗颈肩肌筋膜炎，有相应的文献记载，有效率可达 96%，或配伍大肠俞、委中等穴治疗腰痛，6 次治疗后症状消失，半年内未再复发。取腰阳关、命门、长强、腰俞、肾俞、气海俞、大肠俞、关元俞、八髎等为主穴，治疗腰椎间盘突出症，总有效率达 97% 以上。选取肩髃、肩贞、肩髎、曲池、手五里、外关、八邪等穴埋线治疗肩手综合征，并对照常规康复治疗的效果，结果表明，埋线组治疗效果优于对照组。取肩贞、肩髃埋线治疗中风后偏瘫肩痛，总有效率为 97.7%。病根秘穴埋线中采用"坐三针"治疗腰椎间盘突出、坐骨神经痛，取得了好的疗效。

（5）妇科相关疾病：穴位埋线疗法在妇科，可用于治疗原发性痛经、围绝经期诸症、分娩镇痛、盆腔痛、经前期乳痛证等。选取关元、肾俞、足三里、中极、三阴交等穴埋线治疗原发性痛经，多次治疗后，行经痛多可缓解甚至解除。以三阴交、次髎、关元穴为主，埋线治疗原发性痛经，并与针刺治疗、西药治疗互相参照，发现埋线治疗后效果均优于其他两组。取三阴交埋线用于分娩镇痛，并与正常分娩做对照，发现疼痛级别在治疗后有显著性降低。取肾俞、天枢、三阴交、阳陵泉、阴陵泉、气海、足三里、关元、血海、水道、归来等穴治疗女性经前期乳痛症，总有效率为 96%。取关元、气海、太冲、次髎、三阴交等穴埋线，配合耳穴，治疗急性盆腔炎后遗症中慢性盆腔痛，总有效率为 93%。选取肾俞、肝俞、心俞、三阴交（双侧取穴）为主穴，穴位埋线治疗围绝经期轻中度抑郁，安全有效，疗效与应用百忧解相当，不良反应却远低于百忧解。用于治疗围绝经期综合征，选取肾俞、命门、关元为主，配以心俞、肝俞、三阴交等穴，可有效改善患者围绝经期症状，延缓甚至逆转卵巢的衰老。

（6）其他：不论何种原因引起的疼痛，若有痛点者，均可考虑选用，往往能取得一定的疗效。病根秘穴埋线中常使用阿是区或阿是点埋线，如治疗胃病，选用 T_7 以上的阿是区，乳腺病中 $T_{4\sim5}$ 周围的阿是区或阿是点上都是解决病症的经验要点。

4. 单纯性肥胖 中医学认为，"肥人多痰湿"，肥胖的发生以脾虚为主，与肝、肺、肾及体质因素密切相关，故治疗肥胖多从脾虚痰湿论治，辨证论治选取水分、三阴交、天枢、丰隆、足三里等为主穴，健脾祛湿，再者腹部脂肪肥厚，可加用大横、天枢等。此外，特殊选穴可用靳三针之肥三针（中脘、带脉、足三里）和脂三针（足三里、内关、三阴交），双侧取穴。亦有采用腰腹群针埋线法治疗肥胖症者，腹群针以腹部肾经、任脉、胃经、胆经、脾经 5 条经脉在腰腹部的穴位为主，以大横、天枢、关元、中脘为重点；双侧腰部以取胆经的五枢、带脉、维道为主；并且于腰腹部脂肪较多处取穴。腰群针以腰背部督脉，膀胱经第 1、第 2 侧线经穴为主，以大肠俞、肾俞为中心，在骶臀部脂肪较多处取穴，另在脂肪堆积无经穴处取阿是穴。此外，还有穴位埋线配合使用小针刀疗法、电针疗法使用者，可在一定程度上增加临床疗效。

5. 高脂血症 俞募穴与穴位埋线相配合，选取足阳明胃经与足太阴脾经俞、募、合穴为主穴（胃俞、中脘、足三里、脾俞、章门、阴陵泉等穴），配穴星状神经节、丰隆、三阴交、内关、三焦俞等穴，疗效与口服阿托伐他汀钙相当，但较之起效快，作用维持时间更长，简单易行，无毒，无不良反应且价格低廉，值得临床推广。

6. 其他 以双侧星状神经节为主穴，埋线治疗高血压病，辨证配穴，如肝阳上亢者加双侧太冲、肝俞、肾俞、三阴交；阳明火热加曲池、足三里、丰隆、合谷；风痰上扰加丰隆、风池、百会、足三里等，可达到解除血管痉挛、扩张血管、降低血管阻力等作用，使血压趋于平稳，达到降血压的目的。病根穴埋线采用 C_2、C_6，配曲池穴、丰隆穴、肾俞穴治疗高血压有好的疗效。"老十针"穴位埋线（上脘、中脘、下脘、气海、双侧足三里、双侧天枢、双侧内关）联合胃复春片治疗慢性萎缩性胃炎，疗效显著，减轻患者症状，改善胃部腺体萎缩、慢性炎症、异常增生等。治疗特发性震颤，以足三里、三阴交、太冲、外关、阳陵泉、肺俞、脾俞、膈俞、肝俞双侧取穴为主穴，并根据不同情况随症配穴：脾虚者加中脘；肝郁者合谷配太冲；心血不足者加神门、心俞；肾气不足者配肾俞、太溪；痰盛者加丰隆，兼风热者配曲池，可配合头针（选取焦氏头针中的运动区上点、双侧上 2/5 点，舞蹈震颤控制区上点，双侧上 2/5 点与下 2/5 点及双侧平衡区。运动区和舞蹈震颤控制区，单侧肢体震颤选对侧区域，双侧发病选两侧，头部震颤选双侧，单侧、双侧或头部震颤，平衡区均选双侧）。以后溪、曲池、阿是穴、颈夹脊、大椎穴为主穴配合口服甲磺酸倍他司汀，静脉滴注桂哌齐特治疗颈性眩晕，与药物常规治疗相比，总有效率提高。穴位埋线配合针灸治疗面瘫，主穴牵正、四白、地仓、颊车、下关、合谷等选取 4～5 个针刺，阳白、鱼腰、丝竹空、人中、太阳、攒竹、承浆、迎香等选取 3～4 个作为配穴，较单纯针刺可更好地改善面部神经功能。治疗中风偏瘫，依据循经选穴和辨病选穴，在相应部位进行埋线，疏通病变处的气血，濡养病处肢体，促进其功能恢复。除此之外，穴位埋线还可应用于治疗癫痫、类风湿关节炎、斑秃、早期肾功能损害、肠易激综合征、便秘、失眠、压力性尿失禁、失眠、黄褐斑等。

四、机制研究

埋线治疗通过出血刺激、操作刺激以及线体吸收过程中的持续性刺激，进而通过穴位对机体发挥了良性刺激，主要起到了补虚泻实、调和气血、疏通经络、协调脏腑等作用。现代医学认为，作为一种持久而复杂的非特异性刺激性疗法，通过持久的作用，一方面将冲动传入神经至相应的脊髓后角，再到达脏腑，进行综合调节；另一方面经过脊髓后角将信息向大脑皮质进行传递，从而对中枢神经达到双向调节的作用。此外，埋线疗法还具有免疫调节作用，可调节细胞免疫和体液免疫，提高机体免疫功能。还可通过对各类神经递质、细胞因子合成和释放的影响，酶活性的调节及细胞表面受体、疾病相关基因表达的调控达到治疗疾病的作用。但是关于其更深层次，更为具体的作用机制尚待进一步研究。

总之，埋线疗法是针灸学的重要分支，作为一种临床常用的治疗手段，具有安全性高、不良反应少、痛苦较小、适应证广、疗效显著等特点，由于肠线等材料在穴位内停留时间较长，待其自然吸收完全，可达 2 周左右，弥补了针刺在时间、次数上的不足，患者不必每日或者隔日施术，减轻了患者的时间和经济压力，且有较好的临床效果，依从性较强，在临床各科疾病的治疗中发挥了重要的作用。

提供者：成都中医药大学附属医院　宋红梅

成都中医药大学研究生院　林俞利

参考文献

[1] 周艳，马重兵，刘安国，等.穴位埋线临床操作技术的分类与进展 [J].上海针灸杂志，2019，38（8）：951.

[2] 杜鸿蒙，杨章薇.穴位埋线线体应用进展 [J].中医药导报，2019，25（4）：121-122.

[3] 侯璇，严兴科，马重兵，等.穴位埋线针具研究进展 [J].陕西中医药大学学报，2019，42（2）：136-140.

[4] 阮雅敏，李祥林，杨岩，等.穴位埋线治疗慢性荨麻疹的临床观察 [J].中国民间疗法，2019，27（15）：36-37.

[5] 李羞月.穴位埋线治疗慢性荨麻疹的中医护理对策及效果观察 [J].医学信息，2018，31（2）：177-178.

[6] 蔡建斌，康梦如.穴位埋线治疗过敏性鼻炎的临床疗效观察 [J].现代医学与健康研究，2018，2（4）：155-156.

[7] 文小江.穴位埋线配合针刺蝶腭神经节治疗变应性鼻炎疗效观察 [J].山西中医，2018，34（1）：40-41.

[8] 白欣蕊，任媛媛.速刺穴位埋线联合腹四针治疗带状疱疹后遗神经痛的疗效观察

[J]. 世界最新医学信息文摘，2019，19（59）：265，268.

[9] 胡嘉威，刘嘉杰，霍志豪. 穴位埋线治疗痛症的研究进展 [J]. 中国民族民间医药，2016，25（3）：35-37.

[10] 赵晶，杨才德，郭立君，等. 杨氏 3+ 疗法"胃五针"穴位埋线治疗功能性消化不良临床观察 [J]. 中国中医药现代远程教育，2018，16（13）：126-128.

[11] 秦尔奇，郭烨，李钰. 穴位埋线治疗围绝经期轻中度抑郁的临床研究 [J]. 辽宁中医杂志，2019，46（8）：1721-1723.

[12] 刘红，杨大男. 穴位埋线治疗围绝经期综合征 86 例临床观察 [J]. 上海针灸杂志，2007，26（2）：5-7.

[13] 温静怡，唐红珍. 穴位埋线治疗单纯性肥胖症的临床研究进展 [J]. 湖南中医杂志，2019，35（8）：180-182.

[14] 杨才德，包金莲，马重兵，等. 俞募合穴配穴埋线对高脂血症患者总胆固醇及三酰甘油的影响 [J]. 中国中医药现代远程教育，2018，16（2）：115-117.

[15] 高敬辉，杨才德，马重兵，等. 星状神经节为主埋线对高血压病患者 Ang Ⅱ、ALD 的影响 [J]. 中国中医药现代远程教育，2018，16（6）：127-130.

[16] 杨茜，谭文婧，刘少康. 胃复春片联合"老十针"穴位埋线治疗慢性萎缩性胃炎临床疗效观察 [J]. 新疆中医药，2018，36（3）：20-22.

[17] 王子梅. 穴位埋线合头针电针治疗特发性震颤的临床观察 [J]. 中国民间疗法，2019，27（15）：20-22.

[18] 郭康. 穴位埋线法治疗颈性眩晕的临床效果评价 [J]. 当代医药论丛，2018，16（15）：180-181.

[19] 周彩虹. 穴位埋线配合针灸治疗面瘫的临床疗效评价 [J]. 中国医药指南，2019，17（21）：73-174.

[20] 崔莎莎. 穴位埋线治疗中风偏瘫的研究进展 [J]. 临床医药文献电子杂志，2019，6（30）：93.

[21] 季盛. 穴位埋线对免疫调节的作用及临床应用研究进展 [J]. 全科医疗和社区护理，2019，40（14）：32-34.

[22] 魏玉婷，曹朝霞，李小娟，等. 穴位埋线疗法的分子生物学机制研究进展 [J]. 中华中医药杂志，2019，34（8）：3633-3635.

第三节 "病根秘穴埋线针疗"学术思想与治疗特色

一、病根穴埋线针疗的概念

病根穴埋线针疗法是为了延长在穴位上的刺激时间，用埋线针具将医用肠线埋入人体病源之处（脊柱神经节段周围）或穴位里，肠线能够长时间刺激人体椎体节段支配位置及穴位，肠线逐渐液化和被人体吸收的过程会产生穴位封闭、针刺、刺血、长效针感、后作用及组织疗法的生理物理作用和生物化学变化等刺激效应，从而激发神经、调节脏腑，促使人体阴阳平衡，提高人体的抗病免疫功能和应激能力，起到防病治疗疾病目的的方法，病根穴埋线针疗与穴位埋线在选穴方面不同：一个是按照神经解剖位置选取不同椎体节段即病根穴埋线，通过调理神经系统治疗疾病的方法；一个是按照经络穴位循经选穴进行埋线治疗疾病的方法。

埋线针疗法是埋线与针灸融汇一体的总称，埋线针疗法也叫病根穴埋线，是著名陆氏埋线专家陆健医生提出来的。埋线针疗法是针灸的分支，是"长效针感疗法"。其系统学说是以经络理论为基础，以神经系统定位诊断理论为依据，尤以病源之处（人体神经节段支配位置或阿是点区）取穴为特色，以肠线为载体，以埋线针为主导，以穴位为媒介，以长效针感理论为核心，以主治慢性病、顽症为主体，尤其对某些顽症具有速效、长效（统称为特效）。如三叉神经痛、颈椎病、腰椎间盘突出症、胃肠病、慢性支气管炎、癫痫病等。其特殊疗效优于针刺疗法，经得起实践检验而赢得广大医生患者的公认，具有很大的发展空间和魅力，深受医生患者的喜爱和欢迎。

二、病根秘穴埋线针疗的学术思想

本书主编继承发扬陆氏埋线针疗的技术精华，在不断临床实践中汲取精髓，推陈出新，博采众长，不断整理和完善陆氏埋线针疗的理论和实践，逐步形成具有病根秘穴埋线针疗特色的系统理论和技术特色，其学术特点独树一帜，被埋线界共认。

1. 编制图谱和口诀发展埋线针疗学 本书主编经过多年的临床实践，编制了易懂、易学，更接近临床实践的病根穴图谱集和病根秘穴口诀歌。发展了"病根秘穴埋线针疗"学，不同的脏腑、肌肉、骨骼、神经、血管、体表及埋线定位解剖位置都有图谱标示，形成了病根秘穴定穴取穴速成模式，简单明确，一看就会，一学就通，在临床上使埋线医生诊断精、准、快，患者诊断后很快就能有治疗方案，为临床医生快速学习病根秘穴埋线针疗法提供了极大便利，学埋线技术，快速成才，受到广大基层埋线医生的喜爱。

2. 发展病根埋线推"秘穴"，博采众长独树一帜 本书主编在多年的埋线教学，临床和科研实践中，继承发扬埋线针疗学的技术精华，在不断临床实践中汲取精髓，推陈出新，不断整理和完善了埋线针疗学的理论和实践，逐步形成具有"病根秘穴埋线针疗"特色系统理论和独特技术特点，其埋线学术特点独树一帜，更具有创新、经典、实用和独特的鲜明特性，受到越来越多埋线医生的喜爱和欢迎。在临床实践中，"病根秘穴埋线针疗"在治疗疑难病症中不断创造奇迹，显示出它独有的魅力。如"头颈穴"治疗与大脑皮质相关疾病比单单用穴位埋线疗效更好，如治疗癫痫病的疗效更佳，治疗三叉神经痛有很好的效果，治疗面瘫、失眠、头痛等疑难病更显奇效。秘穴"坐三针"在治疗腰椎间盘突出、坐骨神经痛埋线中具有简单、快速、精准、有效的特色，有的患者抬着进来埋线，离开时像正常人一样能行走，它的疗效折服了众多患者和医生。

"臂六针"埋线治疗颈椎间盘突出、臂丛神经损伤引起的颈项、手臂、肩胛疼痛更是效果极佳，几针下去，手臂不麻了，疼痛减轻了，甚至有的疼痛立马消失，患者感叹不已。"肺三角"埋线治疗老年性慢性支气管炎、哮喘；"胃六针"治疗老胃病；"肩三针"治疗肩周炎；"膝三针"治疗膝关节病等都具有专穴治专病、简单快速、精准神效的特色。

3. "病根秘穴埋线针疗"是继承发展创新的硕果 本书主编多年发展应用的病根穴埋线具有很高的科学实用价值，它依据西医的神经节段解剖理论为主，突出神经系统定位诊断理论和技术手段，强调以"认病求真"选取定穴配方（此段选摘自《陆氏埋线》一书），像西医处方那样具有直观性、规律性和权威性，疗效更具有科学性，稳定可靠。"病根秘穴埋线针疗"是本书主编几十年在继承发展解剖学神经根系统定位配穴的基础上，发展创新经典的新技术成果。它有十几个有效组合，专穴治疗专病，配穴精少，使用简单，实用快捷，疗效稳定，临床中深受埋线医生的欢迎。

4. "认病求真，治病求本"是"病根秘穴"埋线之根本 中医学中对疾病的论述中强调："认病求真，治病求本"。治病求本，首见于《素问·阴阳应象大论》的"治病必求于本"。告诫医者在错综复杂的临床表现中，要探求疾病的根本原因，宜采取针对疾病根本原因确定正确的治本方法，治病求本是几千年来中医临床辨证论治一直遵循着的基本准则。治病求本的具体应用，除了必须正确辨证外，在确定治则时，必须明确"求本"的概念。寻求疾病的根本原因，也就是说病根在什么地方，是什么原因引起的，并针对根本原因进行辨证论治。标与本是一个相对的概念，有多种含义，而且在一定条件下可以相互转化，只有掌握标本转化的规律，始终抓住疾病的主要矛盾，才能做到治病求本。任何疾病的发生、发展，总是通过若干症状而显示出来，但这些症状只是疾病的现象而不是本质。只有通过综合分析，透过现象寻找到本质，找出原因，才能确立相应的治疗方法。以上中医学中的经典论述符合"病根秘穴"埋线定穴治病原则，"病根秘穴"埋线选穴是找真正有病的部位（不是指患病部位感觉异常部位）。如颈椎压迫神经根造成的上肢臂部、手指麻木，上臂部、手指麻木是标，而颈椎的第6、第7颈椎受压是治本的关键。"病根秘穴埋线针疗"是在多年临床实践中的浓缩提炼，精准组合，创新发展。运用病根穴中的秘特穴位、有效经验穴、精准阿是部位巧妙组合。"黄金搭档""靶位直达""祛顽克难"，方程式配穴模式，从未知到解题，快速、简单、精确、全面、神效。

"秘"者，珍贵罕见，不公开的私密。这些经过多年临床经验总结的私密穴位加有效组合，成为埋线中快速有效治病的法宝。"认病求真，治病求本"正是我们多年运用"病根秘穴"埋线治病要达到的结果，也是送给广大埋线医生的珍贵礼物，有了好的"病根秘穴埋线针疗"技术，造福当地广大民众，得益于"病根秘穴埋线针疗"的传承。

5. "病根秘穴埋线针疗"的几个特点

（1）方程式配穴模式：从未知到解题，简单、快速、精准、全面。一图在手，处方即开，疑难瞬解。

（2）"阿司匹林"的配方：适应证明确且规范化。记得牢，学得好，实用性强，配方治疗快。

（3）临床快速见效：实践中有一针见效、立竿见影、针到病消之感。

（4）操作细节清晰、解剖位置到位、实操精准：不论是何种系统疾病，"药线"直达病灶，准确度很高。

（5）"认病求真，治病求本"：病症明确，寻标治本，顽症神奇克治。"秘穴埋线，治病祛根""秘穴治专病，神奇有魅力"。

例如"坐三针"专治腰椎间盘突出、坐骨神经痛，埋线后症状立刻有效减轻，神针见奇效，有立竿见影、快速显效之感；"臂六针"专治颈椎病、手臂麻木不适，埋线后麻木症状减轻或逐渐好转；还有"胃六针"专治胃病，"肠三针"治肠道病，"膝三针"治膝关节痛等。有多个秘穴组合治专病，"病根秘穴埋线"在临床实践中治疗效果显著，不断创出奇效！如河南驻马店患者脑部血管瘤压迫三叉神经疼痛不断，非常痛苦，经"病根秘穴埋线"后疼痛基本消失，疗效稳定；2018 年年底石家庄一位三叉神经痛患者痛得吃东西都困难，浑身虚汗湿浸，痛苦不堪，无奈时打听到埋线治疗。埋线 3 天后疼痛即止，患者惊喜不已，经 3 次治疗后基本好转；驻马店一位股骨头坏死患者拄着拐来埋线，经埋线后已经可以行走，后期经 4 次埋线治疗已基本痊愈。"病根秘穴埋线针疗"深受广大埋线医生的喜爱，更是广大患者解除病痛的福音。

三、"病根秘穴埋线针疗"的治疗特色

1. "病根秘穴埋线针疗"在内脏病及疼痛证中取穴

（1）内脏病症治疗：对内脏病症先选用病根穴，再根据中医辨证选取经验腧穴，其次找人体疼痛反应位置。如治疗胃炎、胃溃疡的患者，先取 $T_{6\sim9}$ 椎体旁开 1 寸左右 2 个位置埋线，再按中医辨证属脾胃虚寒或肝郁脾虚配穴上脘、中脘或梁门、巨阙等。胃病的疼痛反应点在 $T_{7\sim10}$ 督脉到背部膀胱经之间区域内，可选 1 ~ 2 点进行埋线，也可在剑突下的巨阙或上脘穴位置进行埋线。

（2）治疗疼痛病症：①先根据神经压迫位置选取病根穴，如头痛是颅血管神经功能紊乱所致，可在 $C_{2\sim3}$ 或 $T_{1\sim2}$ 椎体位置埋线，（$C_{2\sim3}$ 椎体是管头部神经支配的，$T_{1\sim2}$ 椎体是管头部血管支配的病根穴）。腰椎间盘突出的（$L_{4\sim5}$），选腰 5 椎体督脉旁开 1 寸左右双

侧埋线（$L_{4\sim5}$ 突出往往压迫 L_5 神经）；②再根据神经受压牵涉的体表特征，选配相应病根穴或经验穴。如头痛引起颞肌、枕后斜方肌、面颊部、下颌部疼痛，可选配颞肌、C_3、鼻旁沟、颊扇穴等病根穴，也可配三阳络、风府、风池等穴和阿是穴埋线。腰椎间盘突出压迫坐骨神经引起臀大肌、臀中肌、胫骨前肌、腓肠肌不适的，可选 L_1、L_5、第一骶椎（S_1）或配经验腧穴环跳、秩边、承山等穴埋线即可；③属于脊柱关节紊乱的疼痛患者，可用整脊整骨手法先进行调整，再进行埋线治疗，效果更好。如腰椎病的滑脱症、脊柱侧弯、骨盆不正、整脊调整后埋线效果会提高。

（3）三叉神经痛的埋线治疗：病史在 3 年之内的，有效率较高，一般埋线治疗 2～3 次会有好的效果，复发率较低。病史在 3 年以上的，需多次埋线治疗，但复发率较高。单独第 3 支发作的，治疗效果较好，在第 2 支和第 3 支之间区域发作的，疗效不太稳定。采用病根穴加经验穴治疗三叉神经痛疗效较好，因为"头颈穴"（$C_{2\sim3}$）是在颈上神经节周围，对于头部神经的疾病有一定的治疗效果。治疗中加 $C_{2\sim3}$ 椎体提高疗效。颊车穴的皮部由耳大神经的分支支配，耳大神经是颈丛中最大的皮支，由第 2、第 3 颈神经前支的纤维组成。颊扇穴的位置还是咬肌，由下颌神经的分支咬肌神经支配。所以对三叉神经痛的第三支埋线采用颊扇穴非常重要。

下关穴的皮部由耳颞神经的分支支配，该神经是三叉神经第 3 支下颌神经的分支，并受下颌神经的咬肌神经支配。下关穴埋线治疗三叉神经痛第 3 支痛也很重要。

三阳络是治疗三叉神经痛的经验穴，埋线时，深浅、位置准确度、线的粗细也很重要。太深会损伤桡神经干，有不良反应。埋线太浅，治疗效果不好。一般直刺 0.6～0.8 寸为宜，不要超过 3cm，线最好采用 2-3 号肠线，1cm 长较好，用胶原蛋白肠线为宜。

面部神经血管丰富，埋线时平刺、浅刺较好，线选 0 号或 2-0 号为宜，线不要太粗，以免吸收不好，影响面部美观。

2."病根秘穴埋线针疗"在疾病虚实缓急中用针线

（1）疾病分表里虚实，材料分长短粗细：不同病症，虚实不同，刺激量不同，埋入不同型号的肠线；人体不同部位对肠线埋入后疼痛的反应不同，可选不同型号的肠线埋入。如面部、颈部选较细肠线，躯干、腹部可选较粗肠线；痛症、实证可埋入较粗肠线，虚证、寒证可埋入较细肠线。急性面神经麻痹的患者埋线一般在面部，宜浅刺、平刺、透刺，使用较细的 2-0 号或 0 号线埋入即可，效果也很好。胃肠病的患者埋线部位在躯干、腹部较多，使用较粗的 1 号或 2 号线埋入，患者埋线后反应不大且疗效持久。腰椎间盘突出症属痛症、实证，疼痛与经络闭塞、气血失调有关，有"痛则不通，通则不痛"之说，可埋入较粗较长的肠线，刺激直达病灶，泻其邪热，"疏其气血，令其条达"。患者埋线后症状明显减轻。风湿性关节炎属虚证、寒证，病程较长，可埋入 2-0 号较细的肠线，每10 天埋线 1 次，前 4 次埋线用于不同部位，6～8 次显效。

（2）疾病分轻重缓急，针法刺法不同：对腰颈椎突出症和头痛急性发作患者，埋线时可采用进针上下提插，患者有酸麻胀感时再注线。埋线后还可在针眼上拔火罐，多出血，提高疗效，加强刺激。对神经衰弱或抑郁症慢性病，埋线部位大多在头部、督脉和膀胱经周围，埋线时进针宜缓慢，针法采用平刺、透刺。线宜较细，刺激柔和，利于患者长期康复。人体体表位置不同，针法也不同。一人一针或一穴一针，在操作中治疗颈肩腰腿痛，颈腰椎埋线采用直刺、斜刺（角度为 60°～70°）进针，胸椎、骶椎采用平刺埋入，在椎体之间埋入既安全，疗效又好。脏腑调理和保健养生在胸背部采用透刺埋线较好，如脾俞透胃俞、肝俞透胆俞、大肠俞透肾俞等。头面部埋线多采用平刺、浅刺、透刺的方法，如治疗急性面瘫、面肌痉挛等。对一些顽固疑难病症，也可采用 11 号针或 12 号线针，使用 1 号或 2 号肠线埋线，如哮喘、癫痫病、胃溃疡等，埋线时一个位置从椎体左右两侧埋入两根肠线，这样刺激量较大，对顽固性疾病疗效稳定，如治疗癫痫病患者埋线时，在腰奇穴、癫痫穴和筋缩穴用此法埋入，刺激量大且持久，埋线几次后都有明显的疗效。

第四节 埋线针疗法的治疗原理

一、物理刺激效应

1. 穴位封闭效应 埋线时，先进行局麻，其作用在皮肤，皮肤上的穴位通过经络沟通和联系脏腑，起到调和气血的作用。在埋线的病根穴位置进行局部麻醉，实际是一种穴位封闭方法，对穴位、神经，至中枢产生一种综合作用，有三个阶段的不同变化和效应。

（1）抑制病理信号：埋线针尖刺入皮内及注药时产生的疼痛信号，传到脊髓后角内，抑制了相同节段所支配的内脏器官的病理信号，使相应内脏得到调整，因此局麻镇痛一产生，病痛即可减轻或消失，但时间较短。

（2）阻碍神经末梢信号传导：注药 1～3 分钟即可选择性阻断末梢神经产生的劣性传导受阻（内脏患病，出现的不同病症是这种传导的表现之一），从而使神经系统获得休息和修复机会，逐渐恢复正常功能。

（3）改善治疗患处：局麻后期，穴位局部组织器官活动能力增强，血管轻度扩张，促进血液循环及淋巴回流，提高局部新陈代谢，改善其营养状况。这些变化产生的特殊刺激，经过神经－经络－体液作用到达相应患处，使之得到改善和调整。可见，虽然局麻封闭主要是为了埋线无痛，但是客观上对疾病起着不可忽视的治疗作用。

2. 针刺效应 埋线针疗使用的埋线针要比针灸针的刺激量大得多，同样可起到针刺效应以治疗疾病。针具刺激感应较强，可产生三种效应。

（1）刺激量大：针体越粗，刺激量越大，尤其对疼痛病急性发作者疗效更佳。

（2）多极对生物体的调整作用相应较大：人体是一个生物体，现代医学证实人体是个多极化的磁场，有生物电现象。埋线粗大的针具，传导容量大，接触面广，相对多极，对生物体的调整作用相应较大。

（3）活性物质增多：针体越粗大，对机体组织细胞的破坏量和程度较大，产生的活性物质也较多，可较好地起到对人体镇静和调整功能作用。临床埋线时埋线针施以刺激手法，产生针感，从而达到一种短期速效作用，后期肠线在人体的长期刺激下，使疗效得到进一步巩固和提高。

3. 刺血效应 埋线操作时往往会刺破穴位处的血络，针眼有新鲜血液渗出，有时瘀结皮下，这就是刺血效应，可改善人体微循环，缓解血管痉挛，改善局部组织缺氧状态，可帮助机体组织加快恢复，提高人体免疫功能。经测定，刺血对微血管的血色、流变、瘀点、流速具有改善作用。因此，埋线时产生的刺血效应，可使经络中壅滞的气血流通，协调经络的虚实，从而调整人体脏腑、经络以及气血功能。

对于高血压、头痛、颈椎病、腰椎间盘突出、急性乳腺炎等提倡多放些血，对不出血的针眼，要主动挤出几滴血，如乳腺炎、腰椎间盘突出症埋线后在针眼上用火罐拔出一些血，其指导思想是针眼出些血可以减少感染机会，另外放血是一种常用疗法，增强治疗效果。

4. 肠线直接刺激的长效作用　前面说过，针刺是短期速效作用，肠线埋入人体穴位后，"线"似毫针，起到长效刺激的作用。如 2 号肠线，埋入肌肉层大约需 40 天时间才能吸收完，1 号肠线则需 25～30 天才能吸收完，0 号线则需 15～20 天时间才能吸收完，2-0 号需 10～12 天吸收完，因此埋线一次相当于针刺 10～60 次的功效，这就是长效针感疗法的效应。经实践验证，埋线疗法是针灸疗法的替代疗法，埋入多根肠线刺激时间长，治疗疾病疗效较巩固，在治疗一些慢性疾病中远期疗效较好，肠线在人体逐渐吸收过程中靠这种良性刺激使疾病得到调整和修复，埋线疗法亦有"长效针感"法之说。

二、化学刺激效应

1. 后作用效应　埋线时针具对人体局部组织的机械刺激和损伤，使小血管扩张、淋巴循环加快，大大提高了新陈代谢能力，既加强了局部营养供应，又通过体液循环把"病理产物"运走；同时局部组织蛋白分解，末梢神经递质增加，产生血管神经的活性物质，降低致痛物质缓激肽和 5- 羟色胺在血清中的含量。这种局部的变化，也会通过神经和经络的作用，在全身产生影响，这就是泛作用原理。根据生物泛控论原理，通过神经使损伤穴位需要修复或调整的信息传到神经中枢，激发体内特定的生化物质组合，产生一种特有的泛作用，并通过体液循环在体内广泛分布。

2. 组织疗法效应　肠线是异种组织蛋白，埋入人体后可产生超敏反应，使淋巴细胞致敏，使局部组织产生无菌性炎症，乃至出现全身反应，提高人体应激能力，提高免疫功能，调节有关脏腑器官功能，使活动趋于平衡，疾病得以治愈。

综上所述，埋线治疗疾病的过程，局麻产生的穴位封闭效应，针具刺激产生针刺效应，埋线后产生的刺血效应，均可产生短期速效作用；穴位机体组织损伤后的后作用效应，肠线蛋白免疫组织疗法效应，以及肠线在病根穴和经验穴中的长效针感效应，又可产生多种刺激、效应融为一体，互相配合，根灶同治，共同发挥作用，形成一种神秘复杂而持久柔和的非特异性刺激方法。

一部分传入神经到相应节段的脊髓后角后，抑制相邻的病理信息内传脏腑，起到调节作用，另一部分经脊髓后角上传至大脑皮质，加强了中枢对病理刺激传入兴奋的干扰、抑制和替代，再通过神经 - 体液调节来调整脏腑，且作用长期持续有效，使疾病获愈。

第五节 埋线针疗法的治疗作用

一、协调脏腑、平衡阴阳

埋线疗法具有良性的双向调节功能，对各脏腑的阴阳都有调整、修复和平衡的作用。如选病根穴 T_2、T_5，对治疗肺虚的哮喘和肺热咳嗽均有良好的调节作用；在足三里、中脘穴埋线，不用任何手法，结果发现胃肠蠕动强者减弱，蠕动较弱者加强。在天枢、上巨虚穴埋线，肠蠕动慢的便秘者和肠蠕动过快的腹泻均有疗效。埋线的过程刚柔相济，形成一种复杂的刺激信息，通过经络的输入，作用于机体，导致功能亢进者受到抑制，衰弱者产生兴奋，起到调整人体脏腑功能，纠正阴阳的偏盛或偏衰作用，使之恢复相对平衡，即"阴平阳秘"的状态。

二、疏通经络、调和气血

中医论述有"痛则不通，通则不痛"之说。埋线疗法具有疏通经络、调和气血的作用，可达到"通则不痛"的目的。

如急性的腰肌扭伤的患者疼痛难忍，我们在损伤肌肉部位选支配它的那个椎体节段处埋线治疗，如 T_{10}（支配骶棘肌位置）、T_{12}（支配腰大肌位置），埋线后疼痛即刻减轻，第二天就能好转。头痛的患者在颞肌区埋一根细的肠线（3-0 号线），拔针流出一些血，头痛立即感到减轻及好转。实践证明，埋线疗法确有"制其神，令气易行""通其经络，调其气血"的作用。

三、补虚泄实、扶正祛邪

埋线疗法的前期穴位封闭效应，针刺效应，刺血效应，具有较强的刺激作用，对痛症、实证造成的病理信息具有很强的抑制、排除、取代作用，对病邪起到"泄"的作用。埋线后期的后作用效应，肠线长效作用，组织疗法作用等刺激较为和缓，具有兴奋的作用，说明埋线疗法具有补虚、提高免疫功能的作用。

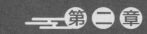

第二章

埋线针具和肠线

第一节 埋线针具

一、埋线针

1. 一次性注线埋线针 一次性注线埋线针规格有 12 号、11 号、9 号、8 号、7 号、6 号，见图 2-1。

2. 针具对应的线号 针具与线号的对应关系为 12 号针——2 号线，11 号针——1 号线，9 号针——0 号线，8 号针——2-0 号或 3-0 号线，7 号针——3-0 或 4-0 号线，6 号针——4-0 号线（表 2-1）。

二、辅助埋线工具

线剪、小镊子、止血钳、器皿盘、麻药、注射器、创可贴、棉签、纱布等，或使用一次性埋线辅助工具包。

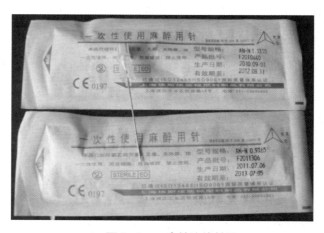

◆ 图 2-1 一次性注线针具

表 2-1　注线针与各种线号的配比列表

针型号	适用线号	针长度（cm）	针芯直径（cm）	适用部位
12 号	1、2 号	5.5～6.6	1.2	躯干腹部
11 号	0、1 号	5.5～6.5	1.1	全身各部
9 号	2-0、0 号	5.5～6.5	0.9	全身各部
8 号	3-0、2-0 号	5～5.5	0.8	头面颈部
7 号	4-0、3-0 号	5～5.5	0.7	关节、鼻旁沟
6 号	4-0 号	5～5.5	0.6	指关、节面部

第二节 肠 线

一、肠线的类别及优缺点

1. 羊肠线 最传统的肠线是从动物羊的肠衣提炼成的线体，已使用几十年，一般都为铬制羊肠线。优点：使用方便，刺激时间较长，埋线后产生超敏反应，可提高免疫功能和应激能力，价格较便宜。缺点：埋线后 3～5 天疼痛较重，有时埋线后有硬结，个别人有过敏反应或有发热现象。

2. 胶原蛋白线 胶原蛋白线中胶原蛋白占 93%、弹力蛋白占 3%、脂肪占 4%，为天然成型材料，采用生物原理制成，生产过程中无任何化学成分掺入，性价比较高，为现在埋线中的新型线体，优点：因为此线是哺乳动物的肠衣经提炼而成，无化学成分掺入，具有比羊肠线刺激时间长，过敏和疼痛反应较轻，埋线后不易产生结节。缺点：价格比羊肠线稍贵，也有术后针眼疼痛等不良反应。

3. 靓紫丝线 靓紫丝线生物相容性更好，过敏率较低，持续刺激穴位时间较长，长效针感好，是目前最受青睐的肠线之一。优点：刺激时间较长，过敏率较低，疼痛反应较低，尤其受到减肥人士的欢迎。缺点：价格较高，很多基层医务工作者不易接受。治疗慢性病方面不如羊肠线和胶原蛋白线远期疗效好。

4. 高分子聚合 PGLA 线 高分子聚合 PGLA 线为聚乳酸羟基乙酸高分子聚合材料；刺激时间和强度可控，在体内经酶水解完全，终产物为二氧化碳和水，非常安全，组织反应小，无蛋白免疫反应；属新型材料，有抗炎、抗感染的效果。

注线针与各种不同线体的配比使用如表 2-2 所示。

表 2-2 注线针与各种不同线体的配比使用表

针型号	6 号	7 号	8 号	9 号	11 号	12 号
胶原蛋白线	4-0 号	3-0 号	2-0 号	0 号	1 号	2 号
靓紫丝线	3-0 号	2-0 号	0 号	1 号	1 号	1 号
高分子线			2-0 号	2-0 号		

二、肠线的处理及制作使用

1. 羊肠线

（1）洗净双手，准备两个器皿盘，一个放生理盐水，一个放 75% 乙醇。

（2）将肠线打开，剪成若干段，放在生理盐水中 5 分钟，再放在 75% 乙醇中 10 分钟，取出放在中药液中保存 1 周以上就可使用，常温可保存 1 ～ 2 个月。

（3）使用时从中药液取出肠线放在 75% 乙醇中浸泡 10 分钟便可使用。

2. 其他线体的使用 胶原蛋白线取出后，用生理盐水浸泡 2 分钟，然后放入 75% 乙醇中 5 分钟，再把它放入中药液中浸泡一周就可使用，使用时从中药液中取出肠线放在 75% 乙醇中浸泡 5 分钟后使用即可。高分子 PGLA 线、靓紫丝线已经做过消毒，打开就可直接使用，但这些线不可放在生理盐水中。使用后剩余的线不宜长期保存，埋线时要做好计划，以免浪费。

三、注线针及肠线平时使用要求和经验

1. 粗针 12 号针、11 号针。

2. 细针 9 号针、8 号针、7 号针、6 号针。

3. 粗线 2 号线、1 号线。

4. 细线 0 号线、2-0 号线、3-0 号线、4-0 号线。

5. 使用用途 粗针、粗线一般用于背部、腰部、腹部埋线区域，细针细线一般用于头面部、颈部、四肢部位的埋线，关节部位、鼻旁沟、耳背沟一般用 3-0 或 4-0 号线。

第三节　埋线技术操作指南

一、埋线治疗室设置

1. 区域设置　为了有效和安全地开展埋线治疗，应该设置独立的埋线治疗室，面积不低于 20m²，其内区可分为三个区：一般工作区、清洁区、无菌区，或称为非限制区、半限制区、限制区。

（1）一般工作区：用于患者休息、更衣以及办公和物品贮存。

（2）清洁区：用于器械、辅料放置，器械洗涤，消毒灭菌。

（3）无菌区：用于埋线治疗。

2. 管理要求

（1）入室处有专人管理：凡进入埋线室的工作人员必须换鞋，戴手术帽，进入无菌区或施行无菌操作时必须戴口罩和无菌手套。

（2）物归原处：室内各种物品要定量、定位放置，用后物归原处。

（3）严格消毒：操作室要有严格的无菌消毒制度，定期清洁消毒，保证无菌操作，预防感染。

（4）详细登记：对所施行埋线治疗的患者应详细登记，包括基本信息、疾病信息和联系方式等。

3. 医务人员资格　操作人员应具有中医、针灸、康复或疼痛相关医师资格，并参加过埋线技术培训且操作技术过关者。

4. 其他物品

（1）配备治疗推车：治疗推车上层摆放治疗盘、手套、口罩、帽子，下层放中单或棉垫、消毒液以及埋线过程中使用的物品。

（2）治疗用具：治疗盘中要有无菌一次性消毒包（内有手术巾、镊子、剪刀、棉球），无菌棉球、2.5% 碘酊、75% 乙醇或碘伏、止血钳、纱布、输液用固定贴等。

二、注线针的操作方法

（一）具体要求

1. 选穴　根据患者病情选取适当的穴位。

2. 摆位　选择患者舒适、医者便于操作的治疗体位，这一点简单但很重要。俯卧位埋线时，患者颈椎部要下弯，脖子下边垫个小毛巾，让颈椎椎体充分暴露，便于定位和操作；胸椎、腰椎埋线时也要在下面垫个软垫，尽量让胸椎、腰椎椎体暴露，才能做到定位准、操作好，疗效才会高。

3. 环境 做好操作室的消毒，应保持环境清洁卫生，避免污染。

4. 消毒

（1）器械消毒：根据材料选择适当的消毒或灭菌方法，应达到国家规定的医疗用品卫生标准以及消毒与灭菌标准，一次性使用的医疗用品还应符合【GB15980-1995】卫生标准有关规定以及一次性医疗用品管理制度要求。

（2）部位消毒：用0.5%的碘伏在施术部位由中心向外环行消毒，也可采用2%碘酒擦拭，再用75%乙醇脱碘的方法。

（3）术者消毒：医生双手应用肥皂水清洗、流水冲净，再用75%乙醇或0.5%碘伏擦拭，然后戴无菌手套。

（二）操作步骤

注线针埋线操作步骤第1至第5步介绍（图2-2至图2-6）。

第一步：对穴位进针点进行局部消毒，用碘伏做椭圆形消毒（图2-2）。

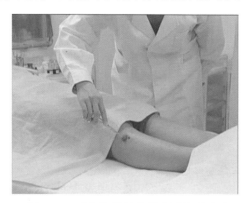

◆ 图2-2 对穴位进针点进行局部消毒图示

第二步：用1%的盐酸利多卡因1～2mL在埋线位置上进行局麻注射（图2-3）。

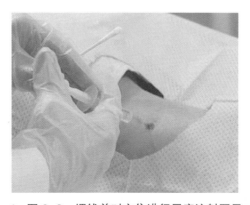

◆ 图2-3 埋线前对穴位进行局麻注射图示

第三步：用小镊子夹出肠线放在注线针的前端（图2-4）。

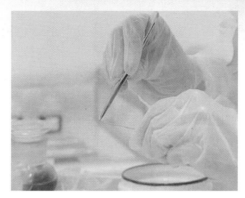

◆ 图2-4　用小镊子将肠线放入注线针前端图示

第四步：一手持注线针，一手绷紧皮肤，对准穴位进针，注线针进针后，旋转针柄90°，慢提针柄，快速推针，将线注入肌肉层（图2-5）。

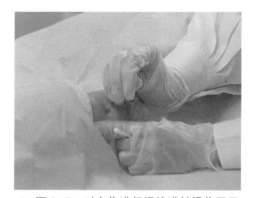

◆ 图2-5　对穴位进行埋线进针操作图示

第五步：用无菌干棉球（签）按压针孔止血。宜用无菌创可贴贴敷，保护创口24小时（图2-6）。

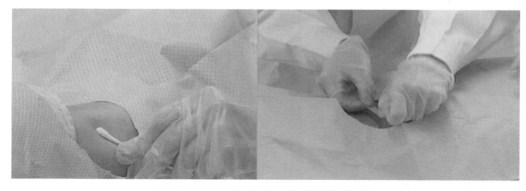

◆ 图2-6　对埋线针眼进行消毒处理图示

第四节　埋入穴位后的反应及处理

一、正常反应

埋线后 1 ～ 5 天发生针眼红、肿、胀、痛属于正常。个别人有体热、食欲缺乏、身体倦怠也为正常情况。

埋线几天后有的针眼局部出现结节，也是正常的，这主要是铬制肠线所致，也可因埋线过浅，皮下结缔组织吸收不好引起，此时按摩或热敷即可。

二、非正常反应

1. 过敏反应　埋线 2 ～ 3 天，针眼周围红肿瘙痒，属过敏反应；可用抗过敏药物治疗。

2. 感染　埋线 5 天后针眼红肿疼痛加重，并有溢液渗出，皮肤发热，属感染反应；初期可用抗生素治疗，如已有脓液，要引流排脓，再用抗生素治疗。

3. 术后反应　埋线后局部有结节，可用热敷和按摩解决，也可用新鲜土豆片敷贴，还可口服三七片。1 ～ 2 个月可消失。

三、异常情况的处理及预防

初做埋线的医生会遇到一些异常情况，要及时处理并做好预防。

1. 类晕针现象　由于患者体弱，精神紧张，或过于饥、饱，体位不当，医者手法过重等引起患者面色苍白、头晕、心悸、恶心等，此时要让患者躺下休息，并采取适当措施。

2. 血肿　埋线进针时扎伤血管，损伤局部致肿胀疼痛，要按压血肿处即行消退，若内出血较多，应该冷敷加压止血，结合用止血药物。

3. 扎伤神经　埋线刺伤神经，可出现触电样放射感，一般自行消退，但如刺伤较重，可沿神经分布路线出现灼痛、麻木、运动障碍等末梢神经炎症状，一般可自行恢复，重者可服用 B 族维生素药物治疗。

为避免出现异常情况，医者要熟练掌握埋线操作，对体弱、老人、初来埋线者要做好心理安抚，避免出现晕针现象。埋线要避开血管神经处，熟悉解剖组织，严格掌握针刺深度，尤其埋线胸部时，要严格按平透刺埋线进行。局麻使用盐酸利多卡因时要严格按照不超过 10mL/ 次为宜。肠线不宜长期保存，要计划好使用数量，埋线剩余的肠线应放入中药液中，放在冰箱内冷藏保存。

第五节 埋线的常规要求及注意事项

一、注线针埋线的常规要求

1. 做好准备 明确诊断，制订好埋线治疗方案，治疗前做好患者的解释工作，以求得患者密切配合，是提高埋线疗效的关键。

2. 体位 摆放好合适治疗体位。一般是先理背部穴位，再埋胸腹部、四肢部位。

3. 无菌消毒 严格无菌操作，减少感染因素，严格避免交叉感染。

4. 肠线准备 根据不同的病情、部位和个体差异，选用的肠线粗细长短不同，避免使用单一型号肠线。第一次埋线患者，先使用细点的肠线埋线，后期病情稳定时，再使用较粗肠线埋线治疗。对疼痛敏感患者也可打点麻醉药，无痛埋线可以减少疼痛感。

5. 明确解剖位置 在血管、神经丰富的部位，要明确解剖位置，注线动作要缓慢，以防伤及神经、血管处。肠线埋入深浅度要合适，过浅易胀痛或感染，过深恐伤及神经、血管，埋入肌肉层较合适。

二、埋线操作技巧提示和注意事项

1. 埋线操作技巧 除按以上步骤规范操作外，在操作技巧上有几点提示。

（1）技巧一：颈椎埋线最好使用较细肠线（2-0号或0号），或使用靓紫丝线和高分子PGLA线，患者不痛，埋线效果较好。埋线进针的肌肉层次是皮肤→皮下组织→斜方肌→头夹肌→头半棘肌。埋线深度不超过3cm，进针角度75°适宜，一般颈椎病埋线2～3次都有好疗效。

（2）技巧二：胸椎埋线使用0号、1号线较好，常规中临床常见病症大多使用中药液浸泡的胶原蛋白线埋线，可在椎体中间的2号穴向1、3号穴埋入，也可在穴位下0.5寸处向上埋入，深度不超过3cm，进针角度25°～35°，$T_{1～6}$的埋线进针层次是皮肤→皮下组织→斜方肌→菱形肌→上后锯肌→竖脊肌。$T_{7～12}$的埋线进针层次是皮肤→皮下组织→斜方肌→背阔肌→竖脊肌。胸椎部位埋线太浅的疗效不好，但也不能埋线太深，当进针角度超过45°以上危险度增大，以平刺或透刺为主。

（3）技巧三：腰椎埋线最安全，从解剖位置看，因为是埋在椎体之间，埋线针穿过皮肤→皮下组织→棘上韧带→棘间韧带→竖脊肌。在临床中治疗腰椎间盘突出、坐骨神经痛可选1号线，角度为65°～75°，直刺深度为3～4.5cm，较胖患者也可达到6cm左右。

（4）技巧四：腹部埋线要捏起皮肉，因为腹部皮肤较软，脂肪较厚，进针层次是皮肤→皮下组织→深筋膜→腹直肌鞘前层→腹直肌→腹直肌鞘后层→腹横筋膜→腹膜外组织→壁腹膜。进针深度为捏起皮肉的 1/2 或 3/5 较适宜，直刺或稍斜刺进针，深度一般为3～5cm，腹部埋线不能太浅，如果埋线浅可能进入了脂肪层，容易感染和脂肪液化。进针时患者感到胀感或有点痛感了，应该就到肌肉层了，经过多次实践才能有这种感受。

（5）技巧五：骶椎是治疗坐骨神经痛、生殖系统病症的关键部位，进针一般为斜透刺埋线，它的进针层次是皮肤→皮下组织→胸腰筋膜浅层→竖脊肌→第 1～4 骶后孔。进针角度为 45°～55°，深度 2.5～3.5cm。若骶椎埋线太浅，离神经根太远，则达不到预期疗效。

2. 埋线操作细节　埋线进针操作方法：大家有的做过针灸，认为操作简单，无须多说了，但初学者要认真实践多次才能掌握好。前几年本书主编去外地讲课，看到不少医生埋线操作，有的进针很快，提针也很快，没有将线埋到应有的深度；也有埋线很快，埋线位置较浅，这些都达不到到达椎体神经根周围的目的，起不到埋线后好的疗效。应该是埋线时对准穴位快速进针（做腰椎颈椎埋线要缓慢进针，找到针感后再注线），随后旋转针柄90°，慢提快推针芯，棉签压住快速拔针，一气呵成。再就是根据埋线位置，掌握深浅度，埋线到离神经根最近位置疗效最好。

3. 对初使用埋线疗法者的提示

（1）反复练习：不要小看埋线技术，通常看别人操作很轻松，埋线时很简单，自己操作起来要认真练习和进行多次埋线体验才能成功。

（2）多次体验：不要只从治疗 1～2 名患者身上看疗效，要从治疗多名患者的体验才能看到埋线效果，不能对一个患者仅埋线一次就评定埋线疗效，埋线几次后才能有好的效果。

（3）准备好埋线针具和肠线以及辅助埋线用具：2-0、0、1、2 号线都准备好，不同病种使用不同的针和线，有利于疾病的治疗，准备好后再开始埋线治疗。

（4）掌握好正确的埋线操作规则：争取在多名患者埋线治疗中找到最佳操作感觉点，逐渐能达到得心应手的操作感觉，理解了病根秘穴配穴要点，按规则要求正规操作，手法熟练，埋线的成功率就大了。

（5）提前向患者解释说明：埋线前一定要向患者做好治疗前后的解释工作，以求得患者密切配合，这是十分重要的一点。

三、埋线的适应证

1. 疼痛性疾病　包括神经性疼痛、慢性炎症性疼痛、内脏疼痛。

例如：头痛、偏头痛、三叉神经痛、关节性疼痛、坐骨神经痛、急慢性腰背肌肉劳损的疼痛。

2. 功能性疾病　包括神经痛，内科、外科、妇科等各科慢性疾病。

例如：内科的支气管炎、支气管哮喘、慢性胃炎、胃及十二指肠溃疡、结肠炎等。外科的颈椎病、腰椎病、胆囊炎。妇科的月经不调、痛经等。皮肤科的黄褐斑、痤疮、荨麻

030 董立君 病根秘穴 埋线针疗

疹等。五官科的鼻窦炎等。精神性、内分泌性及内脏功能失调性疾病等，如胃肠神经症、神经衰弱、失眠、便秘等。

四、埋线的禁忌证

1. 5 岁以下儿童患者禁用埋线。

2. 严重心脏病患者慎用埋线，必要埋线时也不宜强刺激。

3. 过饥、过劳、精神紧张者不宜马上埋线，以免晕针。

4. 妇女月经期慎用埋线；孕妇不宜在腰部埋线。

5. 严重的糖尿病患者（空腹血糖超过 10mmol/L 以上）不要埋线。

6. 关节腔内不要埋线，以免发生感染。

7. 不宜在皮肤破损处埋线，以免感染。

8. 有出血倾向的患者不要埋线。

五、埋线后的几点要求

1. 埋线后 48 小时内不要沾水。

2. 在一个针眼多次埋线，应偏离上次的位置。

3. 埋线后 3 ～ 5 天不要喝酒、吃海鲜和刺激性食物（如辣椒），并禁止有性行为。

4. 埋线后症状好转，应巩固治疗 1 ～ 2 次，以巩固疗效。

六、埋线的几种方式

1. **单层埋线** 一个针眼埋入一根肠线，用注线法（图 2-7）。

2. **多层埋线** 一个针眼上下或上中下层埋入 2 根以上肠线（图 2-7）。

3. **扇形埋线** 一个进针点向多个方向埋入 2 根以上肠线，呈扇形排列（图 2-8）。

4. **多线埋线** 一个针眼埋入 2 ～ 6 根细肠线，用 U 线法。

5. **透线埋线** 一根长肠线连接两个穴位的埋线方法，一般用注线法。

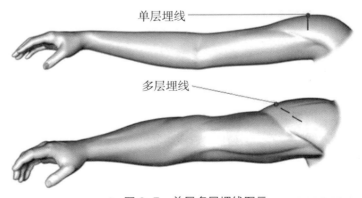

◆ 图 2-7 单层多层埋线图示

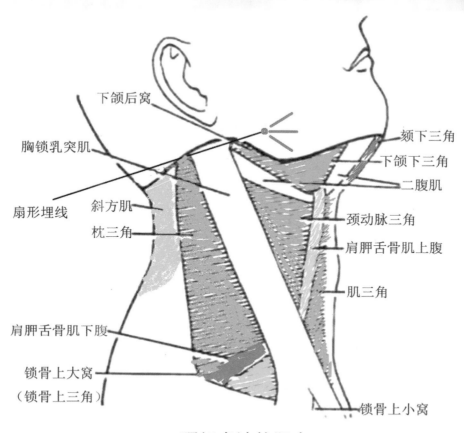

下颌后窝

胸锁乳突肌

扇形埋线

斜方肌

枕三角

肩胛舌骨肌下腹

锁骨上大窝

（锁骨上三角）

颏下三角

下颌下三角

二腹肌

颈动脉三角

肩胛舌骨肌上腹

肌三角

锁骨上小窝

颈部牵涉的肌肉

◈ 图 2-8 面部下颌扇形埋线图示

第六节　埋线过程中术后疼痛问题的解析

在埋线过程中一般埋线 1～2 天时针眼红肿，疼痛，很正常，埋线 3～5 后基本就不痛了。但我们有些学员反映，埋线一周后患者疼痛依然未减轻，这是怎么回事呢？就这个问题根据临床的实践经验谈几点。

1. 埋线使用的羊肠线，是以"线"代针的重要载体，使用前它的包装袋里有消毒液，如果拿出来不进行处理而直接使用，往往容易引起针眼感染或肠线埋入穴位里产生疼痛。对于此种情况使用肠线时，取出肠线先用生理盐水浸泡几分钟，用特制中药液浸泡一周以上再进行埋线使用，这样埋线一般针眼疼痛较轻，2～3 天就不痛了，也不容易发生感染。如果肠线不处理，直接取出后就使用，肠线埋入刺激较重，疼痛会很剧烈，也容易发生感染。现在使用的胶原蛋白线和植物蛋白线埋线后疼痛较羊肠线要轻得多，反应较小，无结节反应。胶原蛋白线使用前也必须按规则处理好后再进行埋线。

2. 肠线的粗细也决定埋线后的疼痛程度，第一次就埋 1-2 号线，患者不适应，会痛十几天，所以初次埋线患者一般要选较细点的肠线，如 0 号或 2-0 号线。第二次再埋较粗点的肠线，患者有了疼痛耐受力，第二次埋线就不觉得痛了。

3. 埋入人体的不同部位疼痛感也不同，颈部和下肢痛感较大，躯干和腰部痛感就小点，腹部痛感最小，埋线时颈部和下肢可选较细点线，如 2-0 号或 0 号，躯干和腰部选较粗点的肠线。如 0 号或 1 号线，腹部可埋 1 号或 2 号线，腹部埋线一般不会太痛。

4. 埋线的深浅也关系到疼痛程度，埋线一般要求埋入肌肉层，埋线较浅，疼痛就重，也易发生感染，埋线进入肌肉层的一般疼痛会很小，也容易吸收。

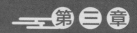

第三章

埋线进针的局部解剖知识

第一节 颈部进针

一、颈部进针层次

皮肤→皮下组织→斜方肌→头夹肌→头半棘肌（图3-1、图3-2）。

1.**皮肤** 颈部皮肤较厚，有毛发，由枕大神经和第3枕神经的分支支配。

2.**皮下组织** 颈部皮下组织内有皮神经。

3.**斜方肌** 针可从斜方肌的附着点的边缘之间通过，斜方肌由固有的筋膜所包裹，由副神经及第2、第3颈神经前支支配。

4.**头夹肌** 头夹肌位于斜方肌深面，由第2至第5颈神经后支的外侧支支配。针刺时通过该肌的外上部，阻力很小。

5.**头半棘肌** 头半夹肌位于头夹肌深面，由颈神经后支支配，针刺时通过该肌的外侧较厚部分。

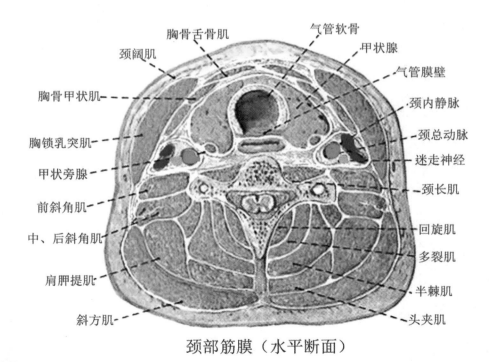

颈部筋膜（水平断面）

◆ 图3-1 颈部剖面解剖图示

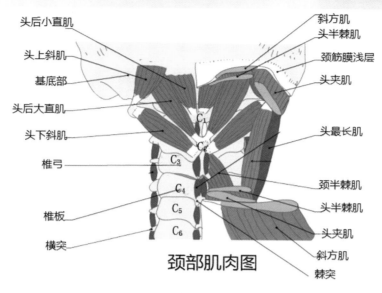

头后小直肌

头上斜肌

基底部

头后大直肌

头下斜肌

椎弓

椎板

横突

斜方肌

头半棘肌

颈筋膜浅层

头夹肌

头最长肌

颈半棘肌

头半棘肌

头夹肌

斜方肌

棘突

C₁

C₂

C₃

C₄

C₅

C₆

颈部肌肉图

◈　图 3-2　颈部肌肉分布解剖图示

二、操作细节

颈部埋线的深度一般为 0.6 ～ 1 寸（2 ～ 3cm），不要超过 3cm，过深有可能刺到横突上，若针刺方向偏向外侧，有可能伤及椎动、静脉，造成严重后果。

第二节　腰部进针

一、进针层次

L$_2$ 以上：皮肤→皮下组织→棘上韧带→棘间韧带。

L$_{2\sim5}$：皮肤→皮下组织→棘上韧带→棘间韧带→胸腰筋膜浅层→竖脊肌（图 3-3）。

1. 皮肤　腰部皮肤较厚，移动性小，有第 2、第 3、第 4、第 5 腰神经后支的内侧皮支分布。

2. 皮下组织　皮下组织由疏松结缔组织构成，脂肪含量相对较多，其内分布有上述神经的分支及其伴行浅动静脉支。

3. 棘上韧带　此部位组织较肥厚坚韧且宽，血管以及神经较少。

4. 棘间韧带　此部位较宽而厚，呈四方形，较坚韧，前方与黄韧带愈合。

5. 胸腰筋膜浅层　此部位较致密，厚且坚韧，覆于竖脊肌表面，向下附于髂嵴，内侧附于腰椎棘突和棘上韧带，针刺时有突破感。

6. 竖脊肌　此部位竖脊肌主要接受第 2、第 3、第 4、第 5 腰神经后支的肌支支配。

二、操作细节

腰部埋线的深度一般为 1 ～ 1.5 寸（3 ～ 4.5cm），直刺微斜向脊柱，斜刺应按 65° ～ 75° 进针，较胖患者埋线深度可在 6cm 左右，腰部埋线不可向外侧斜刺过深，以免刺伤肾脏。

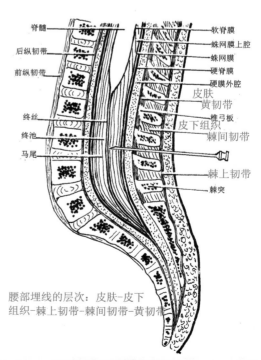

脊髓　　　　　　　　　　　　　软脊膜
后纵韧带　　　　　　　　　　　蛛网膜上腔
前纵韧带　　　　　　　　　　　蛛网膜
　　　　　　　　　　　　　　　硬脊膜
　　　　　　　　　　　　　　　硬膜外腔
　　　　　　　　　　　　　　　皮肤
　　　　　　　　　　　　　　　黄韧带
终丝　　　　　　　　　　　　　椎弓板
终池　　　　　　　　　　　　　皮下组织
马尾　　　　　　　　　　　　　棘间韧带
　　　　　　　　　　　　　　　棘上韧带
　　　　　　　　　　　　　　　棘突

腰部埋线的层次：皮肤-皮下组织-棘上韧带-棘间韧带-黄韧带

◆ 图 3-3　腰部进针层次解剖图示

第三节　胸背部进针

一、胸背部的进针层次

1. $T_{2 \sim 5}$ 进针层次　皮肤→皮下组织→斜方肌→菱形肌→上后锯肌→竖脊肌（图3-4）。

（1）皮肤：较厚，其感觉由第1、第2、第3、第4、第5胸神经后支的皮支支配。

（2）皮下组织：较致密，内有第1、第2、第3、第4、第5胸神经后支的皮支及其伴行动脉、静脉分布。

（3）斜方肌：是位于项部和背部浅层的三角形阔肌、左右两肌回合成斜方肌，由副神经及第3、第4颈神经前支支配，针直刺入0.5寸时针尖即可达此层。

（4）菱形肌：斜方肌深面是菱形肌，受肩胛背神经支配，该神经由第4、第5颈神经前支组成，针刺方向斜向外侧时可能刺中肩胛背神经主干。

（5）竖脊肌：位于背部最长的后伸肌，纵列于脊柱全身棘突的两侧，受多节段脊神经后支支配。

2. $T_{6 \sim 10}$ 进针层次　皮肤→皮下组织→斜方肌→背阔肌→竖脊肌。

（1）皮肤：较厚，移动性小，皮肤有第5、第6、第7、第8、第9、第10胸神经后支内侧皮支分支分布。

（2）皮下组织：此层有上述神经的分支和第5、第6、第7、第8、第9肋间后动静脉的浅支。

（3）斜方肌、背阔肌和竖脊肌：穴区下为斜方肌下部，斜方肌主要由副神经及$C_{3 \sim 4}$神经前支支配；背阔肌为全身最大的阔肌，受胸背神经（第6～8颈神经前支）支配，该神经起于臂丛后束于背阔肌深面走行并进入该肌；竖脊肌主要接受第7、第8、第9胸神经后支的肌支支配。

3. $T_{11 \sim 12}$ 进针层次　皮肤→皮下组织→斜方肌→背阔肌→下后锯肌→竖脊肌。

（1）皮肤：较厚，移动性小，皮肤有第10、第11、第12胸神经和L_1神经后支内侧皮支分支分布。

（2）皮下组织：致密而厚，含较多脂肪，内分布有上述神经的分支和肋下动静脉背侧支分支。

（3）背阔肌：该肌腱膜与浅面的腰背部深筋膜、其深面的下后锯肌腱膜，共同形成胸腰筋膜浅层，该层甚为发达，也易受劳损而引起腰腿痛。接受胸背神经和相应的腰神经后支支配。

（4）下后锯肌：位于背阔肌中部的深面，腱膜起自下位两个胸椎棘突以及上位的两个腰椎棘突，肌纤维向外上方止于第9至第12肋外面，受第9至第12肋间神经支配。

（5）竖脊肌：此部主要接受第11、第12胸神经和第1腰神经后支的肌支支配。

二、操作细节

胸背部的埋线，一般采用平透刺进针，从棘突间进针，先在中间直刺1cm，再以35°～45°向1、3号穴（左右两侧位置）埋入，或从穴位下0.5寸进针，向上透刺埋入，如脾俞穴透胃俞穴，肺俞穴透风门穴，胸背部埋线平透刺较安全，深度掌握在0.6～0.8寸（2～2.5cm）为宜，不要超过3cm，进针角度不要超过45°，严禁在胸背部用直刺，以免刺伤胸膜和肺。

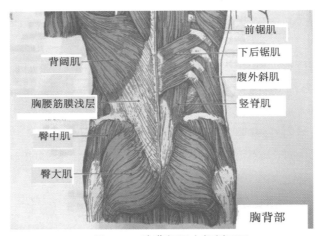

◆ 图 3-4　胸背部肌肉解剖图示

第四节　**骶部进针**

一、骶部进针层次

皮肤→皮下组织→胸腰筋膜浅层→竖脊肌→第 1 ～ 4 骶后孔。

1. 皮肤　此处皮肤组织较厚，移动性小，皮肤有臀中皮神经分布。

2. 皮下组织　皮下组织较薄而致密，脂肪含量较少，其内分布有臀中皮神经分支及伴行浅血管，臀中皮神经由第 1 ～ 3 骶神经后支的分支组成。

3. 胸腰筋膜浅层　此区呈一薄层致密结缔组织，被覆于竖脊肌表面，参与构成竖脊肌鞘。

4. 第 1 ～ 4 骶后孔　第 1 ～ 4 骶后孔硬膜外隙上大下小，前宽后窄，内有第 1 ～ 5 骶神经后支通过，神经外包以硬脊膜延伸的神经鞘，该鞘较厚，周围脂肪较多。

二、操作细节

骶部的埋线，一般 S_1 可直刺，找到上髎穴位置，骶正中嵴旁开 1 寸直刺埋线；$S_{2 \sim 5}$ 进行斜刺或平刺，在 S_2 找到次髎位置，骶正中嵴旁开中央向两侧平透刺埋线，在 S_3 找到中髎，在 S_4 找到下髎位置，按 S_2 方法平透刺埋线，S_5 按骶尾后浅韧带与骶正中嵴相交，骶正中嵴旁开 1 寸位置处，平透刺埋线。

埋线进针深度为：直刺埋线 1 ～ 1.2 寸（3 ～ 4cm），平透刺 0.5 ～ 0.8 寸（1.5 ～ 2.5cm）。

骶部的解剖如图 3-5 所示。

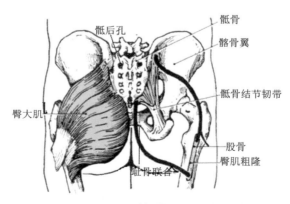

◆ 图 3-5　骶部的解剖图示

第五节　胸腹部进针

一、胸腹部进针层次

皮肤→皮下组织→深筋膜→胸骨。

1. 皮肤　此穴区皮肤甚薄，移动性小，主要由第4肋间神经（来自第4胸神经前支）的前皮支的分支分布，同时也有第3、第5肋间神经（第3、第5胸神经前支）的前皮支的分支交叉分布。

2. 皮下组织　较薄，由脂肪组织和疏松结缔组织构成。有第4肋间神经前皮支的胸廓内动脉第4穿支的分支及其伴行静脉等分支。

3. 深筋膜　较薄弱。

4. 胸骨　此区为胸骨体。

埋线操作：胸部埋线一般平刺，把线埋在皮下组织。如天突穴采用横刺手法，该部位组织疏松，可用手捏起，将肠线埋到皮下组织；膻中穴采用横刺手法，针尖沿胸骨向上进针0.6～1.5寸（2～4.5cm）。

二、腹部的前正中线进针层次

皮肤→皮下组织→深筋膜→腹白线→腹横筋膜→腹膜下筋膜→壁腹膜。

1. 皮肤　此处皮肤较薄，柔软，有较大活动性，主要由第8肋间神经（来自第8胸神经前支）前皮支的分支支配，亦有第7、第9肋间神经（来自第7、第9胸神经前支）前皮支的分支交叉分布。

2. 皮下组织　此处皮下组织由疏松结缔组织和脂肪构成，其内脂肪的含量因人而异。此层组织内有第8肋间神经前皮支的分支、腹壁上动脉的分支及其伴行静脉分布。

3. 深筋膜　此部位甚为单薄，由致密结缔组织构成。

4. 腹白线　腹白线由左右两侧的腹外斜肌腱膜、腹内斜肌腱膜和腹横肌腱膜在中线上交织而成。此区宽约1cm，其内血管神经很少。

5. 腹横筋膜　腹横筋膜较薄，但结实，由致密结缔组织构成。

6. 腹膜下筋膜　此处由疏松结缔组织构成，此区脂肪含量因人而异，一般较少。

7. 壁腹膜　此处由第8肋间神经的分支支配，同时亦有第7、第9肋间神经的分支交叉分布。

三、其他腹部进针层次（图3-6）

皮肤→皮下组织→深筋膜→腹直肌鞘前层→腹直肌→腹直肌鞘后层→腹膜外组织→壁腹膜。

1. **皮肤** 该区薄（2～4mm）而柔软，借皮下疏松结缔组织连于深筋膜，有较大活动性。主要由第10肋间神经皮支的分支支配，同时也有第9、第11肋间神经前皮支的分支交叉分布。

2. **皮下组织** 此处由脂肪和疏松结缔组织构成，厚度因人而异，肥胖者因脂肪含量丰富而较厚，厚者可达数厘米。

3. **深筋膜** 此处是一层结缔组织薄膜，非常单薄，也相当疏松。

4. **腹直肌鞘前层** 由腹外斜肌腱膜与腹内斜肌腱膜的前层组成，较致密。在天枢穴区，此两层腱膜多合为一层。

5. **腹直肌** 此穴区多为腹直肌的第3条腱划（自上而下计数），且与腹直肌鞘后层紧密黏着。

6. **腹直肌鞘后层** 腹直肌鞘后层由腹内斜肌腱膜的后层与腹横肌腱膜融合而成。

7. **腹横筋膜** 该筋膜是一层很薄但结实的结缔组织膜，与腹直肌鞘膜后层连接甚为紧密。

8. **腹膜外组织** 为薄层疏松结缔组织，脂肪含量一般不多。

9. **壁腹膜** 由第10肋间神经的分支支配。

四、腹部埋线一般直刺或斜刺，尽量把线埋在肌肉层下

在腹部埋线，中腹部脂肪较厚，埋线时需将皮肉抓起，进针深度一般为抓起皮肉厚度的1/2或3/5较适宜，为3～4cm。注意在脾区、肝区埋线时针不要向外倾斜，以免损伤脏器。

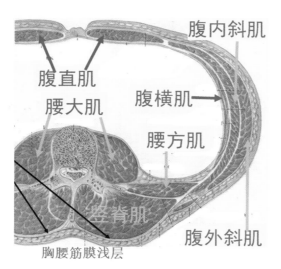

◆ 图3-6 腹部肌肉分布解剖图示

第六节　四肢进针

一、四肢的进针层次

皮肤→皮下组织→肌肉层（图3-7）。

1. 皮肤　上肢的皮肤一般由臂部皮神经支配，下肢的皮肤一般也由下肢的皮神经支配。

2. 皮下组织　上肢皮下组织内有上述皮神经的分支通过，下肢皮下组织有少量脂肪，内有上述皮神经的分支、浅静脉及淋巴管穿行。

3. 肌肉层　上肢的肌肉一般有三角肌、肱二头肌、肱三头肌、肱肌、肱桡肌、桡侧腕伸肌、桡侧腕屈肌、尺侧腕伸肌等，下肢的肌肉有胫骨前肌、胫骨后肌、耻骨肌、缝匠肌、股外侧肌、股直肌、趾长伸肌、拇长伸肌等。

二、埋线操作细节

四肢埋线的深度为 0.5 ～ 1.2 寸（1.5 ～ 4cm）。四肢埋线一般直刺或斜刺，但要避开神经和血管，按针刺要求进行。

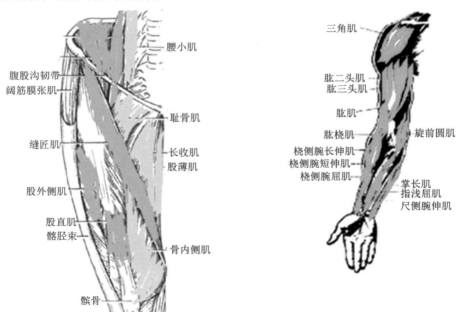

◆ 图 3-7　四肢肌肉解剖分布图示

第七节　头面部进针

头面部埋线的进针层次：皮肤→皮下组织→提上唇肌→鼻肌→咬肌→颞肌→翼外肌→口轮匝肌→颊肌→降下唇肌→颏肌→降眉肌→皱眉肌等（图 3-8）。

常用埋线穴位有：迎香穴、颊车穴、丝竹空、瞳子髎、攒竹穴、下关穴、阳白穴、太阳穴、翳风穴、颞肌穴、颧髎穴、地仓穴等。

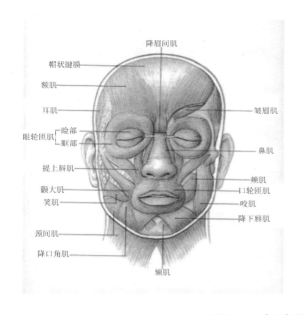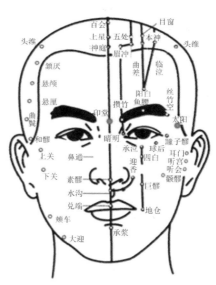

◈ 图 3-8　头面部肌肉解剖图示

第四章

病根穴脊柱定位标志

<h2 style="text-align:center">第一节　脊柱的棘突与椎体定位</h2>

脊柱由 7 个颈椎、12 个胸椎、5 个腰椎、1 个骶骨、1 个尾骨构成（图 4-1）。

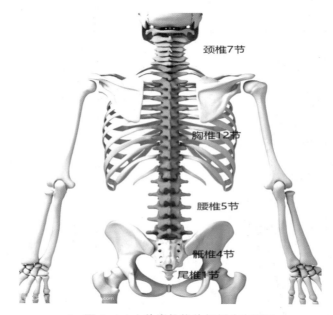

颈椎7节

胸椎12节

腰椎5节

骶椎4节

尾椎1节

◆ 图 4-1　人体脊柱椎体解剖分布图示

一、脊柱的体表定位

为了确定病根穴位置，要了解各椎骨体表标志位置和结构。

1. 第 2 颈椎（枢椎）的位置和解剖　枢椎，即自上而下第二块颈椎。它的特点是椎体上有向上伸出的一指状突起，称为齿突，与寰椎前弓后面的齿突凹形成关节。

枢椎是第 2 颈椎的别称，是颈椎骨中最坚固者，其形状与一般的颈椎骨相似，但在其椎体上方有齿状突起，与寰椎前弓后面形成关节。枢椎椎弓根较短而粗，在椎弓根和椎板连结部的下方，有下关节突，其关节面向下偏前，与下位椎骨的上关节面构成椎间关节。椎弓的上缘，在关节突的后方有一宽而浅的沟，与寰椎后弓围成椎间孔，第 2 颈神经由此穿出。

2. 第 7 颈椎（隆椎）的位置和解剖　人共有 7 节颈椎，第 1、第 2、第 7 颈椎为特殊颈椎，而第 7 颈椎又称隆椎，它的形状以及大小与上位胸椎相似。它的特征是棘突长而呈水平位，末端不分叉而呈结节状，在皮下形成一隆起，易于摸到，故称为隆椎。在临床上常作为辨认椎骨序数的标志。横突粗大，后结节大而明显，前结节小，有时阙如，横突孔较小。低头时在项部下方正中线上最突出的一个棘突即是。可随摇头而左右摇动，而其下方的第 1 胸椎棘突则完全不动，可作区别。隆椎是确定脊椎位置的重要标志。

3.*第 3 胸椎棘突*　与肩胛冈内侧端平齐。

4.*第 7 胸椎棘突*　与肩胛骨下角平齐。

5.*第 11 胸椎棘突*　沿第 12 肋骨，从两边体侧向背中线触摸，终点交会处即是。

6.*第 4 腰椎棘突（或棘间）*　与髂嵴最高点平齐。

7.*第 5 腰椎棘突*　与髂结节平齐，为菱形窝的上点。肥胖者为一凹窝，为下背部正中沟的终点。

8.*第 2 骶椎棘突*　与髂后上棘平齐，为蛛网膜下隙的终点。

9.*第 3 骶椎棘突*　与髂后下棘平齐。

10.*骶尾关节*　位于臀裂的上端，为菱形窝的下点。

11.*尾骨尖*　在肛门的后上方，正常有一凹窝。

二、椎体定位（以成年人立正姿势为标准）

椎体的定位有两种方法。

1.*以棘突定椎体的位置*　颈椎、胸椎和腰椎的棘突与同位椎体平齐；中、下位胸椎棘突与下一位椎体的下缘平齐。下个椎体的棘突与下一个椎体的中部平齐。腰椎棘突与同位椎体平齐。

2.*从躯干前部体表标志定椎体位置*

（1）下颌角平齐 C_2 椎体。

（2）舌骨平齐 $C_{3\sim4}$ 椎间隙。

（3）环状软骨平齐 C_6 椎体。

（4）胸骨上切迹平齐 T_2 椎体。

（5）剑突平齐 T_9 椎体。

（6）季肋下缘平面与 L_3 椎体等高。

（7）脐平齐 $L_{3\sim4}$ 椎间隙。

第二节　人体椎体高度和脊柱椎体与体表标志对应

人体椎体高度和脊柱椎体与体表标志对应如表 4–1、4–2 所示。

表 4–1　人体椎体高度一览表

椎体	椎体高度	椎体	椎体高度
$C_{1 \sim 5}$	1cm（每节）	$T_{1 \sim 12}$	1.86cm（每节）
$C_{5 \sim 6}$	$1.6 \sim 1.8$cm	$L_{1 \sim 5}$	2.86cm（每节）
$C_{6 \sim 7}$	$2 \sim 2.5$cm		

表 4–2　脊柱椎体与体表标志对应关系

椎体	体表标志所对应位置	椎体	体表标志所对应位置
C_2	枕骨下方，颈后正中沟中	L_3	脐平线所对应的椎体
C_7	下颈椎最高之棘突	L_4	两髂嵴最高点连线
T_3	人体直立，两侧肩胛冈内侧端与脊柱纵轴线相交处	L_5	髂嵴结节连线
T_7	两侧肩胛下角连线	L_2	与髂后上棘平齐
T_{11}	沿第 12 肋骨，向两边体侧背中线触摸，终点交会处	L_3	与髂后下棘平齐
T_{12}	在第 12 肋肋角距后正中线 5cm 处		

第五章

病根穴及秘穴的应用

第一节 病根穴定义、特点及其与夹脊穴的区别

一、病根穴的定义

病根穴又称为陆氏埋线针疗穴，是陆氏埋线治疗主要穴位。病根穴是指病症的根源之处（人体椎体神经节段支配位置），是真正有病的部位（不是指患部），是调理本病症疗效最佳的治疗点，也是组配百病高效方案的主穴，称之为病根穴。

二、病根穴的特点

根据患者主诉和临床诊断，按照神经系统定位诊断理论选定病根穴。一般选在椎体棘突间旁开 1 寸（按同身指寸计算）的位置。

病根穴分布较广泛，人体各个部位病症，甚至每个毛孔均有病根穴，分布非常有规律，多数情况下为一个点或一个区域，可以在某神经或血管分布范围内，也或在远离病灶的任何一点上，原则上以接近神经根部为佳。

三、病根穴与椎体的夹脊穴的本质区别

病根穴是在椎体棘突间旁开 1 寸位置。夹脊穴是在椎体棘突间旁开 0.5 寸位置。例如膈肌痉挛的患者选 C_4 椎体即可，因为它是膈肌支配的病根穴，也是治疗膈肌的病源之处，埋线两次就可好转。血管性神经性偏头痛使用 $C_{2\sim3}$ 或加 $T_{1\sim2}$ 就能治疗顽固性偏头痛，因为 $C_{2\sim3}$ 是调理头面部神经支配的病根穴，$T_{1\sim2}$ 是调理头面血管支配的病根穴，埋线 2～3 次即可好转。用病根穴治疗头痛顽症，疗效较高，是使埋线医生提高疗效的最佳病种。

第二节 病根穴的广义概念

人体内所有部位都是在神经系统某个神经节段支配下才能发挥正常的功能。当人体的运动和功能出现障碍时，说明支配此功能的神经根受损。按照神经系统的脊柱节段支配原理，不同椎体节段支配不同的肌肉、体表、骨骼、神经、血管、脏腑等。根据病根穴配穴原理，"认病"选穴，不论属于何种系统的病症，都可用病根穴埋线治疗，原则上埋线的位置接近神经根部为佳。可以包括以下几个点：①一般为脊柱椎体督脉线旁开 1 寸的位置，或在督脉线及背部膀胱经周围的阳性点上，即阿是点或阿是区；②根周穴，病根穴左右上下的敏感点，是提高疗效的辅助穴；③中间穴，病根穴与阿是穴之间的敏感部位；④经验穴，临床埋线中总结的有效腧穴。理解了这些概念，埋线时综合使用，疗效就越来越好。根据上述的取穴方法，对于不同的病症简单举例如下。

痤疮配方：$T_{1\sim2}$ 病根穴（支配头面部血管和汗腺功能）加配 C_2 病根穴（调理头面部神经支配），如与内分泌有关可加甲状腺穴。

血管神经性头痛：主要用"头颈穴"（$C_{2\sim3}$）为病根穴，再加阿是穴（颞肌穴）加经验穴（三阳络穴）。

乳房疾病：$T_{4\sim5}$ 是治疗此类病的病根穴。从督脉线至腋前线，在 $T_{4\sim5}$ 节段范围内任选一点作为病根穴，都会有效，再加阿是穴与经验穴（肩井穴）；$T_{4\sim5}$ 也是调理自主神经功能紊乱的病根穴，如神经性呕吐、消化系统失调性胃肠不适、失眠、头昏头痛、容易激怒、心悸等都可使用 $T_{4\sim5}$。

哮喘、慢性支气管炎：在 $T_{2\sim4}$ 范围内首选"肺三角"埋线，结合八华穴、膻中穴。线体要 1-2 号线较宜。配肺俞、天突、定喘、肾俞、足三里、丰隆、脾俞等穴。

血管神经系统的病根穴，指凡是与大脑皮质有关的一切病症，如高血压、低血压、高血脂、脑血管病、神经精神系统疾病、久治不愈的特异性病症（癫痫、面瘫）等，可选"头颈穴"（$C_{2\sim3}$）为病根穴，组配阿是穴加经验穴。

免疫与内分泌系病症，病根穴选甲状腺穴。如甲状腺功能亢进、甲状腺功能减退、肥胖症、消瘦、痤疮等，在皮下组织埋线，甲状腺囊肿埋入囊肿中。此穴的使用具有安全有效的特点，对于久治无效的免疫内分泌疾病均可使用。使用星状神经节埋线，对于提高人体免疫功能，以及治疗心肺疾病、顽固的老年慢性支气管炎、肥胖症都有很好的疗效。

第三节　病根穴定位取穴要求

　　病根穴定位取穴规范：根据椎体生理解剖位置，一般情况下颈椎、胸椎椎体在棘突上位置取穴埋线，腰椎在棘突下位置取穴埋线，骶椎按骶后孔位置平刺埋线。这些都是按照埋线离神经根最近位置埋线原则而定。

　　病根穴分布范围广，其适应范围相应广泛，既然有病症就有病源之处，就有病根穴。病根穴主治病症十分明确，只要找准病根穴，无论该病属于何类何种系统，均可用其埋线针疗，其疗效优于穴位刺激疗法。例如血管神经系病根穴，指与大脑皮质有关的一切病症，如高血压、低血压、高血脂、脑血管病、神经精神疾病等，都可选"头颈穴"（即$C_{2\sim3}$）为病根穴，再配阿是穴、经验穴，均有好的疗效。

第四节　病根穴埋线处方规范

一、脊柱各部位简写

颈椎：C，胸椎：T，腰椎：L，骶椎：S，尾椎：Co。

二、病根穴代号

在病根穴理论中将脊椎体中线点定为 2 号穴，2 号穴左侧为 1 号穴，右侧为 3 号穴，1、3 号穴距 2 号穴均为 1 寸（同身指寸）左右（图 5-1）。

例：$C_2^{1、2、3}{}_0$：1、2、3 是 C_2 的 1 号、2 号、3 号穴，"0" 为 0 号肠线。

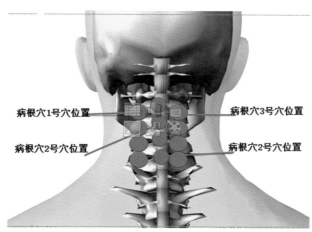

病根穴1号穴位置　　病根穴3号穴位置

病根穴2号穴位置　　病根穴2号穴位置

◆ 图 5-1　病根穴 1 号、2 号、3 号穴的位置图示

第五节　病根穴秘穴运用

一、颈椎、腰椎的病根穴运用见表 5-1。

表 5-1　颈椎、腰椎的病根穴运用

椎体节段	治疗病症	椎体节段	治疗病症
$C_{2\sim4}$	头晕头痛失眠	L_1	臀外部，髂肌不适
$C_{3\sim5}$	颈项、肩胛背不适	L_2	腰骶部病症
$C_{6\sim7}$、T_1	颈椎间盘突出，手臂麻木	L_4	小腿内侧不适
C_7、T_1	网球肘	L_5	小腿外侧不适
C_3、$_5$、$_6$	肩周炎	$L_{3\sim4}$	膝关节病
T_{12}、L_1	腰肌劳损症	L_3、$S_{2\sim3}$	坐骨神经、骶髂关节病症
T_{12}	股骨、胯部病症	S_1	小腿后方不适

二、脊柱椎体神经节段对肌肉、皮肤、体表、脏腑器官的支配（图 5-2 至图 5-5）。

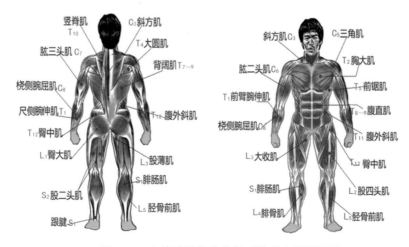

◆　图 5-2　人体神经椎体节段对肌肉支配的图示

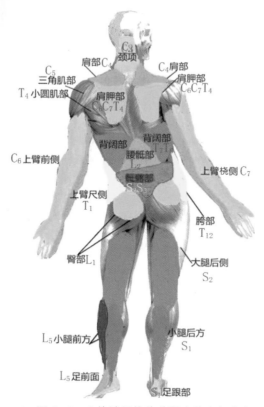

◆ 图 5-3 人体神经椎体节段在体表标志支配图

部分内脏病根穴图示

心：$T_1 \sim T_5$
肺：$T_2 \sim T_4$
脾/胃/胰脏：$T_6 \sim T_9$
肝脏，胆：T_8 T_9
结肠：$L_{1\sim3}$，$S_{2\sim4}$
大肠：T_{11} T_{12}
小肠：T_9 T_{10}
膀胱、尿道：$T_{11} \sim L_1$
咽喉：C_4
舌：C_2
口腔黏膜：T_1 T_2
食管：T_5 T_6
气管：$T_2 \sim T_4$

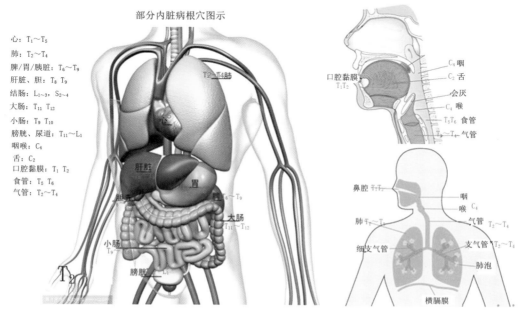

◆ 图 5-4 人体神经椎体节段部分内脏神经支配图

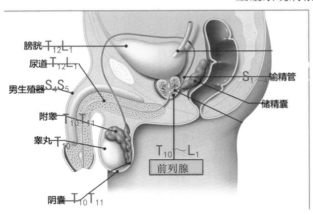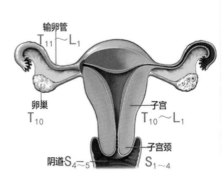

生殖系统病根穴图示

◆ 图 5-5　人体神经椎体节段在生殖系统神经支配图

三、部分腺体与病根穴、椎体节段治疗关系（表 5-2）。

表 5-2　部分腺体与病根穴、椎体节段对应关系

椎体位置	对应腺体	病根穴或椎体节段
$T_{4\sim5}$ 棘突上旁开 1 寸	胸腺	膻中穴
T_1 棘突上旁开 1 寸	甲状腺	星状神经节
胸锁关节上	甲状腺	喉返神经
喉结与天突穴连线上 1/3 处旁开 1 寸	甲状腺	甲状腺穴
T_{10} 棘突上旁开 1 寸	性腺	T_{10}
$T_{11\sim12}$ 棘突上旁开 1 寸 S_4 骶正中嵴旁开 1 寸位置 S_5 骶正中嵴旁开 1 寸位置	生殖腺	$T_{11\sim12}$ $S_{4\sim5}$

四、病根穴精选汇总及经验穴（表 5–3）。

表 5–3　病根穴精选汇总及经验穴汇总

病根穴精选汇总		经验穴汇总	
疾病及部位	病根穴（椎体位置）	疾病及部位	经验穴
所有头、面部疾病	$C_{2\sim3}$、$T_{1\sim2}$	皮肤疾病	曲池穴、阳陵泉穴
心、肺、支气管及气管	$T_{1\sim5}$	结肠疾病	结肠 1、结肠 2
脾、胃、胰脏	$T_{6\sim9}$	癫痫病	腰奇穴、癫痫穴
肾、膀胱	$T_{10}\sim L_1$	失眠	安眠 1、安眠 2
肝胆	$T_{7\sim9}$	胃溃疡	T_7 以上压痛点
子宫	T_{12}、L_1	胃下垂	胃上穴
附睾	$T_{10\sim11}$	支气管咳喘症	八华穴，肺三角
卵巢与睾丸	T_{10}	糖尿病	降糖穴
尿道与前列腺	$T_{11\sim12}$、L_1	头痛	三阳络穴
结肠、直肠	$L_{1\sim3}$、$S_{2\sim4}$ $S_{1\sim4}$	急性面瘫	颊地穴、颊扇穴
上肢血管汗腺	$T_{2\sim9}$	急性皮肤感染	赤翳穴
上肢神经支配	$C_{5\sim7}$、$T_{1\sim2}$	阳痿、早泄、遗精	遗精穴、阳痿穴
下肢神经支配	$L_{1\sim5}$、$S_{1\sim3}$	胆囊疾病	胆囊穴
下肢血管汗腺	$T_{10\sim12}$、$L_{1\sim3}$	风湿性关节炎	膻中穴、甲状腺穴、$C_{5\sim7}$、$L_{3\sim5}$、$S_{1\sim3}$
乳房疾病 自主神经功能	$T_{4\sim5}$	高血压	C_2、C_6
痤疮、黄褐斑	C_2、$T_{1\sim2}$、甲状腺穴	脑卒中	偏瘫上线、中线，C_6、C_8
咽喉、口腔黏膜	C_4、$T_{1\sim2}$	膝关节病	足三里穴、阳陵泉穴

第六节　经验穴及部分腺体穴位

一、经验穴位

1. 曲池

定位：屈肘成直角，当肘横纹外端与肱骨外上髁连线中点。

主治：皮肤疾病。

操作：埋线直刺 1 ～ 1.5 寸。

2. 阳陵泉

定位：腓骨小头前下方凹陷中。

主治：皮肤疾病。

操作：埋线直刺 1 ～ 1.5 寸。

3. 结肠 1

定位：T_6 棘突的下缘。

主治：结肠疾病。

操作：埋线平刺 0.6 寸。

4. 结肠 2

定位：T_{12} 棘突的下缘。

主治：结肠疾病。

操作：埋线平刺 0.6 寸。

5. 腰奇穴

定位：位于骶部，当尾骨端直上 2 寸，骶角之间凹陷中。

主治：癫痫，失眠，头痛。

操作：埋线向上平刺 1 ～ 1.5 寸，深度 2cm。

6. 癫痫穴

定位：T_{12} 棘突下的凹陷中。

主治：癫痫。

操作：埋线平刺 1 寸。

7. 安眠 1、安眠 2

定位：安眠 1 位于翳风穴与风池穴连线的中点；安眠 2 位于翳明穴与风池穴连线的中点。

主治：失眠，神经衰弱。

操作：埋线向上平刺 1 ～ 1.5 寸。

8. 胃上穴

定位：下脘穴旁开 4 寸处。

主治：胃下垂。

操作：埋线直刺 1 ～ 1.5 寸。

9. 肝热穴、肺热穴

定位：肝热为 T_5 棘突下旁开 0.5 寸，肺热穴为 T_3 棘突下旁开 0.5 寸。

主治：支气管炎，哮喘。

操作：埋线平刺 0.5 ～ 1 寸。

10. 降糖穴

定位：T_8 棘突下旁开 1 ～ 1.5 寸。

主治：糖尿病。

操作：埋线平刺 1 ～ 1.5 寸。

11. 三阳络

定位：支沟穴上 1 寸，桡骨与尺骨之间。

主治：耳聋，头痛，上肢痹痛。

操作：埋线直刺 0.8 ～ 1 寸，深度 2cm。

12. 颊扇穴

定位：面部下颌处颊车穴做扇形埋线。

主治：三叉神经痛、面神经麻痹。

操作：埋线平刺 0.6 ～ 1 寸，并分别向上、下平刺埋线。

13. 颊地穴

定位：面部颊车穴与地仓穴连线的中点。

主治：面神经麻痹。

操作：埋线平刺 0.6 ～ 1.2 寸，向颊车穴与地仓穴各埋入一针。

14. 赤翳穴

定位：T_6 棘突最高点上缘。

主治：急性皮肤疾病，呼吸系统疾病，神经系统疾病，心血管疾病。

操作：埋线向上平刺 0.6 ～ 1 寸。

15. 遗精穴

定位：脐中下 3 寸，旁开 3 寸。

主治：肾虚，遗精。

操作：埋线直刺 1 ～ 1.5 寸。

16. 阳痿穴

定位：肾俞上 2.5 寸，督脉旁开 1 寸。

主治：阳痿症。

操作：埋线直刺 0.8 ～ 1 寸。

17. 胆囊穴

定位：阳陵泉穴下 2 寸。

主治：肝胆疾病。

操作：埋线直刺 0.8 ～ 1.2 寸。

18. 降压点

定位：C_6 椎体棘突上旁开 1 寸。

主治：调理血压。

操作：埋线斜刺 0.6 ～ 1 寸。

19. 偏瘫上、中线

定位：眉枕线与鬓角的连线到百会穴后 0.5cm 点，为运动区。将此线分成五等分，上五分之一为偏瘫上线，中五分之二为偏瘫中线。

主治：调理偏瘫后遗症。

操作：埋线平刺 0.5 ～ 1 寸，深度 0.2 ～ 0.3cm。

二、腺体病根穴位置

1. 胸腺

（1）膻中穴：两乳头连线与人体正中线相交点。

（2）T_5 椎体病根穴：T_5 椎体棘突上旁开 1 寸位置。

2. 甲状腺

（1）甲状腺穴：天突穴与喉结连线的上 1/3 处 0.1 寸位置进针，旁开 1 寸。

（2）星状神经节：T_1 旁开 1 寸左右位置。

（3）喉返神经：胸锁关节上 0.5 寸位置。

3. 生殖腺

（1）T_{10} 椎体病根穴：T_{10} 棘突上旁开 1 寸位置。

（2）T_{11} 椎体病根穴：T_{11} 棘突上旁开 1 寸位置。

（3）T_{12} 椎体病根穴：T_{12} 棘突上旁开 1 寸位置。

（4）S_4 椎体病根穴：第 4 骶后孔与骶正中嵴相交，骶正中嵴旁开 1 寸位置。

（5）S_5 椎体病根穴：骶尾后浅韧带与骶正中嵴相交，骶正中嵴旁开 1 寸位置。

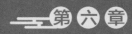

第六章

"病根秘穴埋线针疗"应用

第一节 "头颈穴"的位置定位及埋线操作细节

一、"头颈穴"即 $C_{2 \sim 3}$

（一）C_2、C_3 的位置定位及进针层次（图6-1）。

1. "头颈穴" "头颈穴"位于 $C_{2 \sim 3}$ 颈上神经节周围，C_2 在枕后结节下的骨突位置，向下 1cm 为 C_3 棘突上缘。

2. 颈上神经节节后纤维 颈上神经节节后纤维进入第 1～4 颈神经，在节后纤维外侧支中部分布于寰枢关节滑膜及其周围组织，部分参与形成椎动脉周围神经丛，并与第 1、2 颈神经相交的脑神经中的迷走神经、舌下神经，对额部汗腺、瞳孔、口鼻黏膜、三叉神经、眼球血管有支配作用，所以 $C_{2 \sim 3}$ 是治疗颅内神经疾病之要穴。

3. $C_{2 \sim 3}$ 主要通过的组织 $C_{2 \sim 3}$ 主要通过的组织是皮肤、皮下组织、斜方肌、头夹肌、头半棘肌等。埋线选在 $C_{2 \sim 3}$ 棘突上旁开 1 寸位置。颈部的进针层次是皮肤→皮下组织→斜方肌→头夹肌→头半棘肌。

（1）皮肤：较厚，有毛发，由枕大神经和第 3 枕神经的分支支配，枕大神经为第 2 颈神经的后支，分布于枕部皮肤；第 3 枕神经是第 3 颈神经的后支，分布于项区上部皮肤。

（2）皮下组织：较厚，主要由疏松的结缔组织和脂肪组织构成，内有上述皮神经和皮下静脉。

（3）斜方肌：针刺埋线时，针在左、右斜方肌之间通过。

（4）头夹肌：位于斜方肌和胸锁乳突肌的深面，由第 2 至第 5 颈神经后支的外侧支支配。针刺时通过该肌的外上部。

（5）头半棘肌：位于头夹肌的深面，由颈神经后支支配，针刺通过该肌的外侧较厚部位。

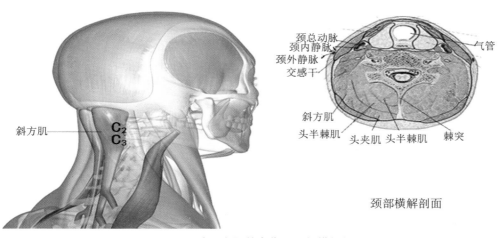

颈总动脉
颈内静脉
颈外静脉
交感干
气管

斜方肌

头半棘肌 头夹肌 头半棘肌 棘突

斜方肌

C₂
C₃

颈部横解剖面

◆ 图 6-1 "头颈穴"的定位及颈部横解剖面图示

（二）"头颈穴"调理病症范围

1. 寰枢关节紊乱。

2. 椎动脉型颈椎病引起的眩晕症。

3. 各种类型的头痛病。

4. 高血压、低血压。

5. 神经衰弱、失眠。

6. 精神疾病、癫痫。

7. 面部疾病如痤疮、黄褐斑等。

8. 脑血管疾病如脑卒中后遗症。

二、"头颈穴"埋线操作细节

1. 进针埋线 "头颈穴"即 $C_{2\sim3}$ 埋线一般以 70°～80° 向椎体方向直刺进针，埋线深度 2～3cm，不要超过 4cm。

2. 具体操作 打好局部麻醉，选 9 号针及 0 号或 2-0 号肠线 1.5cm，右手持埋线针，左手绷紧皮肤，对准进针点，以 70°～80° 方向将线扎入 2～3cm 深，旋转针柄 90°，向上微提，将针芯注入，快速拔针，棉签压住针眼，避免出血过多，做好局部消毒，贴好创可贴，保护针眼 24 小时。

3. 埋线反应 埋线后 1～2 天颈部有不适感，不用处理，第 3 天就会好转。如有对疼痛敏感者，可用大盐热敷颈部 1～2 天。

第二节 "胸二穴"的位置定位及埋线操作细节

一、"胸二穴"的位置定位及进针层次（图6-2）

"胸二穴"即 $T_{1\sim2}$，这个"秘穴"位置下的组织是皮肤、皮下组织、斜方肌腱、菱形肌、竖脊肌。

1. "胸二穴"埋线进针层次 "胸二穴"埋线进针层次：皮肤→皮下组织→斜方肌腱→菱形肌→竖脊肌。

（1）皮肤：为第1、第2胸神经后支的皮支支配。

（2）皮下组织：有第1、第2胸神经后支的皮支和伴行动脉、静脉分布。

（3）斜方肌腱：是斜方肌起始部腱性部分，较薄。肌肉由副神经的分支支配。

（4）菱形肌：是斜方肌的深面组织，起自下位 $C_{6\sim7}$ 及上位 4～5 个胸椎的棘突，止于肩胛骨的脊柱缘。受肩胛背神经支配，该神经是臂丛锁骨上部的分支，颈椎病常压迫该神经，引起菱形肌痉挛，产生肩背痛。

（5）竖脊肌：又称骶棘肌，属于背深层肌，位于棘突两侧的深沟内，在背肌中最为粗大，均由脊神经后支支配。

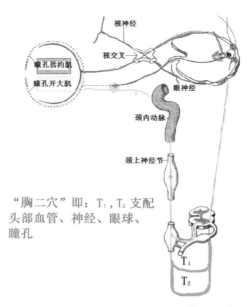

"胸二穴"即：T_1，T_2 支配头部血管、神经、眼球、瞳孔

◆ 图6-2 "胸二穴"的位置定位解剖图示

2. "胸二穴"的治疗范围

（1）鼻咽部疾病如鼻炎、咽炎等。

（2）眼部疾病如老花眼、青光眼、近视眼等。

（3）面部血管疾病如痤疮、黄褐斑等。

（4）呼吸系统疾病如气管、支气管、肺部疾病。

二、埋线操作细节

1. 进针埋线 进针角度以 35° 较安全，进针角度在 45° 以上危险性加大。一般是从脊柱间隙中间进针，捏起皮肤，针尖先在中间直刺 1cm，再转换针的角度向两侧埋入，掌握在进针角度 35° 为宜。斜刺深度瘦人一般不超过 2.5cm，安全埋线深度掌握在 1～2cm 较好；胖人一般不超过 4cm，安全埋线深度在 2.5～3.5cm，正常人埋线深度在 2～3cm 为宜。

2. 具体操作 局部消毒，打好局麻，选 11 号针及 0 号或 1 号肠线 2cm，右手持埋线针，左手捏起皮肤，对准进针点，以角度 25°～35° 方向将线埋入 $T_{1～2}$ 的 1、3 号穴 2～2.5cm 深，旋转针柄 90°，向上微提，将针芯注入，快速拔针，棉签压住针眼，避免出血过多，做好局部消毒，贴好创可贴，保护针眼 24 小时。

3. 埋线反应 埋线后 1～2 天局部有不适感，不用处理，第 3 天就会好转，如有对疼痛敏感者，可用大盐热敷局部 1～2 天。

第三节　"坐三针"的位置定位及埋线操作细节

一、"坐三针"的位置定位及进针层次（图 6-3）

"坐三针"的三个位置是 L_3、S_2、S_3。

"坐三针"通过的组织层次是皮肤、皮下组织、棘上韧带、棘间韧带、胸腰筋膜浅层、竖脊肌、第 2 及第 3 骶后孔。

1. L_3 埋线　在进行 L_3 埋线时进针层次为皮肤→皮下组织→棘上韧带→棘间韧带→胸腰筋膜浅层→竖脊肌。

（1）皮肤：较厚，移动性小，该区皮肤有第 3、第 4 腰神经后支的皮支分布。

（2）皮下组织：由疏松结缔组织构成，脂肪含量相对较多，其内分布有上述神经的分支及其伴行浅动脉、静脉支。

（3）胸腰筋膜浅层：较致密，厚且坚韧，覆于竖脊肌表面，向下附于髂嵴，内侧附于腰椎棘突和棘上韧带，针尖穿过时有突破感。

（4）竖脊肌：该部竖脊肌主要接受第 3、第 4 腰神经后支的肌支支配。

2. S_2、S_3 埋线　在进行 S_2、S_3 埋线时进针层次是皮肤→皮下组织→胸腰筋膜浅层→竖脊肌→第 2、第 3 骶后孔。

（1）皮肤：较厚，移动性小，皮肤有臀中皮神经分布。

（2）皮下组织：较厚，致密，脂肪含量较少，其内分布有臀中皮神经分布及浅血管。

（3）胸腰筋膜浅层：此区呈一薄层致密结缔组织，该组织覆盖于竖脊肌表面，参与构成竖脊肌肌鞘。

（4）竖脊肌：此部竖脊肌较薄，主要接受 S_1、S_2 神经后支的肌支支配。

（5）第 2、第 3 骶后孔：骶段硬膜内有第 2、第 3 骶神经后支通过。

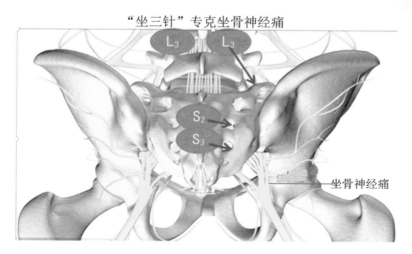

◆ 图6-3 "坐三针"位置定位解剖图示

二、"坐三针"埋线操作细节

1. L_3 这个位置埋线非常安全，针以角度80° 直刺3～4.5cm，斜刺60°～70° 3～5cm，瘦人埋线直刺2～2.5cm，斜刺2～3cm，胖人埋线直刺可进针3～6cm。

2. S_2、S_3 这个位置埋线比较关键，埋线位置浅了，疗效不佳。一般是采取透刺埋线较好，捏起皮肤，将针向中间位置直刺1cm，再以角度45°～60° 方向向两边斜刺埋线，一般深度2～3cm，其中瘦人宜1～2cm，胖人宜3～4cm。

第四节　"肌二穴"的位置定位及埋线操作细节

一、"肌二穴"的位置定位及进针层次（图6-4）

（一）T_{12}

1. 位置定位　选棘突上缘位置埋线，T_{12} 处埋线主要是从椎体中间向两侧透刺埋线。

2. 进针层次　皮肤→皮下组织→背阔肌→下后锯肌→竖脊肌。

（1）皮肤：较厚，移动性小，该区皮肤有第12胸神经、第1腰神经后支的皮支分布。

（2）皮下组织：由疏松结缔组织构成，脂肪含量相对较多，其内分布有上述神经的分支及其伴行浅动脉、静脉支。

（3）背阔肌：该肌腱膜与浅面的腰背部深筋膜、其深面的下后锯肌腱膜，共同形成胸腰筋膜浅层，该处甚为发达，也易受劳损而引起腰腿痛。接受胸背神经和相应腰神经后支支配。

（4）下后锯肌：位于背阔肌中部的深面，借腱膜起自下位两个胸椎棘突及上位两个腰椎棘突，肌纤维向外上方止于第9至第12肋外面，接受第9至第12肋间神经支配。

（5）竖脊肌：此段竖脊肌主要接受第12胸神经和第1腰神经后支的肌支支配。

（二）L_1

1. 位置定位　选在 L_1 棘突下位置埋线，一般为 L_1 的棘突下旁开1寸处直刺埋入。

2. 进针层次　皮肤→皮下组织→棘上韧带→棘间韧带→胸腰筋膜浅层→竖脊肌。

（1）皮肤：较厚，移动性小，该区皮肤有第1、第2腰神经后支的皮支分布。

（2）皮下组织：由疏松结缔组织构成，脂肪含量相对较多，其内分布有上述神经的分支及其伴行浅动静脉支。

（3）胸腰筋膜浅层：较致密，厚且坚韧，覆于竖脊肌表面，向下附于髂嵴，内侧附于腰椎棘突和棘上韧带，针尖穿过时有突破感。

（4）竖脊肌：该部竖脊肌主要接受第1、第2腰神经后支的肌支支配。

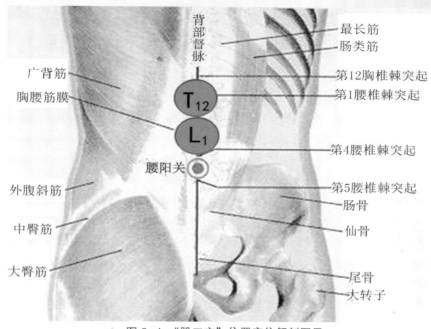

广背筋
胸腰筋膜

外腹斜筋

中臀筋

大臀筋

背部督脉

T_{12}

L_1

腰阳关

最长筋
肠类筋

第12胸椎棘突起

第1腰椎棘突起

第4腰椎棘突起

第5腰椎棘突起

肠骨

仙骨

尾骨

大转子

◆ 图6-4 "肌二穴"位置定位解剖图示

二、"肌二穴"埋线操作细节

1. **T_{12}埋线** 采用平透刺埋线较宜。平透刺埋线：捏起皮肉，在脊柱中间直刺1cm，再转换针的角度为35°向两侧平透刺埋线，进针角度在45°以上危险性加大，一般掌握在进针角度以35°为宜，进针3～4cm。瘦人深度一般不超过2.5cm，安全埋线深度掌握在1～2cm较好；胖人一般不超过4cm，安全埋线深度在2.5～3.5cm，正常人埋线深度在2～3cm为宜。埋线深度不要过深，一般不超过3cm，否则会有危险。

2. **L_1埋线** 这个位置埋线非常安全，直刺3～4.5cm，斜刺以角度60°～70°方向3～5cm，瘦人埋线直刺2～2.5cm，斜刺3cm，胖人埋线直刺可进针4～6cm。

第五节 "肺三角"的位置定位及埋线操作细节

一、"肺三角"的位置定位及进针层次（图6-5）

"肺三角"埋线的定位：T_1、T_2、肺俞穴透风门穴。

进针层次解剖通过的组织：皮肤、皮下组织、斜方肌、棘上韧带、棘间韧带、菱形肌、上后锯肌、竖脊肌。

1. T_1、T_2 的进针层次 皮肤→皮下组织→斜方肌→棘上韧带→棘间韧带→菱形肌→竖脊肌。

（1）皮肤：较厚，具有一定的移动性，含较丰富的毛囊和皮脂腺。皮肤感觉由第8颈神经、T_1 神经后支的皮支支配。

（2）皮下组织：内有上述皮神经的分支及其伴行动脉、静脉分布。

（3）斜方肌：是位于项部和背部浅层的三角形阔肌。受肩胛背神经支配，由第4、第5颈神经前支组成。

（4）棘上韧带：呈细索状，较坚韧，针尖刺入有阻力感。

（5）棘间韧带：韧带较薄，窄而长，进针0.5寸时到达此层。

（6）菱形肌：斜方肌深面是菱形肌，受肩胛背神经支配，该神经由第4、第5颈神经前支组成。

（7）竖脊肌：位于背部最长的后伸肌，纵列于脊柱全身棘突的两侧，受多节段脊神经后支支配。

2. 肺俞透风门埋线 要从肺俞穴向风门穴透刺。进针层次：皮肤→皮下组织→斜方肌→菱形肌→上后锯肌→竖脊肌。

（1）皮肤：较厚，其感觉由第2、第3胸神经后支的皮支支配。

（2）皮下组织：较致密，内有第2、第3胸神经后支的皮支及其伴行动脉、静脉分布。

（3）斜方肌：是位于项部和背部浅层的三角形阔肌。受肩胛背神经支配，由第4、第5颈神经前支组成。

（4）菱形肌：斜方肌深面是菱形肌，受肩胛背神经支配，该神经由第4、第5颈神经前支组成。

（5）竖脊肌：位于背部最长的后伸肌，纵列于脊柱全身棘突的两侧，受多节段脊神经后支支配。

二、"肺三角"埋线操作细节

1. **T₁、T₂埋线** 采用平透刺方法。从椎体中间进针1cm，再转换针的角度以35°向两侧埋入。具体操作埋线是捏起皮肤，针尖先在中间直刺1cm，再转换针角度，以30°～35°向两侧埋入，深度2～3cm。

2. **肺俞透风门埋线** 选肺俞穴，做好标志，局部消毒，打好局部麻醉，选11号针及0号或1号肠线2cm，右手持埋线针，左手捏起皮肤，对准进针点，以30°～35°角方向将线从肺俞穴透刺埋入风门穴，肠线在肺俞穴与风门穴之间。

3. **埋线操作** 进针角度以30°～35°最安全，进针角度在45°以上危险性加大，斜刺深度瘦人一般不超过2.5cm，安全埋线深度掌握在1～2cm较好；胖人一般不超过4cm，安全埋线深度在2.5～3.5cm，正常人埋线深度在2～3cm为宜。平透刺埋线是针尖先在中间直刺1cm，再转换针角度，以30°～35°向上方埋入，深度2～3cm。

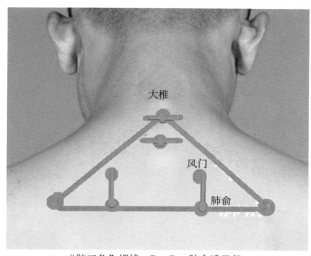

"肺三角"埋线：T₁、T₂、肺俞透风门

◆ 图6-5 "肺三角"位置定位解剖图示

第六节 奇穴"八华穴"的位置定位及埋线操作细节

一、"八华穴"的位置定位及进针层次（图6-6）

1. **"八华穴"定位** 选等边为5cm的等边三角形4个，在大椎穴下依次放好，用记号笔点出八华穴位置，这8个位置都在$T_{2 \sim 6}$的范围。

2. **进针层次解剖** $T_{2 \sim 6}$的进针层次：皮肤→皮下组织→斜方肌→菱形肌→背阔肌→竖脊肌。

（1）皮肤、皮下组织、斜方肌、菱形肌：同"肺三角"埋线解剖位置。

（2）背阔肌：受胸背神经（第6～8颈神经前支）支配，该神经起于臂丛后束，于背阔肌深面走行并进入该肌层。

（3）竖脊肌：主要受第7、第8胸神经后支的肌支支配。

二、"八华穴"埋线操作细节

1. **埋线操作** 从"八华穴"下最后一排的两个穴位开始埋线，从穴位下0.5寸进针，向上方透刺埋入，再依次向第2、第3、第4排穴位埋线。

2. **具体进针细节** 埋线角度以30°～35°最安全，进针以45°以上危险性加大，平透刺是针尖先在中间直刺1cm，再转换针角度，以30°～35°向上方埋入，深度2～3cm。瘦人一般不超过2.5cm，安全埋线深度掌握在1～2cm较好；胖人一般不超过4cm，安全埋线深度在2.5～3.5cm。

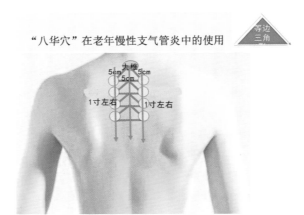

"八华穴"在老年慢性支气管炎中的使用

◆ 图6-6 "八华穴"位置定位解剖图示

第七节 "臂六针"的位置定位及埋线操作细节

一、"臂六针"位置定位及进针层次（图6-7）

"臂六针"即 C_6、C_7、T_1，都在 C_6、C_7、T_1 棘突上旁开1寸位置埋线。"臂六针"进针层次通过的组织：皮肤、皮下组织、斜方肌腱膜、棘上韧带、棘间韧带、菱形肌、上后锯肌、竖脊肌。

1. 颈部的 C_6、C_7 埋线 进针层次：皮肤→皮下组织→斜方肌腱膜→棘上韧带→棘间韧带。

（1）皮肤：较厚，有毛发，由枕大神经和枕大神经的分支支配。

（2）皮下组织：较厚，由结缔组织和脂肪组织构成，针通过该组织时阻力较小，有松软感。

（3）斜方肌腱膜：两侧斜方肌腱膜在此汇合愈着（此段摘自《针刺手法技巧与应用解剖》一书），该肌由副神经及第3、第4颈神经前支支配，是埋线针通过的组织。

（4）棘上韧带：呈细索状，较坚韧，针尖通过有阻力。

（5）棘间韧带：较薄，窄而长，进针0.5寸时进入此层次。

（6）深层结构：有第8颈神经后支，动脉供血为肩胛背动脉或颈横动脉的分支。

2. 颈项部的 T_1 埋线 进针层次：皮肤→皮下组织→斜方肌腱→菱形肌→上后锯肌→竖脊肌。

（1）皮肤、皮下组织：同 $C_{6\sim7}$ 所述同。

（2）斜方肌腱：是斜方肌起始部腱性部分，较薄，肌肉由副神经的分支支配。

（3）菱形肌：是斜方肌的深面组织，起自下位 $C_{6\sim7}$ 及上位 $T_{4\sim5}$ 胸椎的棘突，止于肩胛骨的脊柱缘。受肩胛背神经支配，该神经是臂丛锁骨上部的分支，颈椎病常压迫该神经，引起菱形肌痉挛，产生肩背痛。

（4）上后锯肌：位于菱形肌的深面，为一很薄的扁肌，受第1～4肋间神经的分支支配。

（5）竖脊肌：又称骶棘肌，属于背深层肌，位于棘突两侧的深沟内，在背肌中最为粗大，均由脊神经后支支配。

二、"臂六针"的埋线操作细节

1. C_6、C_7 埋线 C_6、C_7 埋线在 $C_{6\sim7}$ 棘突上缘旁开1寸处，采取直刺进针2～3cm，

斜刺向椎体方向以 60°～70° 进针 2.5～3.5cm 深。超过 4.5cm 有危险性。

2. T_1 埋线 采用平透刺埋线较宜，一般是捏起皮肉，在脊柱中间直刺 1cm，再转换针的角度为 35° 向两侧平刺埋线，埋线深度为 2～3cm 较宜。埋线深度不可过深，不超过 3cm，否则会有危险。

三、"臂六针"治疗的范围

1. 颈椎间盘脱出症。

2. 神经根型颈椎病。

3. 肩周炎。

4. 网球肘。

5. 臂丛神经、正中神经、桡神经、尺神经损伤引起的上臂、手臂、手指麻木疼痛不适等。

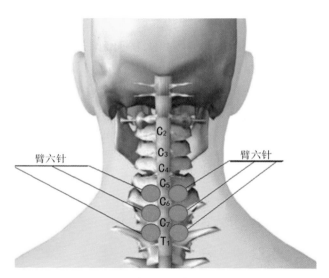

◆ 图 6-7 "臂六针"位置定位解剖图示

第八节 "胃六针"的位置定位及埋线操作细节

一、"胃六针"位置定位及进针层次（图 6-8 ）

"胃六针"位置定位是在 T_6、T_8、T_9 棘突上缘，椎体中央向两侧平透刺进针埋入。埋线进针通过的组织：皮肤、皮下组织、斜方肌、菱形肌、竖脊肌。对"胃六针"的埋线，要理解它的背部肌肉层次。

1. T_6 进针层次 皮肤→皮下组织→斜方肌→菱形肌→竖脊肌。

（1）皮肤：较厚，皮肤有第 5、第 6 胸神经后支内侧皮支分支分布。

（2）皮下组织：有上述神经的分支和第 5 肋间后动脉、静脉的浅支。

（3）斜方肌：由副神经支配。

（4）菱形肌：由肩胛背神经支配。

（5）竖脊肌：由第 4、第 5 胸神经后支的肌支支配。

2. $T_{8\sim9}$ 进针层次 皮肤→皮下组织→斜方肌→背阔肌→竖脊肌。

（1）皮肤、皮下组织：同上。

（2）斜方肌：由副神经支配及颈椎 $_{3\sim4}$ 神经前支支配。

（3）背阔肌受胸背神经（第 6 ～ 8 颈神经前支）支配。

（4）竖脊肌：受第 7、第 8 胸神经后支的肌支支配。

二、"胃六针"埋线操作细节

1. 进针埋线 背部埋线都采用平透刺埋线，从脊柱中间直刺 1cm，再转换针角度 35° ～ 45° 向两边平刺埋入，进针深度 2.5 ～ 3.5cm 为宜，瘦人一般进针深度 1.5 ～ 2cm 较好。

2. 具体操作 选 T_6、T_8、T_9 棘突上中心位置，局部消毒，打好局部麻醉，选 11 号针或 12 号针及 1 号或 2 号肠线 2cm，右手持埋线针，左手捏起皮肤，对准进针点，以 35° ～ 45° 方向将线埋入 T_6、T_8、T_9 的 1、3 号穴，埋线深度 2.5 ～ 3.5cm，旋转针柄 90°，向上微提，将针芯注入，快速拔针，棉签压住针眼，少出点血，做好局部消毒，贴好创可贴，保护针眼 24 小时。

3. 埋线反应 埋线后 1 ～ 2 天局部有不适感，不用处理，第 3 天就好转，如有对疼痛敏感者，可用大盐热敷局部，1 ～ 2 天好转。

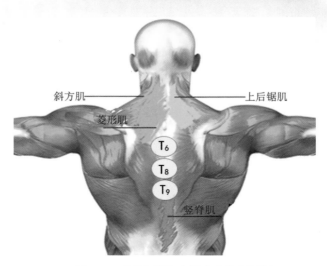

斜方肌

上后锯肌

菱形肌

T6

T8

T9

竖脊肌

◆ 图6-8 "胃六针"位置定位解剖图示

第九节　"肩三针"的位置定位及埋线操作细节

一、"肩三针"的位置定位及进针层次（图 6-9）

"肩三针"即肩髎穴、肩前穴、肱二头肌长头肌腱位置。

1. 进针层次解剖

（1）"肩三针"通过的组织：皮肤、皮下组织、三角肌、肱二头肌长头肌腱。

（2）"肩三针"埋线主要是埋入肌肉层，采用浮针埋线模式，埋在疼痛点周围，应通过三角肌、肱二头肌。

（3）肩髎穴的进针层次：皮肤→皮下组织→三角肌→三角肌下囊→冈上肌腱。肩前穴的进针层次：皮肤→皮下组织→三角肌→肱二头肌长头肌腱。

2. "肩三针"的解析

（1）肩髎穴：属于手少阳三焦经。主治：臂痛、肩重不能上举。解剖位置：在肩峰后下方、三角肌中，深部有小圆肌、大圆肌和背阔肌腱；有旋肱后动静脉分布；布有锁骨上外侧神经、腋神经、肩胛下神经。

（2）肩前穴的准确位置：在肩关节前面，腋窝的前面有个纹头，纹头上 1 寸的地方。治疗上肢瘫痪、肩关节周围炎、臂不能举、肩臂内侧痛等。在三角肌中，穴区浅层有锁骨上神经外侧支分布；深层有腋神经、肌皮神经和胸肩峰动脉分布。

（3）肱二头肌长头肌腱：在结节间沟内小结节处易受到明显磨损和挤压，此处容易发生病损，也是肩周炎易形成的原因。

二、"肩三针"的埋线操作细节

1. 埋线操作　选肩髎、肩前、肱二头肌长头肌腱处位置，局部消毒，打好局部麻醉，选 9 号针及 2-0 号肠线 2cm，右手持埋线针，左手捏起皮肤，对准进针点，以 30°～45°方向将线埋入肩髎、肩前、肱二头肌长头肌腱处疼痛点周围，深 2cm，旋转针柄 90°，向上微提，将针芯注入，快速拔针，棉签压住针眼，少出点血，做好局部消毒，贴好创可贴，保护针眼 24 小时。

2. 埋线反应　埋线后 1～2 天局部有不适感，不用处理，第 3 天就会好转，如有对疼痛敏感者，用大盐热敷局部，1～2 天可好转。

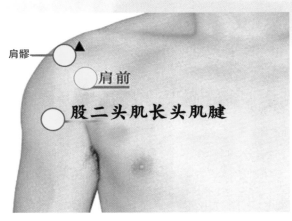

肩髎

肩前

股二头肌长头肌腱

◆ 图6-9　"肩三针"位置定位解剖图示

第十节 "膝三针"的位置定位及埋线操作细节

一、"膝三针"的位置定位及进针层次（图 6-10）

"膝三针"首先是 L_3 的埋线，选在 L_3 的棘突下旁开 1 寸的位置直刺埋入。环跳穴和秩边穴选好位置后用斜刺埋线。

1. L_3 进针层次 皮肤→皮下组织→棘上韧带→棘间韧带→胸腰筋膜浅层→竖脊肌。

（1）皮肤：较厚，移动性小，该区皮肤有第 3、第 4 腰神经后支的皮支分布。

（2）皮下组织：由疏松结缔组织构成，脂肪含量相对较多，其内分布有上述神经的分支及其伴行浅动静脉支。

（3）胸腰筋膜浅层：较致密，厚且坚韧，覆于竖脊肌表面，向下附于髂嵴，内侧附于腰椎棘突和棘上韧带，针尖穿过时有突破感。

（4）竖脊肌：该部竖脊肌主要接受第 3、第 4 腰神经后支的肌支支配。

2. 秩边穴 进针层次：皮肤→皮下组织→臀大肌→梨状肌下缘。

（1）皮肤：较厚，富有皮脂腺和汗腺。有臀中皮神经分支支配。

（2）皮下组织：较发达，有许多纤维束连接皮肤与深筋膜，充满较厚的皮下脂肪。分布有臀中皮神经分支和浅血管。

（3）臀大肌：肥厚，主要受臀下神经支配。

（4）梨状肌下缘：紧邻梨状肌下孔，下孔内由外侧至内侧依次有坐骨神经、股后皮神经、臀下皮神经、臀下动静脉、阴部内动静脉及阴部神经等结构穿出。正当本穴深部有坐骨神经和股后皮神经通过，直刺进针 2～3 寸时可能刺中该神经。

3. 环跳穴 在股外侧部，侧卧屈髋，当股骨大转子最凸点与骶管裂孔连线的中 1/3 与外 1/3 交点处。进针层次：皮肤→皮下组织→臀大肌→坐骨神经→股方肌、闭孔内肌、下孖肌。（摘自《针刺手法技巧与应用解剖》书中）

（1）皮肤：基本同秩边穴。由臀上皮神经支配，其神经纤维主要来自第 2 腰神经后支。

（2）皮下组织：较厚，分布有上述神经末梢。

（3）臀大肌：臀大肌同上。该肌由臀下神经支配，其神经纤维来自第 5 腰神经和第 1 骶神经前支。

（4）坐骨神经：为全身最粗大的神经，由第 4、第 5 腰神经和第 1～3 骶神经的前支纤维构成。从梨状肌下孔出骨盆至臀大肌深面，经坐骨结节与大转子之间中点稍内侧处下降入股后区，临床上常以此处作为坐骨神经压痛点的检查部位。

二、"膝三针"埋线操作细节

1. 环跳穴、秩边穴埋线　坐骨神经在环跳穴的深面，若向生殖器方向刺入 6cm 以上，可刺中该神经。向髋关节方向刺深 6～8cm，可刺中该关节支，酸胀向髋关节放射。埋线治疗膝关节病中应用"膝三针"埋线，环跳穴可向外侧斜刺进针 3～4cm 即可，不可埋入太深。埋线秩边穴时向内斜刺 2～3cm 即可。

2. L_3 埋线　比较安全，一般采用直刺进针，角度以 70°～80° 向椎体方向埋入，深度 3～5cm。瘦人埋线深度 2～3cm，胖人可埋入 4～6cm。

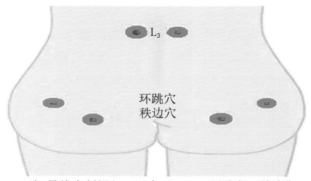

L_3选1号线直刺埋入，深度3～5cm，环跳穴、秩边穴
选2-0号线直刺埋线，深度不要超过3cm

◆ 图 6-10 "膝三针"位置定位解剖图示

第十一节 "肠三针"的位置定位及埋线操作细节

一、"肠三针"位置定位及进针层次（图6-11）

"肠三针"是 T_{12}、中脘穴、天枢穴。T_{12} 处埋线，主要是从 T_{12} 棘突上缘椎体中间向两侧透刺埋线 2～3cm；中脘穴直刺埋入，天枢穴在腹部中，要捏起皮肤，进针 3～4cm，将线体埋入肌肉层。

1. T_{12} 进针层次 皮肤→皮下组织→背阔肌→下后锯肌→竖脊肌。

（1）皮肤：较厚，移动性小，该区皮肤有第 11 胸神经、第 12 胸神经后支的皮支分布。

（2）皮下组织：由疏松结缔组织构成，脂肪含量相对较多，其内分布有上述神经的分支及其伴行浅动静脉支。

（3）背阔肌：该肌腱膜与浅面的腰背部深筋膜、其深面的下后锯肌腱膜，共同形成胸腰筋膜浅层，该处甚为发达，也易受劳损而引起腰腿痛。接受胸背神经和相应腰神经后支支配。

（4）下后锯肌：位于背阔肌中部的深面，借腱膜起自下位两个胸椎棘突及上位两个腰椎棘突，肌纤维向外上方止于第 9 至第 12 肋外面，接受第 9 至第 12 肋间神经支配。

（5）竖脊肌：此段竖脊肌主要接受第 11 胸神经和第 12 胸神经后支的肌支支配。

2. 中脘穴

（1）埋线进针层次：皮肤→皮下组织→深筋膜→腹白线→腹横筋膜→腹膜外组织→壁腹膜。

（2）埋线操作细节：捏起皮肤，埋线直刺进针 3～5cm，深度 2.5～3.5cm。瘦人埋线 1.5～2.5cm，胖人埋线 3～4cm。

3. 天枢穴

（1）埋线进针层次：皮肤→皮下组织→深筋膜→腹白线→腹横筋膜→腹膜外组织→壁腹膜。

（2）埋线操作细节：因天枢穴位于腹部中部，脂肪较多，埋线时捏起皮肤，直刺埋入 4～6cm，深度 4～5cm，瘦人埋线 2～2.5cm，胖人埋线 5～6cm。

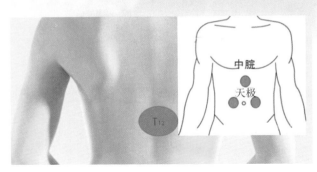

◆ 图 6-11 "肠三针"位置定位解剖图示

二、"肠三针"埋线操作细节

1. T_{12} 埋线　采用斜刺、透刺埋线较宜。斜刺：一般是捏起皮肉，在脊柱中间直刺 1cm，再转换针的角度以 35°～ 45° 向两侧平刺埋线，进针 3cm，深度 2cm。斜刺深度瘦人一般不超过 3cm，安全埋线深度掌握在 1 ～ 2cm 较好；胖人一般不超过 4cm，安全埋线深度在 2.5 ～ 3.5cm，正常人埋线深度在 2 ～ 3cm 为宜。

2. 中脘穴、天枢穴埋线　可以按 T_{12} 埋线方式进行埋线操作。

第十二节 "面三针"的位置定位及埋线操作细节

一、"面三针"的位置定位及进针层次（图6-12）

"面三针"即是颊地穴（颊车穴与地仓穴连线的中点，为病根穴埋线特殊穴位）、翳风穴、下关穴。①颊地穴：陆氏埋线用穴，即颊车穴与地仓穴连线的中点作为进针点，向颊车穴和地仓穴各埋入一根肠线；②翳风穴：定位在耳垂后方，乳突与下颌角之间凹陷处；③下关穴：定位在面部耳前方，颧弓与下颌切迹所形成的凹陷处。

1. 颊地穴的埋线进针层次 颊车穴在面颊部，下颌角前上方约一横指（中指），当咀嚼时咬肌隆起，按之凹陷处。埋线进针层次：皮肤→皮下组织→咬肌→下颌支骨面。

（1）皮肤：此处皮肤较薄，较固定，由耳大神经的分支支配。耳大神经是颈丛中最大的皮支，由第2、第3颈神经前支的纤维组成。

（2）皮下组织：由脂肪组织构成，内有耳大神经和面神经下缘支的分支。

（3）咬肌：属于咀嚼肌，表面覆盖有咬肌筋膜，此处正当咬肌肌腹隆起处，该肌由下颌神经的分支咬肌神经支配。

（4）下颌支骨面：此处为下颌支外面，即咬肌止点咬肌粗隆处。

2. 地仓穴（为颊地穴的一部分） 在面部，口角外侧，上直对瞳孔。埋线进针层次：皮肤→皮下组织→口轮匝肌→颊肌→颊黏膜。

（1）皮肤：此处皮肤有一纵行的皱纹，即鼻旁沟的下端，由颊神经和眶下神经支配，颊神经是下颌神经的分支，分布于颊部皮肤、颊黏膜和上颌牙齿。眶下神经是上颌神经的终末支，分布于下睑、鼻背外侧及上唇皮肤。

（2）皮下组织：此处脂肪组织较少，内有上述神经和面动静脉主干经过。

（3）口轮匝肌：属于表情肌，位于口裂周围皮下，为椭圆形的轮匝肌，收缩时可使口裂紧闭，并可做努嘴、吹口哨等动作，受面神经颊支和下颌缘支支配。

（4）颊肌：属于表情肌，位于面颊的深部，被颧肌、笑肌和口轮匝肌遮盖，能做吸

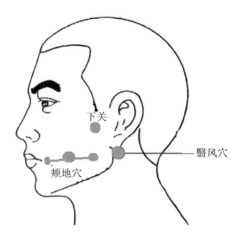

◆ 图6-12 "面三针"位置定位解剖图示

吮、吹奏动作，受面神经颊支支配。

（5）颊黏膜：颊肌的内面为颊黏膜，属于口腔黏膜的一部分，由下颌神经的颊神经支配。

3. 翳风穴的埋线进针层次 进针层次：皮肤→皮下组织→腮腺。

（1）皮肤：该处皮肤较薄，较固定，由耳大神经支配，耳大神经是颈丛的皮支，由第2、第3颈神经前支组成，分布于耳郭及其附近皮肤，并与面神经的耳后支和枕小神经的分支有交叉分布。

（2）皮下组织：脂肪组织较少，皮下组织较薄，耳大神经主干经过，埋线时不可刺入太深，若刺中，可向耳部传入。

4. 下关穴的埋线进针层次 进针层次：皮肤→皮下组织→腮腺→咬肌→颞肌止点后方及下颌切迹→上颌动静脉→翼外肌。

（1）皮肤：该处皮肤较薄，有弹性，移动性小，由耳颞神经的分支支配，该神经是三叉神经的第3支下颌神经的分支。

（2）皮下组织：内有上述皮神经和面神经的颧支以及面横动静脉。面横动脉是颞浅动脉的分支，向前穿腮腺而过，横过咬肌表面，其主干正当穴区；面横静脉是下颌后静脉的属支。

（3）腮腺：针穿过腮腺的前上方，在腮腺实质内有面神经丛、耳颞神经、颞浅动脉、颞浅静脉以及上颌动脉、上颌静脉等穿过。

（4）咬肌：属于咀嚼肌，位于下颌支外面皮下，受下颌神经的咬肌神经支配。针主要从咬肌的后上方部穿过。

（5）颞肌止点后方及下颌切迹：颞肌也属于咀嚼肌，起自颞窝骨面，向前下止于下颌支的冠突，由下颌神经的分支颞深神经支配。

（6）上颌动静脉：此组血管位置较深，正当穴区。

（7）翼外肌：属于咀嚼肌，位于颞下窝内，由下颌神经的翼外肌神经支配。

二、埋线操作细节

1. 颊地穴、颊扇穴埋线 治疗面瘫的埋线主要采用斜刺平刺进针方式，颊地穴是从颊车与地仓穴连线的中点埋线，埋线进针时捏起皮肤，向颊车和地仓各埋入一针，深度2～2.5cm为宜。颊扇穴是从颊车穴后0.5寸处向颊车穴中间埋入一针，深度2～2.5cm，再向颊车穴的上方或下方各埋入两针，平刺埋入，深度2cm。

2. 翳风穴埋线 翳风穴针灸一般是直刺方法，埋线治疗面瘫是安全平透刺进针，从耳垂后方向前方进针2.5cm左右，深度2cm。

3. 下关穴埋线 治疗面瘫埋线时，下关穴应向下埋入，选2-0号线1cm，角度为55°～65°，针尖略向下刺入深1.5～2.5cm，有闪电样感觉传至下颌和舌尖，效果最好。

第十三节 "头三针"的位置定位及埋线操作细节

一、"头三针"的位置定位及进针层次（图6-13）

（一）"头三针"的位置定位

"头三针"即 C_3、三阳络穴、颊扇穴。

1. C_3 在 C_3 棘突上位置，脊柱中心线旁开1寸位置埋线。

2. 三阳络穴 在前臂背侧，手背腕横纹上4寸，尺骨与桡骨之间。在指总伸肌与拇长展肌（解剖位置可查）起端之间；有前臂骨间背侧动静脉；布有前臂背侧皮神经，深层为前臂骨间背侧神经。取法：半屈肘俯掌，手背腕横纹上4寸，尺骨与桡骨之间取穴。

3. 颊扇穴 此穴属于陆氏埋线用穴，在颊车穴后方进针，向颊车穴平刺一针，向颊车穴的上方和下方各平刺一针，呈扇形排列，称为"颊扇穴"。

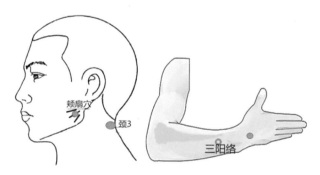

◆ 图6-13 "头三针"位置定位图示

（二）"头三针"进针层次

1. 颈椎"头颈穴"埋线 C_3 的进针层次：皮肤→皮下组织→斜方肌→头夹肌→头半棘肌。

（1）皮肤：较厚，有毛发，由枕大神经和第3枕神经的分支支配，枕大神经为第2颈神经的后支，分布于枕部皮肤；第3枕神经是第3颈神经的后支，分布于项区上部皮肤。

（2）皮下组织：较厚，主要由疏松的结缔组织和脂肪组织构成，内有上述皮神经和皮下静脉。

（3）斜方肌：针在左、右斜方肌之间通过。

（4）头夹肌：位于斜方肌和胸锁乳突肌的深面，由第2至第5颈神经后支的外侧支支配。针刺时通过该肌的外上部。

（5）头半棘肌：位于头夹肌的深面，由颈神经后支支配，针刺通过该肌的外侧较厚部位。

2."颊扇穴" 此穴在颊车穴［颊车穴：在面颊部，下颌角前上方约一横指（中指），当咀嚼时咬肌隆起，按之凹陷处］上平刺埋线三个位置，呈扇形排列。进针层次：皮肤→皮下组织→咬肌→下颌支骨面。

（1）皮肤：此处皮肤较薄，较固定，由耳大神经的分支支配。耳大神经是颈丛中最大的皮支，由第2、第3颈神经前支的纤维组成。

（2）皮下组织：由脂肪组织构成，内有耳大神经和面神经下缘支的分支。

（3）咬肌：属于咀嚼肌，表面覆盖有咬肌筋膜，此处正当咬肌肌腹隆起处，该肌由下颌神经的分支咬肌神经支配。

（4）下颌支骨面：此处为下颌支外面，即咬肌止点咬肌粗隆处。

3.三阳络穴 进针层次：皮肤→皮下组织→指伸肌→拇长展肌→拇短伸肌。层次解剖：皮肤→皮下组织→指伸肌→拇长展肌→拇短伸肌→前臂骨间膜。该层次分布有前臂背侧皮神经，前臂内侧皮神经，深层为前臂骨间背侧神经和骨间掌侧神经；并有前臂骨间背侧动静脉通过，此穴位的血管神经分布同会宗穴，皮肤由桡神经发出的前臂后皮神经的属支分布。针由皮肤、皮下组织穿前臂的深筋膜，入指伸肌腱，深进经拇长展肌和深面的拇短伸肌，直达前臂骨间膜，以上诸肌由桡神经深支发出的肌支支配。

二、埋线操作细节

1.C_3埋线 埋线一般以 70°～80° 方向向椎体方向直刺进针，埋线深度为 2～3cm，最深不要超过 3cm。

2.颊扇穴埋线 在颊车穴后 0.5 寸进针，捏起皮肤，平透刺埋线，再向上方和下方各埋入一根肠线，呈扇形排列。

3.三阳络穴埋线 埋线针对准穴位，角度为 65°～75°，先穿过皮肤，找准尺骨与桡骨之间缝隙，再缓慢进针，进针深度 2cm，有针感时注线退针，此穴不可埋入过深，以免伤及神经。

第十四节 "妇六针"的位置定位及埋线操作细节

一、"妇六针"的位置定位及进针层次（图6-14）

"妇六针"即 T_{10}、T_{11}、T_{12} 椎体的1、3号穴。

一般选 T_{10}、T_{11}、T_{12} 椎体棘突上位置进针：在 T_{10}、T_{11}、T_{12} 椎体棘突上位于脊柱中心线旁开1寸位置进针，向椎体的1、3号穴各埋入一根肠线，平透刺埋线进针。

1. T_{10}　主要是从椎体中间向两侧透刺埋线。进针层次：皮肤→皮下组织→斜方肌→背阔肌→竖脊肌。

（1）皮肤：较厚，移动性小，该区皮肤有第12胸神经、第1腰神经后支的皮支分布。

（2）皮下组织：由疏松结缔组织构成，脂肪含量相对较多，其内分布有上述神经的分支及其伴行浅动静脉支。

（3）斜方肌：位于项、背部浅层的三角形阔肌，左右两肌汇合呈斜方形，由副神经及第3、第4颈神经前支支配，针直刺0.5寸即进入此层。

（4）背阔肌：该肌腱膜与浅面的腰背部深筋膜、其深面的下后锯肌腱膜，共同形成胸腰筋膜浅层，该处甚为发达，也易受劳损而引起腰腿痛。接受胸背神经和相应腰神经后支支配。

（5）竖脊肌：此段竖脊肌主要接受第12胸神经和第1腰神经后支的肌支支配。

2. T_{11}、T_{12}　主要是从椎体中间向两侧透刺埋线。进针层次：皮肤→皮下组织→背阔肌→下后锯肌→竖脊肌。

（1）皮肤：较厚，移动性小，该区皮肤有第10、第11胸神经、第12胸神经后支的皮支分布。

（2）皮下组织：由疏松结缔组织构成，脂肪含量相对较多，其内分布有上述神经的分支及其伴行浅动静脉支。

（3）背阔肌：该肌腱膜与浅面的腰背部深筋膜、其深面的下后锯肌腱膜，共同形成胸腰筋膜浅层，该处甚为发达，也易受劳损而引起腰腿痛。接受胸背神经和相应腰神经后支支配。

（4）下后锯肌：位于背阔肌中部的深面，借腱膜起自下位两个胸椎棘突及上位两个腰椎棘突，肌纤维向外上方止于第9至第12肋外面，接受第9至第12肋间神经支配。

（5）竖脊肌：此段竖脊肌主要接受第10、第11胸神经和第12胸神经后支的肌支支配。

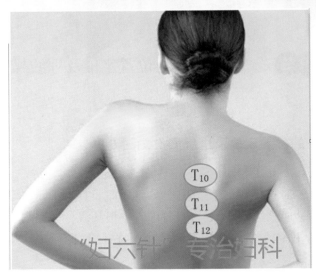

◆ 图6-14 "妇六针"位置定位图示

二、"妇六针"的埋线操作细节

1. T_{10} 埋线 采用透刺埋线较宜。平透刺埋线：捏起皮肉，在脊柱中间直刺 1cm，再转换针的角度以 35° 向两侧平刺埋线，进针 45° 以上危险性加大，一般掌握在进针 35° 为宜，进针 3 ～ 4cm。瘦人一般不超过 2.5cm，安全埋线深度掌握在 1 ～ 2cm 较好；胖人一般不超过 4cm，安全埋线深度在 2.5 ～ 3.5cm；正常人埋线深度在 2 ～ 3cm 为宜。平透刺埋线向中间埋线时掌握在深度 1.5 ～ 2cm，不可直刺埋线深度过深，不超过 2.5cm，否则会有危险。

2. T_{11}、T_{12} 埋线 采用平透刺埋线较宜。平透刺埋线：捏起皮肉，在脊柱中间直刺 1cm，再转换针的角度以 35° 向两侧平刺埋线，进针 45° 以上危险性加大，一般掌握在进针 35° 为宜，进针 3 ～ 4cm。瘦人一般不超过 2.5cm，安全埋线深度掌握在 1 ～ 2cm 较好；胖人一般不超过 4cm，安全埋线深度在 2.5 ～ 3.5cm；正常人埋线深度在 2 ～ 3cm 为宜。

第十五节　"股三针"的位置定位及埋线操作细节

一、"股三针"的位置定位及进针层次（图6-15）

"股三针"即 T_{12}、L_1、L_2 椎体的1、3号穴；"股三针"埋线在脊柱中心线旁开1寸位置进针，向 T_{12}、L_1、L_2 椎体的1、3号穴各埋入一针，平透刺埋入。

1. T_{12}　主要是从椎体中间向两侧透刺埋线。进针层次：皮肤→皮下组织→背阔肌→下后锯肌→竖脊肌。

（1）皮肤：较厚，移动性小，该区皮肤有第11胸神经、第12胸神经后支的皮支分布。

（2）皮下组织：由疏松结缔组织构成，脂肪含量相对较多，其内分布有上述神经的分支及其伴行浅动静脉支。

（3）背阔肌：该肌腱膜与浅面的腰背部深筋膜、其深面的下后锯肌腱膜，共同形成胸腰筋膜浅层，该处甚为发达，也易受劳损而引起腰腿痛。接受胸背神经和相应腰神经后支支配。

（4）下后锯肌：位于背阔肌中部的深面，借腱膜起自下位两个胸椎棘突及上位两个腰椎棘突，肌纤维向外上方止于第9至第12肋外面，接受第9至第12肋间神经支配。

（5）竖脊肌：此段竖脊肌主要接受第11胸神经和第12胸神经后支的肌支支配。

2. L_1、L_2　进针层次：皮肤→皮下组织→胸腰筋膜浅层→竖脊肌。

（1）皮肤：有 T_{12}，第1、第2腰神经后支的内侧皮支分布。

（2）皮下组织：有疏松的结缔组织构成，脂肪含量相对多，有上述神经的分支及其伴行浅动静脉支。

（3）胸腰筋膜浅层：较致密，厚且坚韧，覆于竖脊肌表面，下面附于髂嵴，内侧附于腰椎棘突和棘上韧带。针尖刺穿有突破感。

（4）竖脊肌：该部竖脊肌主要受 T_{12}，第1、第2腰神经后支的肌支支配。

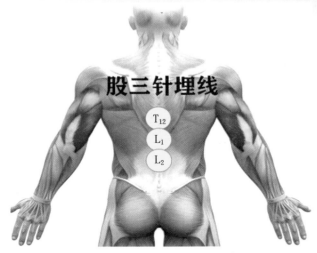

◈ 图 6-15 "股三针"位置定位图示

二、"股三针"的进针层次和埋线操作细节

1. **T$_{12}$埋线** T$_{12}$埋线采用透刺埋线较宜。透刺：捏起皮肉，在脊柱中间直刺 1cm，再转换针的角度以 35° 角向两侧平透刺埋线，进针角度以 45° 以上危险性加大，一般掌握在进针角度为 35° 为宜，进针 3～4cm。

2. **L$_1$、L$_2$埋线** 腰椎埋线可以直刺，也可采用斜刺、平刺埋线，是比较安全的。直刺，角度以 70°～85° 的方向向椎体方向埋入，进针 3～5cm，深度 3～4cm。斜刺：针尖斜向内侧 70° 的方向进针 4～6cm，深度 3～5cm。平刺：针尖向上方平刺，进针 4～6cm，深度 2～3cm。

第十六节 "癫三针"的位置定位及埋线操作细节

一、"癫三针"的位置定位及进针层次（图6-16）

"癫三针"即是C_2、腰奇穴、癫痫穴。

C_2：是在C_2的棘突上位置埋线，在脊柱的中心线旁开1寸作为进针点，直刺或角度以70°～80°的方向斜刺进针埋线；腰奇穴：在骶部，尾骨端直上2寸，骶角之间凹陷中，横刺，向上沿皮刺3～5cm。或埋线时从腰奇穴两侧向中间平透刺埋线；癫痫穴：位于T_{12}与L_1椎体之间的凹陷中。横刺，向上沿皮刺3～5cm。或埋线时从癫痫穴两侧向中间平透刺。

1.C_2 选C_2棘突上位置，颈部的进针层次：皮肤→皮下组织→斜方肌→头夹肌→头半棘肌。

（1）皮肤：较厚，有毛发，由枕大神经和第3枕神经的分支支配，枕大神经为第2颈神经的后支，分布于枕部皮肤；第3枕神经是第3颈神经的后支，分布于项区上部皮肤。

（2）皮下组织：较厚，主要由疏松的结缔组织和脂肪组织构成，内有上述皮神经和皮下静脉。

（3）斜方肌：针在左、右斜方肌之间通过。

（4）头夹肌：位于斜方肌和胸锁乳突肌的深面，由第2至第5颈神经后支的外侧支支配。针刺时通过该肌的外上部。

（5）头半棘肌：位于头夹肌的深面，由颈神经后支支配，针刺通过该肌的外侧较厚部位。

2.腰奇穴 进针层次：皮肤→皮下组织→棘上韧带（骶尾后浅韧带）。

（1）皮肤：较厚，穴区皮肤由臀中皮神经分布，管理其感觉。

（2）皮下组织：较致密，内分布有臀中皮神经分支及伴行浅血管。

（3）骶尾后浅韧带：为棘上韧带的延续部，自骶管裂孔的边缘，沿尾骨的后面下降。此韧带经过骶管裂孔的上方，几乎完全封闭该孔，有第5对骶神经及尾神经从此韧带穿出。针刺时可能刺中此两神经。针刺深刺时针尖可进入骶管裂孔，该孔矢状径为5mm，有第5骶神经及尾神经干穿出。针尖刺入此孔无特殊危险，因为硬脊膜及蛛网膜此时仅包绕于终丝周围。

3.癫痫穴 进针层次：皮肤→皮下组织→棘上韧带→棘间韧带。

（1）皮肤：较厚，穴区皮肤由第12胸神经、第1腰神经后支的皮支分布。

（2）皮下组织：较为致密，脂肪含量较少，其内有上述神经的分支和第1腰动静脉的浅支分布。

（3）棘上韧带：此部韧带坚韧且较宽而肥厚，血管和神经分支较少。

（4）棘间韧带：此部韧带宽而厚，呈四方形，较坚韧，前方与黄韧带愈合。

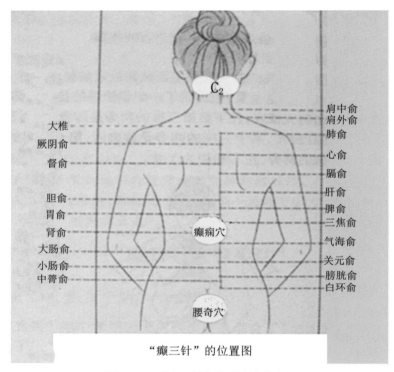

"癫三针"的位置图

◆ 图6-16 "癫三针"位置定位解剖图示

二、"癫三针"的埋线操作细节

1. C_2埋线 直刺埋线一般以70°～80°的方向向椎体方向进针，埋线深度2～3cm，最深不要超过4cm。

2. 腰奇穴埋线 埋线时可采用横刺埋线，即从穴位上方进针0.5cm，角度以15°～25°向上平刺3～5cm。或从穴位中间两侧向中心平透刺埋线，进针3～4cm，深度2cm。

3. 癫痫穴埋线 针从穴位的中间两侧向中心埋入，角度以35°～45°进针3～4cm，深度2cm。

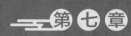

第七章

埋线常用腧穴

经络的概念：经络是经脉和络脉的总称，是指人体运行气血，联络脏腑，沟通内、外，贯通上、下的径路。经脉贯通上、下，沟通内、外，是经络系统中的主干。络脉有网络的意思，是经脉的分支，较经脉细小，纵横交错，遍布全身。

经脉包括十二经脉和奇经八脉，以及附属于十二经脉的十二经别、经筋、皮部。络脉有十五络、浮络、孙络等。

一、尺泽

定位：肘横纹中，肱二头肌腱桡侧凹陷处。

仰掌，微屈肘，在肘横纹中可摸到肱二头肌腱，其桡侧凹陷处为穴。

作用：清肺降气，和肠舒筋。

主治：咳嗽，气喘，咯血，潮热，咽喉肿痛，胸部胀满，小儿惊风，吐泻，肘臂挛痛。

操作：埋线直刺 0.5 ～ 0.8 寸。

二、合谷

定位：手背第 1、第 2 掌骨之间，约平第 2 掌骨中点处。

将对侧拇指指关节横纹放在拇、示指之间的指蹼缘上，屈指拇指尖处为穴。

作用：祛风解表，清热通络。

主治：头痛，齿痛，目赤肿痛，咽喉肿痛，失音，口眼歪斜，鼻衄，牙关紧闭，耳鸣耳聋，痄腮，疔疮，上肢瘫痪，腹痛，发热恶寒，无汗，多汗，小儿惊风，经闭，滞产。

操作：埋线直刺 0.5 ～ 0.8 寸。孕妇慎针。

三、列缺

定位：桡骨茎突上方，腕横纹上 1.5 寸，肱桡肌与拇长展肌腱之间。

两手虎口垂直交叉，一手示指按在另一手桡骨茎突上，指尖下凹陷为穴。

作用：祛风宣肺，通络止痛。

主治：咳嗽，气喘，咽喉痛，半身不遂，口眼歪斜，偏头痛，颈项强痛，牙痛。

操作：埋线向上斜刺 0.5 ～ 0.6 寸。

四、阳陵泉

定位：腓骨头前下方凹陷处。

作用：疏肝利胆，舒筋活络。

主治：胁痛，口苦，呕吐，偏瘫，下肢痿痹，脚气，黄疸，小儿惊风。

配穴：胁痛、口苦、呕吐、黄疸配太冲、期门；小儿惊风配四关、水沟；下肢痿痹配风市、悬钟。

操作：埋线直刺 1 ～ 1.2 寸。

五、环跳

定位：侧卧屈股，股骨大转子高点与骶管裂孔连线的外 1/3 与中 1/3 交界处。

作用：疏经活络，壮腰健腿。

主治：腰胯疼痛，半身不遂，下肢痿痹，腰腿痛。

配穴：下肢痿痹配阳陵泉、丰隆、解溪；腰腿痛配肾俞、大肠俞、委中。

操作：埋线直刺 2～3 寸。

六、太冲

定位：在足背侧，第 1 跖骨间隙的后方凹陷处。

作用：调气理血，平肝息风。

主治：中风、癫狂、小儿惊风、头痛、眩晕、耳鸣、目赤肿痛、口歪等肝经病症；月经不调等妇科病症；黄疸、胁痛等肝胃病症。

配穴：配合谷称为四关穴，可治疗头痛，目眩，小儿惊风，高血压。

操作：埋线斜刺 0.5～0.8 寸，可灸。

七、腰阳关

定位：在腰部后正中线上，第 4 腰椎棘突下凹陷中，约与髂嵴相平。

作用：补肾壮腰。

主治：月经不调，遗精，阳痿，腰骶痛，下肢痿痹。

操作：埋线向上斜刺 0.5～1 寸或平刺进针 1 寸。多用灸法。

八、大椎

定位：在项部，后正中线上，第 7 颈椎棘突下凹陷中。

作用：祛风清热，宣肺定喘。

主治：热病，疟疾，咳嗽，气喘，骨蒸盗汗，癫痫，头痛项强，腰背痛，腰脊强痛，风疹。

操作：埋线向上斜刺 0.5～1 寸，或直刺 0.5～0.8 寸。

九、百会

定位：在头部，前发际正中直上 5 寸，或两耳尖连线的中点处。

作用：升阳固脱，开窍宁神，清热息风。

主治：①头面部疾病，包括眩晕头痛、头胀、神经性头痛、高血压、梅尼埃病、脑供血不足。②脏气下陷，包括脱肛、阴挺、泄泻、疝气、胃下垂、子宫下垂。

操作：正坐或卧位取穴。埋线平刺 0.5～0.6 寸，局部酸胀，可灸。

十、关元

定位：在下腹部，前正中线上，脐中下 3 寸。

作用：培补元气，益肾调经。

主治：遗尿，尿频，尿闭，泄泻，腹痛，遗精，阳痿，疝气，月经不调，带下，不孕，中风脱证，虚劳羸瘦。

操作：埋线直刺 1 ～ 1.5 寸。孕妇慎针灸。

十一、气海

定位：在下腹部，前正中线上，脐中下 1.5 寸。

作用：益气升阳，补肾调经。

主治：腹痛，泄泻，便秘，痢疾，遗尿，疝气，遗精，阳痿，月经不调，经闭，崩漏，虚脱，虚劳羸瘦。

操作：埋线直刺 1 ～ 1.5 寸。多用灸法，孕妇慎针灸。

十二、四神聪

定位：正坐位。在头顶部，百会前后左右各 1 寸处，共 4 个穴位。

作用：镇定安神，醒脑，明目。

主治：头脑神志病，头晕、失眠、癫痫、记忆力下降等。

操作：埋线平刺 0.5 ～ 0.6 寸。

十三、悬钟

定位：在小腿外侧，外踝尖上 3 寸，腓骨前缘。

作用：祛风活络，清热滋髓。

主治：项强，胸胁胀痛，偏瘫，下肢痿痹，咽喉肿痛，脚气，痔疮。配穴：下肢痿痹配风市、足三里；咽喉肿痛配太冲。

操作：埋线直刺 0.8 ～ 1 寸。

十四、夹脊穴

定位：俯伏或伏卧位。在背腰部，第 1 胸椎至第 5 腰椎棘突下两侧，后正中线旁开 0.5 寸，一侧 17 个穴位。

作用：调节脏腑，舒筋活络。

主治：① $T_{1\sim5}$ 夹脊穴可治疗心肺、胸以及上肢疾病；② $T_{6\sim12}$ 夹脊穴可治疗胃肠、脾、肝、胆疾病；③ $L_{1\sim5}$ 夹脊穴可治疗腰、骶、小腹及下肢疾病。

操作：稍向内斜刺 0.5 ～ 0.8 寸，待有麻胀感即停止进针，严格掌握进针的角度和深度，防止损伤内脏或引起气胸。

十五、风池

定位：胸锁乳突肌与斜方肌之间的凹陷中，平风府穴（后发际正中直上 1 寸）。

作用：祛风解表，明目聪耳。

主治：头痛，眩晕，目赤肿痛，鼻渊，衄血，耳鸣耳聋，颈项强痛，感冒，癫痫，中风，热病，疟疾，瘿气。

操作：向鼻尖埋线斜刺 0.8 ～ 1 寸，或平刺透风府穴。

十六、阳白

定位：目正视，瞳孔直上，眉上 1 寸。

作用：祛风明目。

主治：头痛，目眩，目痛，视物模糊，眼睑下垂。

配穴：头痛配风池；目赤肿痛配太阳。

操作：提捏进针，向下埋线平刺 0.3 ～ 0.5 寸。

十七、翳风

定位：耳垂后方，乳突与下颌角之间的凹陷处。

作用：祛风泻热，通窍聪耳。

主治：耳鸣，耳聋，口眼歪斜，牙关紧闭，齿痛，颊肿，瘰疬。

操作：直刺 0.5 ～ 1 寸或向前方平刺 1 寸。

十八、支沟

定位：腕背横纹上 3 寸，桡骨与尺骨之间。

作用：疏风利窍，泻火通便。

主治：耳鸣，耳聋，暴喑，瘰疬，胁肋痛，便秘，热病。

配穴：耳鸣、耳聋配翳风；便秘配照海（《玉龙赋》）；胸胁痛配章门、外关（《针灸大成》）。

操作：埋线直刺 0.5 ～ 0.8 寸。

十九、外关

定位：腕背横纹上 2 寸，桡骨与尺骨之间。

作用：疏风清热，理气通络。

主治：热病；头痛目赤、耳鸣耳聋；胁肋痛；上肢痿痹不遂。

配穴：配大椎、曲池治疗热病；配曲池、肩髃治疗上肢痿痹；配后溪治疗头痛、颈项胀痛。

操作：埋线直刺 0.6 寸。

二十、内关

定位：腕横纹上 2 寸。掌长肌腱与桡侧腕屈肌腱之间。

作用：宁心安神，镇静止痛，理气和中。

主治：①心血管系统疾病：心痛、心悸；②神经精神系统病证：癫痫、失眠、眩晕、偏头痛；③消化系统病证：胃痛、呕吐、呃逆；④胸部病证：胸闷、胸痛；⑤可用于急救。

操作：埋线直刺 0.6 寸。

二十一、照海

定位：内踝尖下方凹陷中。

作用：补肾滋阴，利咽宁神。

主治：痫证，失眠，小便不利，小便频数，咽喉干痛，目赤肿痛，月经不调，痛经，带下。

操作：埋线直刺 0.5 寸。

二十二、承山

定位：小腿后面正中，委中与昆仑之间，伸直小腿或足跟上提时，腓肠肌肌腹下出现尖角凹陷处。

委中与跟腱（平外踝尖）连线中点或在足跟上提时腓肠肌人字沟的顶点。

作用：和肠疗痔，舒经活络。

主治：腰背痛，小腿转筋，痔疾，便秘，腹痛，疝气。

配穴：痔疮配长强、血海；小腿抽筋拘急疼痛配委中。

操作：埋线直刺 1 ～ 1.5 寸。

二十三、委中

定位：腘横纹中央。

股二头（解剖位置可查）肌腱（外）与半腱肌腱（内）连线的中间。

作用：壮腰强膝，舒筋清热。

主治：腰痛，下肢痿痹，中风昏迷，腹痛，吐泻，小便不利，遗尿，丹毒。

操作：埋线直刺 1 寸，或用三棱针刺络放血。

二十四、颧髎

定位：目外眦直下，颧骨下缘凹陷中。

作用：祛风止痛。

主治：口眼歪斜，眼睑𬇹动，齿痛，颧肿。

操作：埋线直刺 0.3 ～ 0.5 寸，或斜刺 0.5 ～ 0.8 寸。

二十五、神门

定位：腕横纹尺侧端，尺侧腕屈肌腱桡侧凹陷中。

作用：安神定志，宁心清热。

主治：心痛，心烦，惊悸，怔忡，健忘，失眠，癫狂，痫证，胸胁痛。

操作：埋线平刺 0.2 ～ 0.5 寸。

二十六、血海

定位：髌底内侧端上 2 寸，股四头肌内侧头隆起处。取法：屈膝，医生以左手掌心置于患者右侧髌骨上缘，示指至小指向上伸直，拇指与示指呈 45° 角，拇指尖为穴。

作用：化血为气，运化脾血，补血调肝，调经理气。

主治：月经失调、痛经、皮肤瘙痒等。

操作：埋线直刺 1 ～ 1.2 寸。

二十七、阴陵泉

定位：胫骨内侧髁后下方凹陷处。取法：沿小腿内侧后缘由下往上推，至胫骨向内上弯曲之处后下方凹陷处。

作用：健脾化湿，利尿消肿。

主治：腹胀，水肿，黄疸，淋证，癃闭，遗尿，遗精，膝痛。

操作：埋线直刺 1 ～ 1.2 寸。

二十八、三阴交

定位：足内踝尖上 3 寸，胫骨内侧面后缘。

作用：健脾化湿，疏肝补肾。

主治：肠鸣，腹胀，泄泻，月经不调，崩漏，带下，阴挺，痛经，难产，遗精，阳痿，疝气，遗尿，失眠，下肢痿痹，脚气。

操作：埋线直刺 1 ～ 1.2 寸，孕妇慎针。

二十九、丰隆

定位：在小腿外侧，外踝尖上 8 寸，条口穴外，距胫骨前缘外二横指（中指）处。

作用：健脾化痰，和胃降逆。

主治：痰多，哮喘，便秘，下肢痿痹。

操作：埋线直刺进针 1 ～ 1.5 寸。

三十、承满

定位：脐中上 5 寸，前正中线旁开 2 寸。

作用：调中化滞，健脾和胃。

主治：胃痛，腹胀，食欲缺乏。

操作：埋线直刺 0.8 ～ 1 寸。

三十一、梁门

定位：脐上 4 寸，前正中线旁开 2 寸。

作用：和胃理气，健脾调中。

主治：胃痛，呕吐，食欲缺乏，腹胀，泄泻。

操作：埋线直刺 0.8 ～ 1.2 寸。

三十二、滑肉门

定位：脐上 1 寸，前正中线旁开 2 寸。

作用：运化脾土，和胃调中。

主治：胃痛，呕吐，癫狂。

操作：埋线直刺 0.8 ～ 1.2 寸。

三十三、外陵

定位：脐下 1 寸，前正中线旁开 2 寸。

作用：和胃化湿，理气止痛。

主治：腹痛，疝气，痛经。

操作：埋线直刺 1 ～ 1.5 寸。

三十四、水道

定位：脐下 3 寸，前正中线旁开 2 寸。

作用：利水消肿，调经止痛，利尿通淋。

主治：小腹胀满，小便不利，痛经，不孕，疝气。

操作：埋线直刺 1 ～ 1.5 寸。

三十五、归来

定位：脐下 4 寸，前正中线旁开 2 寸。

作用：活血化瘀，调经止痛，通经活络。

主治：腹痛，疝气，月经不调，白带，阴挺。

操作：埋线直刺 1 ～ 1.5 寸。

三十六、上巨虚

定位：足三里穴下 3 寸。

作用：调和脾胃，通经活络。

主治：肠鸣，腹痛，泄泻，便秘，肠痈，下肢痿痹，脚气。

操作：埋线直刺 1 ～ 1.2 寸。

三十七、下巨墟

定位：上巨虚穴下 3 寸。

作用：调肠胃，通经络，安神志。

主治：小腹痛，泄泻，痢疾，乳痈，下肢痿痹，腰脊痛。

操作：埋线直刺 1 ～ 1.2 寸。

三十八、内庭

定位：足背第 2、第 3 趾间缝纹端。

作用：清胃热，化积滞。

主治：齿痛，咽喉肿痛，口㖞，鼻衄，胃痛吐酸，腹胀，泄泻，痢疾，便秘，热病，足背肿痛。

操作：埋线直刺 0.5 寸。

三十九、地机

定位：阴陵泉穴下 3 寸。

作用：调经带，健脾、理血、行水。

主治：腹痛，泄泻，小便不利，水肿，月经不调，痛经，遗精。

操作：埋线直刺 1 ～ 1.5 寸。

四十、腹结

定位：府舍穴上 3 寸，大横穴下 1.3 寸。

作用：理气调肠，祛湿健脾。

主治：腹痛，泄泻，疝气。

操作：埋线直刺 1 ～ 2 寸。

四十一、大横

定位：脐中旁开 4 寸。

作用：调理肠胃，温中散寒。

主治：泄泻，便秘，腹痛。

操作：埋线直刺 1 ～ 2 寸。

四十二、承扶

定位：臀横纹中央。
作用：舒筋活络，通便消痔。
主治：腰骶臀股部疼痛，痔疾。
操作：埋线直刺 1 ～ 2 寸。

四十三、殷门

定位：承扶穴和委中穴连线上，承扶穴下 6 寸。
作用：舒筋通络，强健腰膝。
主治：腰痛，下肢痿痹。
操作：埋线直刺 1 ～ 2 寸。

四十四、复溜

定位：太溪穴上 2 寸。
作用：补肾益阴，温阳利尿。
主治：水肿，腹胀，泄泻，盗汗，热病汗不出，下肢痿痹。
操作：埋线直刺 0.6 寸。

四十五、肩井

定位：大椎穴与肩峰连线的中点。
作用：祛风清热，活络消肿。
主治：头项强痛，肩背疼痛，上肢不遂，难产，乳痈，乳汁不下。
操作：埋线直刺 0.5 ～ 0.6 寸或向上平刺 1 寸。

四十六、带脉

定位：第 11 肋端直下平脐处。
作用：疏肝利胆，升清降浊，消积通便。
主治：腹痛，经闭，月经不调，带下，疝气，腰胁痛。
操作：侧卧位，埋线直刺 1 ～ 1.5 寸。

四十七、阳辅

定位：外踝高点上 4 寸，腓骨前缘稍前处。
作用：清热散风，通经活络。
主治：偏头痛，目外眦痛，脚气，腋下肿痛，咽喉肿痛，胸胁胀痛，下肢痿痹。

操作：埋线直刺 1 ～ 1.5 寸。

四十八、中脘

定位：在上腹部，前正中线上，脐中上 4 寸。
作用：疏肝养胃，消食导滞，和胃健脾，降逆利水。
主治：胃痛、呕吐、腹胀、泄泻、癫狂等。
操作：埋线直刺 1 ～ 2 寸。

四十九、水分

定位：脐上 1 寸。
作用：健脾消肿，通利水湿。
主治：水肿，小便不通，腹痛，泄泻，翻胃吐食。
操作：埋线直刺 1 ～ 2 寸。

五十、下脘

定位：脐上 2 寸。
作用：疏导水湿，宽胸化积。
主治：腹痛，腹胀，泄泻，呕吐，食谷不化，痞块。
操作：埋线直刺 1 ～ 2 寸。

五十一、上脘

定位：脐上 5 寸。
作用：和胃健脾，降逆利水。
主治：胃痛，呕吐，腹胀，癫痫。
操作：埋线直刺 1 ～ 1.5 寸。

五十二、巨阙

定位：脐上 6 寸。
作用：宽胸利气，活血化瘀。
主治：胸痛，心悸，呕吐，吞酸，癫狂痫。
操作：埋线向下斜刺 0.5 ～ 1 寸。

五十三、鸠尾

定位：剑突下，脐上 7 寸。
作用：安心宁神，宽胸定喘。
主治：胸痛，腹胀，癫狂痫。

操作：埋线向下斜刺 0.4 ～ 0.6 寸。

五十四、中庭

定位：胸剑联合的中点。
作用：疏膈理气，和胃降逆。
主治：胸胁胀满，心痛，呕吐，小儿吐乳。
操作：埋线平刺 0.3 ～ 0.5 寸。

五十五、足三里

定位：在犊鼻下 3 寸，胫骨前嵴外侧一横指，胫骨前肌上，屈膝或平卧取穴。
作用：燥化脾湿，生化胃气。
主治：胃肠病，下肢病，神志病，外科病，虚损强壮穴。
操作：埋线直刺 1 ～ 2 寸。

五十六、梁丘

定位：屈膝，在髂前上棘与髌骨外上缘连线上，髌骨外上缘上 2 寸。
作用：调胃降逆，理气和胃。
主治：胃病，下肢病，乳疾。
操作：埋线直刺 1 ～ 1.2 寸。

五十七、天枢

定位：仰卧，在脐中（神阙穴）旁开 2 寸取穴。
作用：调理肠腑，理气化滞。
主治：胃肠病，妇科病。
操作：埋线直刺 1 ～ 1.5 寸。

五十八、下关

定位：在颧弓下缘凹陷处，下颌骨踝突的前方，闭口取穴。
作用：消肿止痛，通关利窍。
主治：口面病，耳疾。
操作：埋线直刺 0.5 ～ 1 寸或向上斜刺 1 寸。

五十九、颊车

定位：开口取穴，在下颌角前上方一横指凹陷中。上下齿咬紧时，在隆起的咬肌高点处。
作用：祛风清热，开关通络。

主治：口齿面等局部病。

操作：埋线平刺 0.5 ～ 1 寸。可向地仓透刺。

六十、地仓

定位：巨髎之下与口角水平的交界点，约口角旁 0.4 寸取穴。

作用：祛风通窍，理气止痛。

主治：口面局部病。

操作：埋线斜刺或平刺 0.5 ～ 0.8 寸，可向颊车透刺。

六十一、迎香

定位：在鼻翼外缘中点旁约 0.5 寸，鼻唇沟中。

作用：活血通络，通窍驱虫。

主治：鼻塞，鼻衄，鼻鼽，鼻息肉，口歪，面痒，胆道蛔虫。

操作：埋线斜刺 0.3 ～ 0.5 寸。

六十二、肩髃

定位：在肩部，三角肌上，上臂外展或向前平伸时，肩峰前下方凹陷处。取法：上臂平举时，肩部出现两个凹陷，前方的凹陷中。

作用：活血通络，疏风清热。

主治：肩臂疼痛，上肢不遂，手臂挛急，瘾疹，瘰疬。

操作：埋线直刺或向下斜刺 0.8 ～ 1.5 寸。

六十三、曲池

定位：在肘横纹外侧端，屈肘时尺泽与肱骨外上髁连线中点。

作用：祛风解表，清热凉血。

主治：热病，咽喉肿痛，目赤痛，齿痛，上肢不遂，手臂肿痛，风疹，高血压，瘰疬，癫狂，腹痛吐泻。

操作：埋线直刺 1 ～ 1.5 寸。

六十四、风门

定位：在背部，第 2 胸椎棘突下，督脉旁开 1.5 寸处取穴。

作用：宣肺解表，疏风调气。

主治：鼻塞，目眩，项强，胸背痛，伤风咳嗽，发热头痛。

操作：埋线平透刺 0.5 ～ 1 寸。

六十五、肺俞

定位：在背部，第 3 胸椎棘突下，督脉旁开 1.5 寸取穴。

作用：调肺理气，散风退热。

主治：咳嗽，气喘，吐血，发热。

操作：埋线平透刺 0.5 ～ 1 寸。

六十六、心俞

定位：在背部，第 5 胸椎棘突下，督脉旁开 1.5 寸取穴。

作用：宁心安神，理血调气。

主治：咳嗽，心悸，心痛，癫痫。

操作：埋线平透刺 0.5 ～ 1 寸。

六十七、肝俞

定位：在背部，第 9 胸椎棘突下，督脉旁开 1.5 寸取穴。

作用：利肝胆，清湿热，调气滞，明目。

主治：目眩，咳嗽，月经不调，脊背痛，癫狂。

操作：埋线平透刺 0.5 ～ 1 寸。

六十八、胆俞

定位：在背部，第 10 胸椎棘突下，督脉旁开 1.5 寸取穴。

作用：清泄肝胆湿热，和胃理气宽膈。

主治：口苦，干呕，头痛，黄疸。

操作：埋线平透刺 0.5 ～ 1 寸。

六十九、脾俞

定位：在背部，第 11 胸椎棘突下，督脉旁开 1.5 寸取穴。

作用：调脾气，助运化，除水湿，和营血。

主治：胃痛，水肿，腹胀，泄泻。

操作：埋线平透刺 0.5 ～ 1 寸。

七十、胃俞

定位：在背部，第 12 胸椎棘突下，督脉旁开 1.5 寸取穴。

作用：化湿导滞，和胃止痛。

主治：胃痛，腹胀，消化不良，胃下垂。

操作：埋线平透刺 0.5 ～ 1 寸。

七十一、肾俞

定位：在背部，第 2 腰椎棘突下，督脉旁开 1.5 寸取穴。

作用：调肾气，强腰脊，利小便，聪耳明目。

主治：遗精，阳痿，遗尿，腰腿痛，肾炎，糖尿病。

操作：埋线直刺 0.5 ～ 0.6 寸；斜刺 0.5 ～ 0.8 寸。

七十二、大肠俞

定位：在背部，第 4 腰椎棘突下，督脉旁开 1.5 寸取穴。

作用：调肠胃，利腰膝，理气滞。

主治：腹胀，腰痛，便秘，泄泻。

操作：埋线直刺 0.5 ～ 1 寸。

七十三、秩边

定位：在臀部，平第 4 骶后孔，骶中嵴旁开 3 寸。

作用：通任督，强腰肾。

主治：小便不利，腰骶痛，阴痛，下肢痿痹。

操作：埋线平刺 0.5 ～ 1 寸。

七十四、膈俞

定位：在背部，第 7 胸棘突下，督脉旁开 1.5 寸取穴。

作用：养血活血，化瘀通络。

主治：吐血，便血，瘀血，尿血，贫血，胃脘胀痛，咳嗽，哮喘，潮热，盗汗。

操作：埋线平透刺 0.5 ～ 1 寸。

七十五、志室

定位：在背部，第 2 腰椎棘突下，督脉旁开 3 寸取穴。

作用：补肾益精，强健腰膝，清利下焦。

主治：阳痿，遗精，前列腺炎及增生，小便不利，水肿，腰背痛。

操作：埋线直刺 0.8 ～ 1 寸。

七十六、神道

定位：在背部，后正中线上，第 5 胸椎棘突下凹陷中。

作用：壮阳益气，祛风通络。

主治：心痛，惊悸，咳喘，癫痫。

操作：埋线平刺 0.5 ～ 1 寸。

七十七、身柱

定位：在背部，后正中线上，第 3 胸椎棘突下凹陷中。

作用：宣肺泄热，清心宁神。

主治：身热，惊厥，精神病，癫痫，脊背强痛。

操作：埋线平刺 0.5 ～ 1 寸。

七十八、筋缩

定位：在背部，后正中线上，第 9 胸椎棘突下凹陷中。

作用：息风定惊，平肝息风，宁神镇痉。

主治：精神病，癫痫，神经衰弱，腰背痛。

操作：埋线平刺 0.5 ～ 1 寸。

七十九、脊中（癫痫穴）

定位：在背部，后正中线上，第 11 胸椎棘突下凹陷中。

作用：宁神镇静，壮阳益气。

主治：癫痫，腰脊强痛，腹泻，痔疮，脱肛。

操作：埋线平刺 0.5 ～ 1 寸。

第八章

"病根秘穴埋线针疗" 治疗病症

第一节　神经系统疾病

一、头痛

（一）疾病概况

头痛是临床常见的症状，通常将局限于头颅上半部，包括眉弓、耳轮上缘和枕外隆突连线以上部位的疼痛统称头痛。头痛病因繁多，神经痛、颅内感染、颅内占位病变、脑血管疾病、颅外头面部疾病，以及全身疾病如急性感染、中毒等均可导致头痛。发病年龄常见于青年、中年和老年。

1. 疾病分类　临床上根据头痛起病方式可分为：①急性起病的头痛：常见的如蛛网膜下腔出血和其他脑血管疾病、脑膜炎或脑炎等；②亚急性起病的头痛：如颞动脉炎、颅内肿瘤等；③慢性起病的头痛：如偏头痛、紧张型头痛、丛集性头痛、三叉神经头痛等。

2. 病因　引起头痛的病因众多，大致可分为原发性和继发性两类。前者不能归因于某一确切病因，也可称为特发性头痛，常见的如偏头痛、紧张型头痛；后者病因可涉及各种颅内病变如脑血管疾病、颅内感染、颅脑外伤，全身性疾病如发热、内环境紊乱以及滥用精神活性药物等。具体如下。

（1）感染：颅脑感染或身体其他系统急性感染引发的发热性疾病。常引发头痛的颅脑感染如脑膜炎、脑脓肿、颅内寄生虫感染（如囊虫、包虫）等。急性感染如流行性感冒、肺炎等疾病。

（2）血管病变：蛛网膜下腔出血、脑出血、脑血栓形成、脑栓塞、高血压脑病、脑供血不足、脑血管畸形等。

（3）占位性病变：颅脑肿瘤、颅内转移癌、炎性脱髓鞘假瘤等引起颅内压增高引发的头痛。

（4）头面、颈部神经病变：头面部支配神经痛：如三叉神经、舌咽神经及枕神经痛。头面五官科疾病如眼、耳、鼻和牙疾病所致的头痛。颈椎病及其他颈部疾病引发头颈部疼痛。

（5）全身系统性疾病：高血压病、贫血、中暑等引起头痛。

（6）颅脑外伤：如脑震荡、脑挫伤、硬膜下血肿、颅内血肿、脑外伤后遗症。

（7）毒物及药物中毒：如酒精、一氧化碳、有机磷、药物（如颠茄、水杨酸类）等中毒。

（8）内环境紊乱及精神因素：月经期及围绝经期头痛。神经症躯体化障碍及癔症性头痛。

（9）其他：如偏头痛、丛集性头痛、头痛型癫痫。

3.发病机制 头痛的发病机制复杂，主要是由于颅内、外痛敏结构内的痛觉感受器受到刺激，经痛觉传导通路传导到达大脑皮质而引起。颅内痛敏结构包括静脉窦（如矢状窦）、脑膜前动脉及中动脉、颅底硬脑膜、三叉神经（Ⅴ）、舌咽神经（Ⅸ）和迷走神经（Ⅹ）、颈内动脉近端部分及邻近 Willis 环分支、脑干中脑导水管周围灰质和丘脑感觉中继核等；颅外痛敏结构包括颅骨骨膜、头部皮肤、皮下组织、帽状腱膜、头颈部肌肉和颅外动脉、第 2 和第 3 颈神经、眼、耳、牙齿、鼻窦、口咽部和鼻腔黏膜等。机械、化学、生物刺激和体内生化改变作用于颅内、外痛敏结构均可引起头痛。如颅内、外动脉扩张或受牵拉，颅内静脉和静脉窦的移位或受牵引，脑神经和颈神经受到压迫、牵拉或炎症刺激，颅、颈部肌肉痉挛、炎症刺激或创伤，各种原因引起的脑膜刺激，颅内压异常，颅内 5-羟色胺能神经元投射系统功能紊乱等。

4.病理生理 头面部血管、神经、脑膜、静脉窦、头面部皮肤、皮下组织、黏膜等构成头部痛敏结构，当其受到机械牵拉、化学、生物刺激或体内内环境发生改变时引发头部疼痛。

5.临床表现 头痛程度有轻有重，疼痛时间有长有短。疼痛形式多种多样，常见胀痛、闷痛、撕裂样痛、电击样疼痛、针刺样痛，部分伴有血管搏动感及头部紧箍感，以及恶心、呕吐、头晕等症状。继发性头痛还可伴有其他系统性疾病症状或体征，如感染性疾病常伴有发热，血管病变常伴偏瘫、失语等神经功能缺损症状。头痛依据程度的不同而产生不同的危害，如果病情严重可使患者丧失生活和工作能力。

6.诊断 头痛诊断依据：根据患者头部疼痛的部位即可诊断。在头痛的诊断过程中，应首先区分是原发性还是继发性。原发性头痛多为良性病程，继发性头痛则为器质性病变所致，任何原发性头痛的诊断应建立在排除继发性头痛的基础之上。头痛病因复杂，在头痛患者的病史采集中应重点询问头痛的起病方式、发作频率、发作时间、持续时间，头痛的部位、性质、疼痛程度，有无前驱症状，以及有无明确的诱发因素、头痛加重和减轻的因素等。同时，为更好地鉴别头痛的病因及性质，还应全面了解患者年龄与性别、睡眠和职业状况、既往病史和伴随疾病、外伤史、服药史、中毒史和家族史等一般情况对头痛发病的影响。全面详尽的体格检查尤其是神经系统和头颅、五官的检查，有助于发现头痛的病变所在。适时恰当地选用神经影像学或腰穿脑脊液等辅助检查，能为颅内器质性病变提供诊断及鉴别诊断的依据。

7."头颈穴"（$C_{2\sim3}$）是治疗头痛的秘穴

（1）$C_{2\sim3}$：位于颈上神经节周围，颈上神经节节后纤维进入第 1～4 颈神经，节后纤维外侧支中部分分布于寰枢关节滑膜及其周围组织，部分参与形成椎动脉周围神经丛，并与第 1、第 2 颈神经相交的脑神经中的迷走神经、舌下神经，对额部汗腺、瞳孔、口鼻黏膜、三叉神经、眼球血管有支配，所以 $C_{2\sim3}$ 是专治颅内神经疾病之要穴，也是治疗头痛的病根秘穴（图 8-1）。

C_2、C_3位于颈上神经节周围

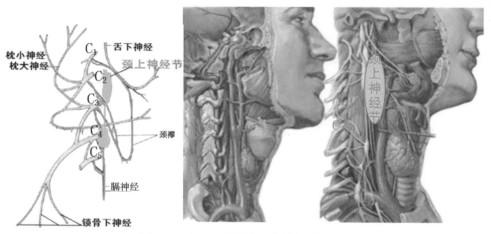

◆ 图 8-1　C_2、C_3 椎体在颈上神经节周围图示

（2）寰枢关节紊乱：95% 以上头痛、头晕的患者有很大一部分是寰枢关节紊乱引起的。寰枢关节紊乱是寰枢关节及寰枕关节的微小错位及周围组织损伤、劳损、退行性改变等产生的。

从解剖位置看，C_1 神经自枕骨与寰椎后弓穿过；C_2 神经从寰椎后弓下方和枢椎板上缘之间穿出；C_3 神经后支在寰枢外侧向后绕过关节突与关节囊之间与筋膜相连。$C_{1～3}$ 脊神经在寰枢关节中位置密切相关，$C_{2～3}$ 埋线治头痛至关重要，是病根埋线祛病根的必用之穴（图 8-2）。

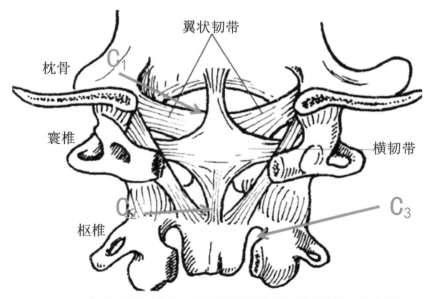

◆ 图 8-2　$C_{1～3}$ 神经在寰枢关节走向图示

（3）埋线治疗：$C_{2\sim3}$周围神经血管肌肉丰富，主要有三叉神经、枕大神经、枕小神经、舌咽神经、血管有颅外血管、脑膜动脉等，有头下斜肌、头后大直肌、斜角肌、胸锁乳突肌、肩胛提肌等。所以，选择$C_{2\sim3}$埋线治疗三叉神经痛、血管性头痛、神经性头痛、肌紧张性头痛非常重要。

（二）临床上常见的几种头痛

1. 典型偏头痛

典型偏头痛，又称有先兆的偏头痛，与足少阳胆经引起的偏头痛相似，是一种严重发作性头痛，其特点是位于一侧头部，呈搏动性疼痛，并伴有恶心或呕吐，对光或声音刺激敏感，以及出现各种视觉先兆（图8-3）。

（1）病因病理：①与血管相关：偏头痛的发作是颅内外血管收缩扩张的结果。②与神经内分泌失调有关：很多患者的自主神经系统呈不稳定状态，尤其是在神经疲劳，睡眠不足、月经周期变化情况下诱发偏头痛。同时患者发作时表现有恶心呕吐，颜面潮红，结膜充血，流泪等现象。③遗传因素：女性多于男性。④与炎症有关：有人认为偏头痛不单纯是颈外动脉扩张，还有因血管壁及周围组织游离的致炎物质和致痛物质引起的血管壁的炎症反应。⑤超敏反应学说：偏头痛与季节有密切关系，血管壁的变化很类似超敏反应，约有25%的偏头痛患者有荨麻疹、过敏性鼻炎、哮喘等。

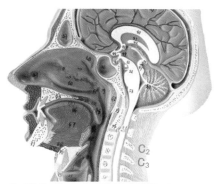

典型偏头痛与颈神经图示

◆ 图8-3 典型偏头痛与颈神经图示

（2）埋线治疗

1）方一：①取穴：取"头颈穴"：$C_2^{1,3}$、$C_3^{1,3}$；②配穴：阿是穴、颞肌穴、三阳络穴；③操作：$C_2^{1,3}$、$C_3^{1,3}$用注线法，穴位局部消毒局部麻醉后用0号或1号肠线1.5cm装入12号注线针中，刺入穴位内；颞肌穴用2-0号线1cm，装入9号注线针中，斜刺于肌层。三阳络穴用1号或2号羊肠线1.5cm，装入12号注线针中，埋入穴位中。

2）方二：①取先兆穴：中脘（恶心呕吐中脘属先兆穴）1号线，注线斜刺埋入；②阿是区：太阳、风池、印堂穴；③操作：用注线法，选用9号注线针，2-0号肠线1～2cm，穴位消毒局部麻醉后进针，沿皮下肌层刺入2～3cm，风池穴用直刺2cm，埋入肠线。

3）方三：①经验穴：与哮喘有关的患者取肺俞穴，1～2号肠线用注线法透刺埋入，荨麻疹患者取曲池穴、阳陵泉，1号肠线，用注线直刺；②三阳络：用2号线，穴位消毒局部麻醉后注线，直刺埋线穴位处。

以上三方，只要确诊为典型偏头痛患者，任选一方，治疗1～3次都可有好的疗效。

（3）典型病例

病例1：患者郝某，男，38岁，河北邯郸人，2009年6月来门诊治疗。经主诉和临床检查，患者表现为典型偏头痛症状，头部左侧呈搏动性疼痛，发作时恶心、头痛。埋线治疗，用2号肠线，注线针埋入三阳络、中脘穴，用注线法埋入$C_2^{1,3}$，颞肌穴用2-0号线注线针斜刺入肌层，一次治疗后1个月回访未见复发，又埋线1次至今未复发。

病例2：患者王某，女，36岁，石家庄人，2010年7月来门诊治疗。本人主诉，两侧呈搏动性头痛，并伴有发作时恶心，以及眼前有火花、眼睛睁不开等症状。第一次按典型偏头痛埋线，取$C_3^{1,3}$、三阳络、中脘、颞肌等穴，一个月后又来复诊，症状明显好转，又进行第二次埋线，取$C_2^{1,3}$用2-0号线注线针直刺，三阳络用2号线直刺，太阳穴、印堂穴用2-0号斜刺，目前病情未再复发。

病例3：李某，男，46岁，邯郸人，患典型性偏头痛3年。发作时恶心、对光、声音敏感，右侧颞肌搏动性疼痛，2012年来门诊埋线，选病根穴C_2、C_3、三阳络穴，用U线法，太阳穴透颞肌穴、中脘穴，埋线2次后基本治愈，2年后回访未见复发。

2. 一般性偏头痛

一般性偏头痛是指没有前驱症状的发作性偏头痛，亦称为不伴有先兆的偏头痛，与足少阳胆经引起的头痛相似。此类偏头痛是临床上最常见的一类，无明显遗传因素。

此类偏头痛常可因为心理紧张、身体疲倦、女性月经期、饮酒、洗浴、天气炎热等因素引起，一般性偏头痛应属于中医学中的"头角痛""偏头痛"范畴。

（1）临床表现：一般性偏头痛与典型偏头痛极为相似，约有2/3为一侧性头痛，亦有1/3为双侧头痛，头痛放射至上颈部及肩部，持续时间较长，多数伴有恶心、呕吐、食欲缺乏、怕光、畏寒、多尿等。体力活动可促使头痛加剧。

（2）埋线治疗：①三阳络穴：选取2号线，用注线法埋入1cm，进针一般为1.5～2cm。②阳辅穴：选取1号线，用注线法埋入2cm。③阿是穴：如肩部、上颈部、菱形肌不适，可选C_4、C_3、T_2，选取0号线，用注线法埋入2cm。

3. 丛集性头痛

丛集性头痛是一种特殊性偏头痛，病因不明确，一般认为是颅内、颅外血管扩张所致，但也有人认为是血管对组胺过敏，故而又称为组胺性头痛。此类头痛的特点是头痛发作时成群而来，表现为一连串密集的头痛发作，所以又叫群发性头痛。

（1）临床表现：此类头痛发作前无先兆，特点是入睡后1～2小时发作，剧痛可使人痛醒。起始发作在一侧眼窝部或眼周围，向同侧额、头顶、耳、鼻扩散，疼痛呈烧灼感、刀割样或跳痛，站立后疼痛减轻，出现结膜充血、流泪、鼻塞、颜面潮红、多汗、颞动脉怒张，每次发作数分钟或数小时。

（2）埋线治疗：①C_2或C_3：选取0号线，用注线法埋入1.5cm。②三阳络穴：选取

2 号线，用注线法埋入 1cm。③支沟、阳辅、肾俞穴：选取 0 号线，用注线法埋入 1.5cm。④阿是穴、太阳、阳白、攒竹、丝竹空等穴：选取 2-0 号线，用注线法埋入 1.5cm。

（3）典型病例：李某，女，43 岁，石家庄赞皇人，2010 年 8 月在门诊治疗。患者来时颜面潮红，眼结膜充血，颞动脉怒张。自诉其眼窝处疼痛，并向头部放射，诊断为丛集性头痛。埋线取穴：C_2、C_3、支沟、阳辅、三阳络等穴。埋线 1 次后症状明显好转，20 天后埋线 1 次，二次埋线后好转，一年后回访无复发。

4. 三叉神经痛

三叉神经痛是最常见的脑神经疾病，以一侧面部三叉神经分布区内反复发作的阵发性剧烈痛为主要表现，国内统计的发病率为 52.2/10 万，女性略多于男性，发病率可随年龄增长而增长。三叉神经痛多发生于中老年人，右侧多于左侧。该病的特点是在头面部三叉神经分布区域内，发病时疼痛骤发、骤停，呈闪电样、刀割样、烧灼样、顽固性、难以忍受的剧烈性疼痛。说话、洗脸、刷牙或微风拂面，甚至走路时都会导致阵发性的剧烈疼痛。疼痛历时数秒或数分钟，疼痛呈周期性发作，发作间歇期同正常人一样。

（1）病因病机：三叉神经痛的病因及发病机制至今尚无明确的定论，各学说均无法解释其临床症状。目前为大家所支持的是三叉神经微血管压迫导致神经脱髓鞘学说及癫痫样神经痛学说。

根据病因，本病可分为特发性三叉神经痛（原因不明）和症状性三叉神经痛两种。该病诱因因人而异，大多数情况下在活动时发作，如刷牙、洗脸、说话、张嘴、打喷嚏、面部吹风、饮水、进食等时可诱发。

中医学称其为"面痛"或"颊痛"或"颌痛"等，认为本病由风热或风湿阻于足少阳、足阳明二经所致，多由于外邪侵袭，气血阻滞，肝气失调，病邪入络，瘀滞而痛。

（2）临床表现：①性别与年龄：年龄多在 40 岁以上，以中老年人为多。女性多于男性，约为 3：2；②疼痛部位：右侧多于左侧，疼痛由面部、口腔或下颌的某一点开始扩散到三叉神经某一支或多支，以第二支、第三支发病最为常见，第一支者少见。其疼痛范围绝对不超越面部中线，亦不超过三叉神经分布区域，偶尔有双侧三叉神经痛者，占 3%；③疼痛性质：如刀割、针刺、撕裂、烧灼或电击样剧烈难忍的疼痛，甚至痛不欲生；④疼痛的规律：三叉神经痛的发作常无预兆，而疼痛发作一般有规律，每次疼痛发作时间由仅持续数秒到 2 分钟骤然停止，初期起病时发作次数较少，间歇期亦长，数分钟、数小时，随病情发展，发作逐渐频繁，间歇期逐渐缩短，疼痛亦逐渐加重而剧烈，夜晚疼痛发作减少，间歇期无任何不适；⑤诱发因素：说话、吃饭、洗脸、剃须、刷牙以及风吹等均可诱发疼痛发作，以致患者精神萎靡不振，行动谨小慎微，甚至不敢洗脸、刷牙、进食，说话也小心，唯恐引起发作；⑤扳机点：亦称"触发点"，常位于上唇、鼻翼、齿龈、口角、舌、眉等处，轻触或刺激扳机点可激发疼痛发作；⑥表情和颜面部变化：发作时常突然停止说话、进食等活动，疼痛侧面部可呈现痉挛，即"痛性痉挛"，皱眉咬牙、张口掩目，或用手掌用力揉搓颜面以致局部皮肤粗糙、增厚、眉毛脱落、结膜充血、流泪及流涎，表情呈精神紧张、焦虑状态。

（3）鉴别诊断：①牙痛：三叉神经痛常误诊为牙痛，往往将健康牙齿拔除，甚至拔除全部牙齿仍无效，方引起注意。牙病引起的疼痛为持续性疼痛，多局限于齿龈部，局部有龋齿或其他病变，X线及牙科检查可以确诊。②鼻窦炎：如额窦炎、上颌窦炎等，为局限性持续性痛，可有发热、鼻塞、浓涕及局部压痛等。③青光眼：单侧青光眼急性发作误诊为三叉神经第1支痛，青光眼为持续性痛，不放射，可有呕吐，伴有球结合膜充血、前房变浅及眼压增高等。④颞颌关节炎：疼痛局限于颞颌关节腔，呈持续性，关节部位有压痛，关节运动障碍，疼痛与下颌动作关系密切，可行X线及专科检查协助诊断。⑤偏头痛：疼痛部位超出三叉神经范围，发作前多有视觉先兆，如视力模糊、暗点等，可伴呕吐。疼痛为持续性，时间长，往往半日至两日。⑥三叉神经炎：病史短，疼痛呈持续性，三叉神经分布区感觉过敏或减退，可伴有运动障碍。神经炎多在感冒或鼻窦炎后发病。⑦舌咽神经痛：易与三叉神经第3支痛相混，舌咽神经痛的部位不同，为软腭、扁桃体、咽舌壁、舌根及外耳道等处。疼痛由吞咽动作诱发。用1%可卡因等喷咽区后疼痛可消失。⑧面部神经痛：多见于青年人，疼痛超出三叉神经范围，可延及耳后、头顶、枕颈，甚至肩部等。持续性疼痛可达数小时，与动作无关，不怕触摸，可为双侧性疼痛，夜间可较重。

（4）治疗

1）临床中埋线确定的部位：①疼痛部位：仅限三叉神经痛分布区，多为单侧，右侧较多，双侧少见。发病初期，多在一侧的2支或3支，或2、3支两支内的区域，逐渐扩散到其他支；②三叉神经分支：第1支疼痛在上眼睑、前额；第2支在上唇、唇龈、面颊部；第3支在下唇、唇龈、下颌部（图8-4）。

2）埋线治疗：处方一：①取"头颈穴"：即 C_2、C_3，选0号线1cm，用注线法；②取经验穴：三阳络穴，选2号线1cm，用注线法；③阿是穴：颊扇穴，选0号线2cm，用注线法扇形平刺埋入。处方二：①取病根穴：C_3，选2-0号线，1cm，用注线法；②取经验穴：选三阳络，选2号线，1cm，用注线法；③阿是穴：选颞肌穴，选2-0号线，1cm，注线平刺；④阿是穴：选鼻旁沟，选2-0号线，1cm，用注线法平刺。

3）分支埋线方案：第1支：C_2，0号线，1.5cm，直刺；选颞肌、阳白、太阳穴（患侧），2-0号线，1.5cm，平刺；健侧：合谷穴，2-0号线，1cm，注线。第2支：C_3，0号线，1.5cm，直刺；选鼻旁沟、颧髎（患侧），2-0号线，1.5cm，平刺。第3支：C_3，0号线，1.5cm，直刺；选颊扇穴、下关穴、承浆穴（患侧），2-0号线，2cm，平刺。健侧：选合谷，2-0号线，1cm，注线。三阳络穴，2号线，1cm，注线埋入。

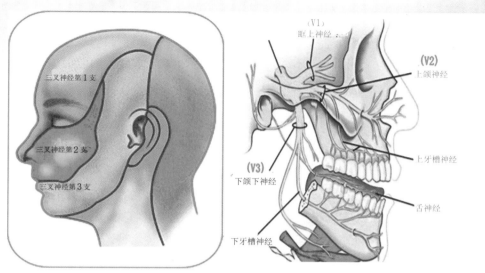

◆ 图 8-4　三叉神经三支分布图示

（5）典型病例

病例 1：张某，男，57 岁，邯郸人。张某患三叉神经痛 3 年多，经多家医院采用多种方法治疗不好，每天发作二十几次，每次发作十几分钟，右面部下颌部位疼痛呈电击感，他还采用过穴位埋线，病情有所好转，现在疼痛又加剧了。第一次采用 C_2、颊扇穴、阿是穴埋线，十几天后疼痛减轻，40 天后又进行第 2 次埋线，C_3、颊扇穴、三阳络穴用 U 线法埋线，1 个月后疼痛消失，4 个月随访无复发。

病例 2：邢某，男，62 岁。患三叉神经痛 5 年，每次刷牙或吃东西时会发作，右侧的面颊颧部、下颌部跳痛，像刀割样，有烧灼感，痛苦不堪。2013 年 10 月来治疗，第 1 次埋线：C_2、下关穴、颊扇穴、三阳络穴、颧髎穴，埋线一次后症状好转，埋线 3 次后面颊颧部不再疼痛，共埋线 6 次后基本好转。

病例 3：张某，男，61 岁，石家庄人。2018 年底患三叉神经痛，左侧面部颊区疼痛难忍，每天都发作几次，痛时衣服都湿透了，12 月来门诊治疗，经埋线：C_2、C_3、三阳络、下关穴、鼻旁沟穴等，埋线 2 次后基本好转。

体会：运用"病根秘穴埋线针疗"治疗三叉神经痛，注重选择"头颈穴"（C_2、C_3），配合使用阿是穴，疗效很高，一般 3 ～ 6 个月病史的埋线 1 ～ 2 次基本好转，实属特效；病程 6 个月至 3 年的患者，一般需埋线 3 ～ 5 次，其疗效及远期疗效较满意，3 年以上者远期疗效不太理想。

（6）预防和日常保养：①饮食要有规律：宜选择质软、易嚼食物。因咀嚼诱发疼痛的患者，则要进食流食，切不可吃油炸物，不宜食用刺激性、过酸过甜食物以及寒性食物等；饮食要营养丰富，平时应多吃一些含维生素丰富及有清火解毒作用的食品；多吃新鲜水果、蔬菜及豆制类，少吃肥肉，多吃瘦肉，食品以清淡为宜。②洗漱宜轻柔：吃饭漱口，说话，刷牙，洗脸动作宜轻柔，以免触及扳机点而引起三叉神经痛。不吃刺激性的食物，如洋葱等。③注意头、面部保暖：避免局部受冻、受潮，不用太冷、太热的水洗面；

平时应保持情绪稳定，不宜激动，不宜疲劳熬夜，常听柔和音乐，心情平和，保持充足睡眠。④保持精神愉快，避免精神刺激：尽量避免触及"触发点"；起居规律，室内环境应安静、整洁、空气新鲜，同时卧室不受风寒侵袭。适当参加体育运动，锻炼身体，增强体质。

5. 枕大神经痛

枕神经痛是枕大神经痛、枕小神经痛与耳大神经痛的总称（图 8-5）。

按头痛部位归属下部头痛，为颅内神经发作于眼以下的颜面偏侧，也列为慢性头痛，属于中医学的"头痛""后头痛""太阳经头痛"范畴。

枕大神经主要起自第二颈神经后支，并自乳突和颈椎连线的中点处，相当于风池穴，由深层组织浅出，分成两大支匐行于头皮之下。其分布范围是后枕部，相当于两侧外耳道经头顶连线以后的部分。另外，耳郭、外耳道由中间神经和迷走神经分支分布。

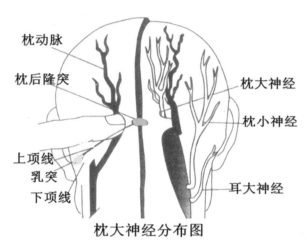

枕大神经分布图

◆ 图 8-5　枕大神经分布图示

（1）临床表现：枕大神经痛按疼痛发作原因、临床表现分为两种类型。①发作型：疼痛呈发作性，有无痛间歇期，常伴有阵发性加剧，枕大神经痛发作起始于一侧后枕部向头顶及颈部放射，疼痛伴有烧灼感、颈部僵硬等。症状性枕大神经痛多见于颈椎病、高颈髓肿瘤、后颅窝肿瘤等。②持续性：呈急性或亚急性或慢性起病。多为一侧性疼痛，在枕大神经分布区有明显压痛，持续性枕大神经痛多数能找到疼痛的病因，以症状性头痛多见，如颈椎病等。

（2）埋线治疗：①C_2（患侧），0号线，2cm，注线；②风池穴，0号线，1.5cm，（从一侧向对侧平刺埋入）；③风府穴，0号线，2cm，注线平刺（从穴位下0.5寸处向鼻尖斜刺埋入）；④三阳络穴，1号线，1cm，注线法。

（3）典型病例：患者吕某，女，38岁，白求恩医学院校区教师，2009年3月来门诊治疗。本人主诉：后枕部向头顶及颈部放射性疼痛，颈部还有僵硬感，疼痛经常发作。经初步诊断为枕大神经痛。第1次埋线：选C_2（1、3号穴），用1号线，注线法；选风池、风府穴，用 0 号线，注线斜刺，治疗 1 个月后症状减轻。第 2 次埋线：选 $C_{3\sim5}$（患侧），用 0 号线，注线埋入；阿是穴两处，用 0 号线，注线斜刺。第 3 次、第 4 次分别选用 $C_{4\sim5}$，肾俞穴、三阳络、肝俞穴透胆俞穴等，用 0-1 号线埋入，经过治疗，症状基本消除。

6.肌紧张性头痛

肌紧张性头痛是慢性头痛中最常见的一种，亦称为神经性头痛等。较偏头痛多见，40% 患者的症状在 20 岁之前出现。头痛发作与情绪紧张、焦虑、抑郁症、癔症等有关。长期的情绪紊乱可引起颅额肌或颞肌、颈部的斜方肌、头夹肌等呈持续性收缩状态，肌肉出现触痛和疼痛。肌肉由于收缩引起肌肉小动脉收缩，产生肌肉缺血而发生疼痛。

（1）临床表现：90% 的患者为两侧头痛，多为两颞肌、枕部及头顶或全头顶。疼痛为钝痛、胀痛、压迫痛、麻木感或束带样紧箍感。肌紧张性头痛一般无伴随症状，偶有恶心、呕吐及怕光或视物模糊等。

（2）埋线治疗：① $C_{2\sim3}$，2-0 号线，1cm，注线。②三阳络穴，1 号线，1cm，注线；心俞穴，1 号线，2cm，注线平刺。③阳辅穴、足三里，0 号线，2cm，注线。④膻中穴，1 号线，2cm，注线平刺。⑤阿是穴，3-0 号线，2cm，注线平刺。

二、特发性面神经麻痹

特发性面神经麻痹的发生，多由于急性非化脓性茎乳孔内的面神经炎，以及面部受风或着凉，而造成局部神经血管的超敏反应所引起的。一般认为是局部营养神经的血管因受风寒而痉挛，导致该神经缺血、水肿，并由于在面神经管内受骨反作用力压迫而出现面神经麻痹，久之神经发生变性，表情肌失去神经支配，导致周围性面神经瘫痪。西医认为周围性面神经麻痹主要原因主要由于风寒引起。神经周围的组织发生炎症变化，以致面神经管内压力增高，而致使神经遭受压迫，发生局部缺血、水肿，甚至与周围组织粘连等引起面神经麻痹。另外，也有许多疾病都能引起面神经麻痹，如中耳炎、带状疱疹、脊髓灰质炎、脑炎、腮腺炎和面神经外伤及手术创伤等。

特发性面神经麻痹为茎乳孔内非化脓性炎症所引起的周围性面神经麻痹，其主要的病理变化是面神经管内面神经及神经鞘的水肿，由于面神经管的容积有限，使面神经受到压迫造成功能的阻滞，特别是茎乳孔内的部分，这种轴突的变化可能是造成恢复不良的重要原因，属于中医学的"面瘫""痹病""面痛"等范畴。

（一）病因病机

中医学认为，本病多因脉络空虚，风邪趁虚侵袭人体，足阳明胃经、足少阳胆经致经气阻滞，经筋失养，筋肉纵缓不收而发病。与人平时饮食不节，过食辛辣、肥甘厚味，胃火亢盛有关；也有素体阳亢，肝阳上亢，水不涵木，循经上犯颜面而发病；也有脾虚湿阻，饮酒过度，湿邪循经上犯头面所致。

其病理机制为邪（风寒、风热、风痰）阻经脉，经气不能上达头面，而至口眼㖞斜，因热则"筋纵""弛缓"，表现为"眼睁不开"，或因寒则"筋急"，表现为"眼合不上"，治疗上多采用针刺、埋线、灸法、贴敷等。

（二）临床表现

患者临床表现为口角低垂、眼睑闭合无力或闭合不全，不能鼓腮、噘嘴，口角漏水、口内藏食等。

特发性面神经麻痹分为急性期、恢复期和后遗症期。

急性期：发病 5 天左右进行埋线治疗最为适宜，埋线 3 天以后恢复较快，一般 15 天左右达到基本正常。

恢复期：一般在发病 1 周至 1 个月。

后遗症期：是指发病 1～3 个月，均属治疗期，但 3 个月仍不能恢复者属慢性面瘫，或称为陈旧性面瘫。

特发性面神经麻痹，用埋线针疗配合电针治疗，均在 20 天左右治愈，不留后遗症，治愈率在 90% 以上。

（三）诊断

面神经麻痹的临床诊断包括如下几方面。

1. 临床症状

（1）乳突疼痛或一侧颞部、面部疼痛（面神经水肿或乳突炎所致）。

（2）眼干、流泪。

（3）听力障碍。

（4）鼻干。

（5）口干。

（6）一侧舌前 2/3 味觉受累。

（7）面部表情肌不完全性或完全性瘫痪。

2. 诊断要点

（1）口角歪斜：往往不是成水平方向歪向健侧，有的口角向下、有的口角向上，有的上口唇压在下口唇上等。

（2）眼睑不能闭合：多数眼裂增大而不能闭合，但部分患者出现上眼睑下垂，眼裂变小而闭不紧或不能张，也有的下眼睑外翻。

（3）额纹消失：大部分在前额正中线，严重者消失在健侧头部，老年患者可有额纹存在，但不能扬眉和皱眉。

（4）鼻尖歪向健侧：患者鼻翼不能舒张，鼻孔成卵圆形。严重者可出现患者鼻孔通气不畅。

（5）口部能闭合而露齿：上下口唇活动困难，不能示齿，做牙齿动作时，患侧上下口唇偏向健侧，患侧牙齿则被瘫痪的上下口唇所遮盖。

（6）颊齿之间藏饭：患者只能用健侧牙齿咀嚼食物。患侧颊部有一条明显的隆起咬合线，质地较硬。

（7）不能鼓腮：做鼓腮时，气从患侧口角泄出。若患侧颊肌萎缩明显时，做鼓腮时，患腮可鼓得很高，形似半个皮球。

（8）溢水：漱口时口角向健侧歪斜更明显，水从患侧口角溢出。

（9）不能吹口哨：吹哨时口唇偏向健侧，患侧口唇低，健侧口唇高，成眉弓状，气从患侧泄出。

（10）耸鼻：不能耸鼻。

（11）味觉减退：伴有舌前发木，患侧舌苔增厚。

（12）听力障碍：部分患者做鼓腮和牙齿动作时，自感耳内有响声。

3.检查　临床诊断中常做的检查如下。

（1）皱眉、皱额。

（2）眨眼（眼睑闭合）。

（3）鼓腮。

（4）吹口哨。

（5）示齿。

（6）耸鼻。

（7）同时还要做味觉、听觉、视力等检查，对判断病情有意义。

4.面部神经受压后有颞支、颧支、颊支、下颌缘支、颈支5支神经牵涉通过（图8-6）。

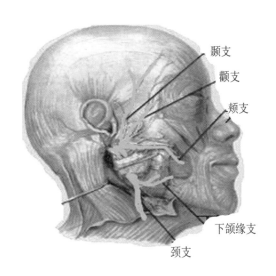

◆ 图8-6　面部神经受压后5支神经分布图示

（四）埋线治疗

1.颊地穴　埋线进针点选在颊车与地仓穴连线的中点，常规消毒、局部麻醉，先在进针点处注出皮丘，向地仓和颊车穴两个方向注麻醉药1～2mL，选0号或2-0号肠线2cm，向地仓和颊车两穴进行注线埋线平刺，保护针眼24小时。

2.足三里（双侧）　1号线，1.5cm，注线；阳白穴（患侧）2号或0号线，1cm，注线斜刺；下关穴（患）2 号或 0 号线，1.5cm，注线。

3. 二次埋线 埋线 15 ～ 20 天不能恢复者，可用颊扇穴进行二次埋线，即以颊车穴为中心，在此穴下 0.5 寸左右进针，常规消毒局部醉后，用 0 号线或 2-0 号线 2cm 埋入颊车穴，用扇形注线法平刺，再用 0 号或 2-0 号肠线分别向颊车的左侧和右侧进行平刺埋法。

4. 翳风穴 用 2-0 号线，2cm，从耳后向前平刺 0.6 寸左右；阳陵泉穴，0 号线，2cm，注线。

5. 根据不同的临床症状可使用不同的埋线方法（图 8-7）

（1）嘴角向健侧水平歪斜：埋颊地穴即可。

（2）患侧口角向上歪向健侧：埋大迎穴透地仓穴。

（3）患侧口角向下垂歪向健侧：埋颧髎穴或下关透地仓穴。

（4）眼睑不能闭合：埋颧髎穴透太阳穴。

（5）上眼睑下垂不能皱额：取太阳穴透阳白穴，阳白穴透头维穴。

（6）不能耸鼻：取四白穴透迎香穴。

（7）下唇不能示齿：取地仓穴透承浆穴，上唇不能示齿，取地仓穴透人中穴。

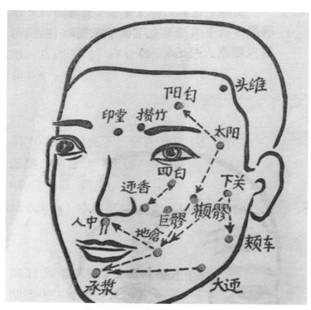

◆ 图 8-7 面瘫调理穴位使用图示

（五）典型病例

病例 1：侯某，男，57 岁。2004 年 4 月左面部神经麻痹 5 天后来门诊治疗，用颊地穴、翳风穴、下关穴、阳白穴埋线 1 次，1 周后就有明显效果，又经电针治疗 5 次，20 天以后完全恢复正常。

病例 2：贾某，男，38 岁，患急性面神经麻痹 1 月余。因针灸治疗无效，2008 年 6 月来门诊治疗。患者左侧嘴歪向右侧，流口水，藏饭。埋线用颊扇穴、下关穴、足三里、合谷穴，埋线 2 周后治愈。

病例 3：孙某，男，46 岁，患急性面瘫 1 周，2012 年 8 月来门诊埋线。埋线治疗：颊地穴、翳风、下关、足三里、阳白穴，埋线 10 天后基本治愈。

病例 4：王某，女，85 岁，患急性面瘫 10 天，2018 年 11 月来门诊线治疗。埋线方案：C_2、颊地穴、阳白穴、翳风、下关、足三里穴，埋线 2 次后好转。

三、面肌痉挛

（一）疾病概况

面肌痉挛又称面肌抽搐。本病多发于中年以后，女性略多于男性。痉挛表现为眼睑阵发性跳动或快速频繁抽动，以后累及颧肌、颊肌和鼻部诸肌。中医学认为，本病多因脾胃虚弱，运化失司，气血化源不足，致使肌肉筋脉失养或脾失健运，聚湿成痰而阻滞阳明筋脉，与肝肾阴虚、痰火内盛有关。

（二）常用腧穴

面肌痉挛常用腧穴：C_2、C_3、C_5、C_7，配穴有翳风穴、下关穴、颊地穴、大迎穴、颧髎穴、迎香穴、球后穴、四白穴、肝俞穴、足三里、丰隆穴、阳陵泉穴等（图 8-8）。

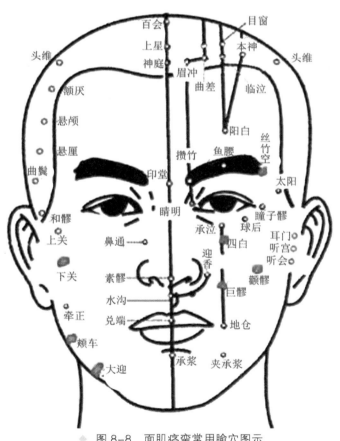

◆ 图 8-8 面肌痉挛常用腧穴图示

（三）埋线治疗

方一：①取穴：$C_2^{1、3}$、$C_3^{1、3}$；配穴：翳风、合谷、承山；②操作：用注线法，穴位消毒局部麻醉后，注线直刺，埋入 $C_2^{1、3}$ 或 $C_3^{1、3}$ 中去。选翳风穴、合谷穴用 2-0 号肠线，装入 8 号注线针，斜刺入肌层或穴位内。承山穴用 0 号肠线斜刺进穴位。

方二：①取穴：C_3、C_5（患侧）；配穴：肝俞、太阳、丝竹空、太冲等穴；②操作：用注线法，穴位消毒局麻后，用 0 号线装入 9 号注线针中，用注线直刺或斜刺埋入 C_3、C_5 患侧穴位。肝俞、肾俞用透线法，选 0 号肠线 2cm，用 9 号注线针斜刺入穴位。

方三：①取穴：$C_{2\sim4}$（患侧）；配穴：选外关、合谷、丰隆、复溜穴。②操作：$C_{2\sim4}$（患侧）用注线法，用 0 号肠线 2cm，分别埋入 $C_{2\sim4}$ 患侧。外关、合谷穴用 2-0 号肠线用 8 号注线针斜刺入穴位。丰隆、复溜穴用 0 号肠线直刺入穴位。

（四）典型病例

病例 1：邓某，女，35 岁，藁城人。2004 年 7 月来门诊治疗，为左侧面肌痉挛，已有 3 年多病史，用方一进行埋线后有好转。后又用方二、方三交替使用，治疗 5 次后基本恢复正常。

病例 2：杨某，女，40 岁，保定易县人。2014 年来治疗面肌痉挛，右侧眼角处跳动已有多年病史，经埋线：选 C_3、C_5、肝俞、翳风、阿是穴，选用 2-0 号线，埋线 4 次后症状明显好转。

四、脑血栓

（一）疾病概况

脑血栓是指因脑动脉管壁自身的病变使管腔狭窄、闭塞，或在狭窄的基础上形成血栓，造成脑局部血流中断，缺血软化，出现相应的神经系统症状。临床上称为脑血栓或脑血栓形成，属于中医学的"中风"范畴。

轻度脑血栓是脑血栓的一种特殊类型，是在高血压、动脉硬化的基础上，脑深部的微小动脉发生闭塞，引起脑组织缺血性软化病变，其病变范围一般为 2～20mm，其中以 2～4mm 者最为多见。临床上患者多无明显症状，约有 3/4 的患者无病灶性神经损害症状，或仅有轻度注意力不集中、记忆力下降，轻度头痛头昏、眩晕、反应迟钝等症状。该病的诊断主要通过 CT 或 MRI 检查。而轻度脑血栓如果成为多发性的，则可影响脑功能，导致智力进行性衰退，最后导致脑血管痴呆。

（二）病因病理

脑血栓形成是缺血性脑血管病的一种，多见于中老年人，无明显性别差异，它是由于脑血管壁本身的病变引起的。

脑血栓形成一般起病较缓慢，从发病到病情发展到高峰，多需数十个小时至数天。这种病常在睡眠中或安静休息时发生。一些患者往往睡前没有任何先兆症状，早晨醒来时发现偏瘫或失语，这可能与休息时血压偏低、血流缓慢有关，但也有一些在白天发病的患者，常有头昏、肢体麻木无力及短暂性脑缺血发作等前驱症状。

脑血栓形成最常见的病因是动脉硬化。由于脑动脉硬化，管腔内膜粗糙、管腔变窄，在某些条件下，如血压降低、血流缓慢或血液黏稠度增高、血小板聚集性增强等因素的作用下，凝血因子在管腔内凝集成块，形成血栓，使血管闭塞、血流中断，从而使血管供血区的脑组织缺血、缺氧、软化、坏死而发病。

脑血栓形成可发生在任何一段脑血管内，但在临床上却以颈内动脉、大脑前动脉及大脑中动脉的分支所形成的血栓较常见。患者表现为中枢性偏瘫、面瘫及对侧肢体感觉减退。大多数患者神志清楚，头痛、呕吐者较少见，但若大脑前动脉或大脑中动脉主干阻塞形成大面积脑梗死时，病情较重，常伴有意识障碍和颅内压增高的症状。椎 – 基底动脉系统血栓形成，则多见眩晕、恶心、呕吐、复视、交叉性运动及感觉障碍、构音障碍、吞咽困难、饮水发呛等症状。

（三）诊断

1. 起病急骤，症状多于数秒钟或数分钟达高峰。

2. 既往有各种类型的心脏病，如风湿性心脏病、亚急性细菌性心内膜炎、心房纤颤、心肌病、心肌梗死等病史。

3. 全脑症状较轻，神志多清晰或有短暂的意识障碍，多无头痛、呕吐及生命体征改变。

4. 局灶体征明显，多表现颈内动脉受累的症状（尤以大脑中动脉受累者较多），椎 – 基底动脉栓塞较少。栓塞后的体征，视不同动脉受累而异。

5. 多伴有其他器官发生栓塞的症状，如肾动脉、视网膜动脉栓塞等。

6. 脑脊液透明，内不含血。

7. CT 检查可见与动脉分布一致的低密度区。

8. 脑血管造影可见血管闭塞。

（四）脑血栓埋线取穴原则和方法

1. 重点选偏瘫上线、偏瘫中线（图 8-9），一般向患侧的对侧埋入 2-0 号线 2cm，透刺埋线。

2. 选 C_2、C_6、C_7 的 1、2、3 号穴，0 号线，2cm，注线。

3. 选星状神经节，$T_{3\sim4}$，用 1 号线，2cm，平透刺埋线，$L_{4\sim5}$，1 号线，2cm，注线。

4. 膻中、心俞、肝俞、肾俞，0 号线，2cm，注线透刺。

5. 奇穴正会、镇静穴、三重穴、火连穴，2-0 号线，2cm，注线。

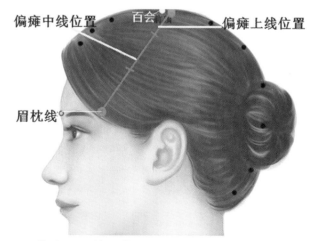

偏瘫运动线定位：眉枕线与百会穴连线，上线为连线的上 1\5，中线为连线的中 2\5，

◆ 图 8-9 偏瘫上、中线的定位

（五）埋线治疗

1.脑血栓的早期治疗是最有价值的治疗，对50岁以上者，凡有过失语肢体麻木、头痛者，首先要想到是脑血管疾病的前驱期。

处方治疗：双侧偏瘫上线或中线，选2-0号线2cm，8号注线针平刺，天容穴，0号肠线9号注线针平刺埋入。上肢肩髃、曲池，下肢足三里用0号线2cm注线法。

2.脑血栓形成后，可用以下两个方案。

方一：①偏瘫上线，2-0号线，2cm，8号注线针平刺；② C_6^2（为病根穴2号穴），1号线，2cm，注线法；C_4^2，0号线，2cm，注线法；③选肩髃、外关、风市穴，1号线，2cm，注线法；④奇穴正会穴、三重穴，2-0号线，2cm，注线。

方二：①偏瘫中线，2-0号线，2cm，8号针注线平刺；② T_1^2、L_5^2，1号线，2cm，注线法；③环跳、髀关、梁丘穴，用1号线，2cm，注线法；④奇穴镇静穴、火连穴，用2-0号线，2cm，注线。

将方一、方二交替使用，每15～20天埋线1次，连用4～6次。

（六）典型病例

李某，男，58岁，患脑卒中3个月，右侧上肢活动不便，手肿，经埋线治疗：左侧偏瘫中线、C_6、C_8、曲池、外关、三重穴，埋线2次后症状明显好转。

五、脑动脉硬化

（一）疾病概况

脑动脉硬化是全身动脉硬化的一部分。本病是由于脑内小血管的广泛硬化，引起脑供血障碍和脑的弥漫性改变。

脑动脉硬化病程较长，初期主要表现为脑功能减退症状，如头痛、失眠、记忆力衰退、头昏、耳鸣、四肢发麻、情绪不稳定等。随着病情发展，可出现短暂性偏瘫、半身麻木、恶心、呕吐、共济失调等，这些症状多数在数小时内恢复。晚期由于反复中风发作，智力明显衰退，患者成为痴呆状态，有的表现为帕金森综合征。

（二）病因病理

脑动脉硬化症的主要病因是脂类代谢障碍造成脑血管壁硬化。本病常与高血压、冠状动脉硬化、肾动脉硬化、周围动脉硬化并存。过量食用高脂食品、吸烟、饮酒、精神过度紧张、过劳、围绝经期常可促进本病的发展。严重的脑血流量减少、脑缺氧，常伴发脑萎缩。

（三）鉴别诊断

1.**脑动脉硬化性神经衰弱**　如头昏、头痛、疲乏、嗜睡、注意力不集中、记忆力减退、情绪不稳、四肢麻木等。

2.**脑动脉硬化性痴呆**　主要表现为记忆、理解、计算等智能障碍。

3.**假性球麻痹综合征**　主要表现为构音障碍、吞咽困难、面部表情呆板，不自主地哭、笑，步态缓慢笨拙、蹒跚，多数患者有不同程度的痴呆。脑动脉硬化患者眼底及桡动脉检查均可有不同程度的动脉硬化、血压及血脂增高。同位素脑血流图及脑电阻图均可见全脑血流量减少、血管弹性减退，头部 CT 常见弥漫性脑萎缩。

从病理学上说，60 岁以上几乎都有不同程度的动脉硬化，对无临床症状的正常老年人不能轻易诊断为脑动脉硬化症。临床应注意与其他疾病相鉴别，还须注意排除慢性颅内病变（如脑瘤、慢性感染等），以及全身性疾病引起的脑部症状。有明显精神障碍的患者须排除老年性痴呆、老年性精神病等。

（四）埋线取穴原则和方法

1. $C_{2\sim4}$、C_6，用 0 号线，1.5cm，注线。

2. $T_{3\sim5}$，用 1 号线，2cm，注线平刺。

3. $L_{4\sim5}$、S_1，用 1 号线，2cm，注线。

4. 偏瘫上线、偏瘫中线，用 2-0 号线，2cm，透刺。

5. 肝俞、肾俞、足三里、三阴交等穴，用 0 号线，2cm，注线。

6. 奇穴后支、地宗、支通、肩中、三重穴，2-0 号线，2cm，注线。

（五）埋线治疗

1. 有初期临床表现者可采用以下处方

方一：① C_2^2，0 号线，2cm，注线法；$T_{3\sim4}^{2\ 2}$，1 号线，2cm，注线法；②偏瘫上线，选 2 号或 0 号线，2cm，平刺埋线。

方二：① C_3^2，0 号线，2cm，注线法；$T_{4\sim5}^2$，用 1 号线，2cm，注线法；②偏瘫中线，选 2 号或 0 号线，2cm，平刺埋线。

将方一、方二，1～2 个月交替使用 1 次，连用多次。

2. 有明显临床表现的埋线 ① $C_{4\sim6}^{1,3}$，用 0 号线，2cm，注线法；② $T_{4\sim5}^{1,3}$，1 号线，2cm，平刺埋线；③ $L_{4\sim5}^{1,3}$，1 号线，2cm，注线法；④选肩髃、曲池、外关、环跳、风市等穴，0 号线，2cm，注线法；⑤奇穴后支、地宗、支通、肩中、三重穴，2-0 号线，2cm，注线。

六、脑栓塞

（一）疾病概况

脑栓塞是指血液中的各种栓子（如心脏内的附壁血栓、动脉粥样硬化的斑块、脂肪、肿瘤细胞、纤维软骨或空气等）随血流进入脑动脉而阻塞血管，当侧支循环不能代偿时，引起该动脉供血区脑组织缺血性坏死，出现局灶性神经功能缺损。脑栓塞常发生于颈内动脉系统，椎-基底动脉系统相对少见。脑栓塞占缺血性脑卒中的 15%～20%。

（二）病因及分类

按栓子来源分三类。

1. 心源性脑栓塞 心源性脑栓塞是脑栓塞中最常见的，约 75% 的心源性栓子栓塞于脑部，引起脑栓塞的常见的心脏疾病有心房颤动、心脏瓣膜病、感染性心内膜炎、心肌梗死、心肌病、心脏手术、先天性心脏病（来自体循环静脉系统的栓子，经先天性心脏病如房间隔缺损、卵圆孔未闭等的异常通道，直接进入颅内动脉而引起脑栓塞，为反常栓塞）、心脏黏液瘤等。

2. 非心源性脑栓塞　包括主动脉弓和颅外动脉（颈动脉和椎动脉）的动脉粥样硬化性病变、斑块破裂及粥样物从裂口逸入血流，形成栓子导致栓塞；同时损伤的动脉壁易形成附壁血栓，当血栓脱落时也可致脑栓塞；其他少见的栓子有脂肪滴、空气、肿瘤细胞、寄生虫卵、羊水和异物等。

3. 来源不明　少数病例利用现有的检查手段和方法查不到栓子的来源。

（三）病理机制

脑栓塞可以发生在脑的任何部位，由于左侧颈总动脉直接起源于主动脉弓，故发病部位以左侧大脑中动脉的供血区较多，其主干是最常见的发病部位。脑栓塞常突然阻塞动脉，易引起脑血管痉挛，加重脑组织的缺血程度。因起病迅速，无足够的时间建立侧支循环，所以栓塞与发生在同一动脉的血栓形成相比，病变范围大，供血区周边的脑组织常不能免受损害。

脑栓塞引起的脑组织缺血性坏死可以是贫血性、出血性或混合性梗死，出血性更为常见，占30%～50%。脑栓塞发生后，栓子可以不再移动，牢固地阻塞管腔；或栓子分解碎裂，进入更小的血管，最初栓塞动脉的血管壁已受损，血流恢复后易从破损的血管壁流出，形成出血性梗死。

在栓子的来源未消除时，脑栓塞可以反复发作。某些炎症栓子可能引起脑脓肿、脑炎及局灶脑动脉炎等。有时在血管内可以发现栓子，如寄生虫、脂肪球等。

（四）临床表现

1. 任何年龄均可发病　患者发病前多有风湿性心脏病、心房颤动或大动脉粥样硬化等病史。

2. 一般发病无明显诱因，也很少有前驱症状　急性起病，症状常在数秒或数分钟达高峰，多为完全性卒中，偶尔病情在数小时内逐渐进展，症状加重，可能是脑栓塞后有逆行性的血栓形成。

3. 根据栓塞部位不同，临床表现也不完全相同

（1）大脑中动脉的栓塞：最常见，主干闭塞时引起病灶对侧偏瘫，偏身感觉障碍和偏盲，优势半球主干栓塞可有失语、失写、失读。如梗死面积大时，病情严重者可引起颅内压增高、昏迷、脑疝，甚至死亡；大脑中动脉深穿支或豆纹动脉栓塞可引起病灶对侧偏瘫，一般无感觉障碍或同向偏盲，优势半球受损，可有失语。大脑中动脉各皮质支栓塞可引起病灶对侧偏瘫，以面部和上肢为重，优势半球可引起运动性失语、感觉性失语、失读、失写、失用；非优势半球可引起对侧偏身忽略症等体象障碍。少数半球栓塞可出现局灶性癫痫。

（2）大脑前动脉栓塞：可造成病灶对侧下肢的感觉和运动障碍，对侧中枢性面瘫、舌肌瘫及上肢瘫痪，亦可发生情感淡漠、欣快等精神障碍及强握反射，可伴有尿潴留。

（3）大脑后动脉栓塞：可引起病灶对侧同向偏盲或上象限盲，病灶对侧半身感觉减退伴丘脑性疼痛，病灶对侧肢体舞蹈样徐动症，各种眼肌麻痹等。

（4）基底动脉栓塞：最常见症状为眩晕、眼球震颤、复视、交叉性瘫痪或交叉性感觉障碍、肢体共济失调。若基底动脉主干栓塞可出现四肢瘫痪、眼肌麻痹、瞳孔缩小，常伴有面神经、展神经、三叉神经、迷走神经及舌下神经的麻痹及小脑症状等，严重者可迅速昏迷、四肢瘫痪、中枢性高热、消化道出血，甚至死亡。

（5）其他脏器栓塞：由于栓子顺血流流动，根据流动的部位不同，可以引起相应的器官的梗死。所以，临床上常有其他部位栓塞的征象，如视网膜、皮肤、黏膜、脾脏、肾脏等栓塞的临床表现。

（五）脑栓塞埋线取穴原则和方法

1. $C_{2\sim3}$、$C_{6\sim7}$，用 0 号线，1.5cm，注线。

2. $T_{3\sim4}$，用 0 号线，2cm，注线透刺。

3. 偏瘫上线、偏瘫中线，用 2-0 号线，2cm，透刺埋线。

4. 星状神经节、$L_{4\sim5}$，用 1 号线，2cm，注线透刺。

5. 选风府、哑门、心俞、膻中等穴，用 0 号线，2cm，透刺埋入。

6. 奇穴三重穴、正会穴、镇静穴、三皇穴，用 2-0 号线，注线。

（六）埋线治疗

方一：① $C_{2\sim3}^{1,3}$，0 号线，2cm，注线法；② $T_{3\sim4}^{1,2,3}$，1 号线，2cm，注线法；③头部偏瘫上线，选 2-0 号线，2cm，平刺；④星状神经节，1 号线，2cm，注线平刺；⑤心俞、膻中，1 号线，2cm，注线。

方二：① $C_{6\sim7}^{1,3}$，0 号线，2cm，注线法；② $T_{4\sim5}^{2}$，1 号线，2cm，注线法；③头部偏瘫中线，2-0 号线，2cm，平刺埋线；④风府、哑门，2-0 号线，1cm，注线平刺；⑤奇穴正会穴、三重穴、三皇穴，2-0 号线，注线。

方一、方二，1～2 个月交替使用 1 次，连用多次。

七、精神分裂症

（一）疾病概况

精神分裂症是一组病因未明的重性精神病，多在青壮年缓慢或亚急性起病，临床上往往表现为症状各异的综合征，涉及感知觉、思维、情感和行为等多方面的障碍以及精神活动的不协调。患者一般意识清楚，智能基本正常，但部分患者在疾病过程中会出现认知功能的损害。病程一般迁延，呈反复发作、加重或恶化，部分患者最终出现衰退和精神残疾，但有的患者经过治疗后可保持痊愈或基本痊愈状态。

（二）病因病机

精神分裂症是指患者的思维、情感和行为的不协调，是精神病中最多见的一种，多发于青壮年，是由一组症状群所组成的临床综合征，它是多因素的疾病。尽管目前对其病因的认识尚不很明确，但个体心理的易感素质和外部社会环境的不良因素对疾病的发生发展的作用已被大家所共识。无论是易感素质还是外部不良因素都可能通过内在生物学因素共同作用而导致疾病的发生，不同患者发病的因素可能以某一方面较为重要。

本病属中医学中的"癫狂"病。中医学认为，癫狂发生的原因主要为七情内伤，外来刺激过于强烈或持久，或思想不能正确对待外来事物，皆能损伤心、脾、肝、胆，使经络脏腑阴阳失衡，导致气滞、火郁、痰结、血瘀等产物蒙蔽心窍，引起神志错乱。

（三）临床表现及分型

1. 临床表现　精神分裂症的临床症状复杂多样，可涉及感知觉、思维、情感、意志行为及认知功能等方面，个体之间症状差异很大，即使同一患者在不同阶段或病期也可能表现出不同症状。

（1）感知觉障碍：精神分裂症可出现多种感知觉障碍，最突出的感知觉障碍是幻觉，包括幻听、幻视、幻嗅、幻味及幻触等，而幻听最为常见。

（2）思维障碍：思维障碍是精神分裂症的核心症状，主要包括思维形式障碍和思维内容障碍。思维形式障碍是以思维联想过程障碍为主要表现的，包括思维联想活动过程（量、速度及形式）、思维联想连贯性及逻辑性等方面的障碍。妄想是最常见、最重要的思维内容障碍。最常出现的妄想有被害妄想、关系妄想、影响妄想、嫉妒妄想、夸大妄想、非血统妄想等。据估计，高达80%的精神分裂症患者存在被害妄想，被害妄想可以表现为不同程度的不安全感，如被监视、被排斥、担心被投药或被谋杀等，在妄想影响下患者会做出防御或攻击性行为。此外，被动体验在部分患者身上也较为突出，对患者的思维、情感及行为产生影响。

（3）情感障碍：情感淡漠及情感反应不协调是精神分裂症患者最常见的情感症状。此外，不协调性兴奋、易激惹、抑郁及焦虑等情感症状也较常见。

（4）意志和行为障碍：多数患者的意志减退甚至缺乏，表现为活动减少，离群独处，行为被动，缺乏应有的积极性和主动性，对工作和学习兴趣减退，不关心前途，对将来没有明确打算，某些患者可能有一些计划和打算，但很少执行。

（5）认知功能障碍：在精神分裂症患者中认知缺陷的发生率高，约85%患者出现认知功能障碍，如信息处理和选择性注意、工作记忆、短时记忆和学习、执行功能等认知缺陷。认知缺陷症状与其他精神病性症状之间存在一定相关性，如思维形式障碍明显的患者认知缺陷症状更明显，阴性症状明显的患者认知缺陷症状更明显，认知缺陷可能与某些阳性症状的产生有关等。认知缺陷可能发生于精神病性症状明朗化之前（如前驱期），或者随着精神病性症状的出现而急剧下降，或者是随着病程延长而逐步衰退，初步认为慢性精神分裂症患者比首发精神分裂症患者的认知缺陷更明显。

2. 临床分型

（1）偏执型：这是精神分裂症中最常见的一种类型，以幻觉、妄想为主要临床表现。

（2）青春型：在青少年时期发病，以显著的思维、情感及行为障碍为主要表现，典型的表现是思维散漫、思维破裂，情感、行为反应幼稚，可能伴有片段的幻觉、妄想；部分患者可以表现为本能活动亢进，如食欲、性欲增强等。该型患者首发年龄低，起病急，社会功能受损明显，一般预后不佳。

（3）紧张型：以紧张综合征为主要表现，患者可以表现为紧张性木僵、蜡样屈曲、刻板言行，以及不协调性精神运动性兴奋、冲动行为。一般该型患者起病较急，部分患者缓解迅速。

（4）单纯型：该型主要在青春期发病，主要表现为阴性症状，如孤僻退缩、情感平淡或淡漠等。该型治疗效果欠佳，患者社会功能衰退明显，预后差。

（5）未分化型：该型具有上述某种类型的部分特点，或是具有上述各型的一些特点，但是难以归入上述任何一型。

（6）残留型：该型是精神分裂症急性期之后的阶段，主要表现为性格的改变或社会功能的衰退。

（四）诊断及鉴别诊断

1. 诊断　国外常用的诊断标准包括美国的疾病分类和诊断统计手册 DSM-Ⅳ-TR、世界卫生组织（WHO）的国际疾病分类手册 ICD-10，国内常用的诊断标准为中国精神障碍分类与诊断标准 CCMD-3。

2. 鉴别诊断　精神分裂症通常需要和器质性疾病所致精神障碍、药物或精神活性物质所致精神障碍、心境障碍、偏执性精神障碍、强迫性神经症等疾病进行鉴别。

（五）埋线治疗

方一：①取穴：病根秘穴："头颈穴"即 $C_{2\sim3}$；配穴：脾俞、肝俞、心俞、丰隆、涌泉穴；②操作：用注线法，"头颈穴" $C_{2\sim3}$ 用 0 号肠线穿入 9 号注线针内，待消毒局部麻醉后，注入 $C_{2\sim3}$ 旁开 1 寸肌肉层；脾俞、肝俞，用 0 号肠线 2cm 穿入 9 号注线针内，透刺入穴位内；心俞用 1 号肠线 2cm，平刺入旁开 1.5 寸内，丰隆、涌泉穴用 0 号肠线注线针埋入。

方二：①取穴：华佗夹脊穴 $T_{1\sim2}$、$L_{4\sim5}$、S_1；配穴：大肠俞、委中、承山、肾俞穴；②操作：用注线透线法，华佗夹脊穴消毒局部麻醉后，用 1 号肠线 2cm，穿于 11 号注线针内，透刺穿过夹脊穴内，配穴用注线法，肾俞、大肠俞用 1 号肠线穿于 11 号注线针内，委中、承山用 0 号肠线，穿于 9 号针内，注线埋入穴位内。

（六）典型病例

患者张某，女，37 岁，平时表现为狂躁和抑郁交替发作，经常服用抗狂躁药物治疗。经埋线治疗：选 $C_{2\sim3}$、C_5、心俞、膻中、华佗夹脊穴、脾俞、肝俞、丰隆等共埋线十几次，病情大有好转，已不再使用抗狂躁药物。

八、神经衰弱

（一）疾病概况

神经衰弱是神经症中最常见的一种，主要临床特点是极易兴奋和激动，又极易疲倦，常有睡眠障碍，并伴自主神经功能失调的各种表现，中医学根据症状特点，归属于"不寐""郁病"等范畴。

中医学认为，此病多因思虑太过、劳逸失调、身体素质不强或病后体弱所致。耗伤心脾，气血不足或肾阴耗伤，水不济火或心肾不交，肝郁化火，上扰心神，从而造成失眠等一系列症状。

（二）临床表现

主要有头昏、头痛、失眠、健忘、注意力不易集中、焦虑、紧张、烦躁、疲乏，工作效率降低，怕声、耳鸣、全身不适和精神萎靡等症状，有自主神经及性功能障碍。

（三）心理因素

引起神经衰弱的原因有环境因素和内在因素，主要是各种原因造成大脑皮质内抑制过程的弱化。因无任何器质性症状，所以患者应多从心理上寻找原因。

1. **神经系统功能**　过度紧张是本病的另一主要原因，对不同职业人群中神经衰弱的调查资料说明，脑力劳动者患病率最高，其中半数以上患者反映在工作或学习上过度紧张，工作时间过长、任务过重、学习困难，都会导致神经衰弱的发生。

2. **个性特征**　自身的一些个性特征使有些人成为神经衰弱的易感人群，其中尤其以要求特别严格、凡事追求完美、缺乏压力调节能力的人更容易引起紧张感和疲劳感，使得症状产生。

3. **生活不规律**　生活忙乱无序、作息规律和睡眠习惯的破坏以及缺乏充分的休息，使紧张和疲劳得不到恢复，也为神经衰弱的易发因素。

神经衰弱既然大多数是心理因素造成的，在治疗上就要注重对心理问题的认识、调适与解除。任何药物只能使症状暂时得到缓解，并不能从根本上解除患者的痛苦，反而使症状不断复发，问题得不到解决。

（四）鉴别诊断

1. **躯体感染所致的精神障碍**　在急性感染性疾病的末期或恢复期，患者表现为注意力不集中，记忆力减退，全身不适、酸痛，易紧张，情绪不稳，精神萎靡，睡眠浅而多梦。这些症状随全身一般情况的好转而逐渐恢复，这是与神经衰弱患者的不同之处。

2. **颅脑外伤患者**　在颅脑外伤后可有头痛、头晕、软弱无力、疲乏感、焦虑不安、心悸、注意力不集中、记忆力差、耳鸣、失眠等症状，这时可诊为脑外伤后神经症。

3. **脑血管疾病**　患者可出现类似神经衰弱的症状，表现为情绪易激惹、心悸、睡眠障碍、眩晕、耳鸣、易疲乏、注意力不集中、记忆差等，这些症状常有波动。

4. **中毒性精神障碍**　在中毒较轻或早期患者表现出脑衰弱综合征，表现为顽固性头痛、头沉、头紧、疲乏无力、失眠、记忆力减退、注意力不集中、心悸等，根据其中毒史可诊断。

5. **内分泌疾病**　患者在内分泌功能障碍时常出现情绪不稳、注意力不集中、记忆力差、反应迟钝、睡眠障碍等症状，这些症状随原发病的好转而消失。

6. **疲劳**　人们长期在紧张的脑力劳动时，如不注意适当的休息，可产生过度疲劳，出现头痛、头昏、健忘、注意力不集中及失眠等症状，但经适当休息后，疲劳的症状就会消失。

7. **抑郁症**　轻型抑郁症时可有头昏、失眠、焦虑、疲劳无力及躯体不适等，并有情绪低落、消极悲观，对自己的工作能力和健康状态缺乏自信，有消极观念。有晨重晚轻规律。

8. 精神分裂症 早期可表现为失眠、头痛、易疲劳、注意力不集中、情绪不稳、工作缺乏热情。学习和工作能力下降，随着时间的延长，即出现了精神分裂症的特征性症状，此时便可诊断。

（五）中医治疗研究

神经衰弱综合征的发病与精神因素有关。对这一理论的认识，中医书籍中早有记载。如《灵枢·口问》中写道："悲哀忧愁则心动，心动则五脏六腑皆摇。"《灵枢·本神》曰："心怵惕思虑则伤神，神伤则恐惧自失……脾愁忧而不解则伤意，意伤则悗乱，四肢不举……肾盛怒而不止则伤志，志伤则喜忘其前言……恐惧而不解则伤精，精伤则骨酸痿厥，精时自下"。又如《素问·阴阳应象大论》中写道，"怒伤肝""喜伤心""思伤脾""悲伤肺""恐伤肾"。《三因极一病症方论·卷七》云："惊伤胆"。这些描述表明，中医对神经衰弱发病的精神因素的重视，而且把人的情绪变化分为怒、喜、思、悲、恐、忧、惊，称为"七情"，同时又注重情志活动与脏腑的关系，把这些不同的情绪变化，与肝、心、脾、肺、肾、胆密切联系起来。肝心脾肺肾等脏器的功能变化，可以表现出不同的精神症状。这说明古人已认识到精神因素不仅可以引起神经衰弱，也可造成脏腑的一些变化；反过来，脏腑的变化，同样可引发精神症状。如《灵枢·本神》中写道："肝气虚则恐，实则怒……心气虚则悲，实则笑不休。"此外，劳逸失度、久病体虚、饮食不节等都能引起阴阳失交、阳不入阴而形成神经衰弱。中医学博大精深，对于神经衰弱的认识是很精辟的。早在 2000 多年前，中医学的经典著作《黄帝内经》就对本病的主症——失眠有明确的论述。《灵枢·大惑论》较为详细地论述了"目不瞑"的病机，认为"卫气不得入于阴，常留于阳。留于阳则阳气满，阳气满则阳跷盛；不得入于阴则阴气虚，故目不瞑矣"，提出了失眠等神经衰弱的主症，是阴阳失调所引起的。神经衰弱，失眠是首要原因，拥有一个优质的睡眠，使紧张和疲劳得到恢复，许多患者焦虑、抑郁等症状也都会随之减弱。中医治疗神经衰弱失眠，有时采用疏肝解郁的方法。

（六）埋线治疗

1. 取病根穴 C_2、C_3、C_7。

2. 操作 用注线法，将 2-0 号肠线 1.5cm 装入 9 号注线针内，待特定部位消毒局部麻醉后埋入肌肉层，贴好创可贴，保护针眼 24 小时。

3. 取穴 大椎穴、足三里、曲池、内关、神门、三阴交。

4. 操作 用注线法，足三里、曲池、大椎用 1 号肠线 1.5cm 穿入 11 号注线针内，待穴位消毒局部麻醉后刺入肌层。内关、神门、三阴交穴用 2-0 号肠线 1cm 穿入 8 号注线针内，埋入穴位内，贴好创可贴，保护针眼 24 小时。

5. 配穴 失眠者配用安眠 2；头痛、头晕配百会穴；心悸配膻中穴；食欲缺乏配中脘、膻中，中脘用 1 号线 2cm 注线法，安眠 2、百会穴用 2-0 号线 1cm 注线平刺埋入。

（七）典型病例

患者马某，女，50 岁，长期失眠、心悸、食欲缺乏。采用埋线方法，病根穴 C_2、C_7，

0 号线注线法；配穴：安眠 2、膻中、中脘穴，0 号肠线注线法，内关、三阴交穴，2-0 号线注线法，经埋线 5 次，症状明显好转。

九、失眠

（一）疾病概况

现在临床医学科学对失眠的认识存在局限性，但是临床医学家们已经开始根据临床研究，给失眠进行定义。2012 年中华医学会神经病学分会睡眠障碍学组根据现有的循证医学证据，制定了《中国成人失眠诊断与治疗指南》，其中失眠是指患者对睡眠时间和（或）质量不满足并影响日间社会功能的一种主观体验。

（二）病因病理

失眠按病因可划分为原发性和继发性两类。

原发性失眠：通常缺少明确病因，或在排除可能引起失眠的病因后仍遗留失眠症状，主要包括心理生理性失眠、特发性失眠和主观性失眠三种类型。原发性失眠的诊断缺乏特异性指标，主要是一种排除性诊断。当可能引起失眠的病因被排除或治愈以后，仍遗留失眠症状时，即可考虑为原发性失眠。心理生理性失眠在临床上发现其病因都可以溯源为某一件或长期事件对患者大脑边缘系统功能稳定性的影响，边缘系统功能的稳定性失衡最终导致了大脑睡眠功能的紊乱，从而造成失眠的发生。

继发性失眠：包括由于躯体疾病、精神障碍、药物滥用等引起的失眠，以及与睡眠呼吸紊乱、睡眠运动障碍等相关的失眠。失眠常与其他疾病同时发生，有时很难确定这些疾病与失眠之间的因果关系，故近年来提出共病性失眠（comorbid insomnia）的概念，用以描述那些同时伴随其他疾病的失眠。

（三）临床表现

失眠主要有以下方面症状。

1. 睡眠过程的障碍　入睡困难、睡眠质量下降和睡眠时间减少。

2. 日间认知功能障碍　记忆功能下降、注意功能下降、计划功能下降，从而导致白天困倦，工作能力下降，在停止工作时容易出现日间嗜睡现象。

3. 大脑边缘系统及其周围的自主神经功能紊乱　心血管系统表现为胸闷、心悸、血压不稳定，周围血管收缩扩展障碍；消化系统表现为便秘或腹泻、胃部闷胀；运动系统表现为颈肩部肌肉紧张、头痛和腰痛。情绪控制能力减低，容易生气或者不开心；男性容易出现阳痿，女性常出现性功能减低等表现。

4. 其他系统症状　容易出现短期内体重减低、免疫功能减低和内分泌功能紊乱。

（四）诊断

1. 《中国成人失眠诊断与治疗指南》制定了中国成年人失眠的诊断标准　①失眠：表现入睡困难，入睡时间超过 30 分钟；②睡眠质量：下降，睡眠维持障碍，整夜觉醒次数 ≥2 次，早醒，睡眠质量下降；③总睡眠时间：减少，通常少于 6 小时。

在上述症状基础上同时伴有日间功能障碍。睡眠相关的日间功能损害包括：①疲劳或全身不适；②注意力、注意维持能力或记忆力减退；③学习、工作和（或）社交能力下降；④情绪波动或易激惹；⑤日间思睡；⑥兴趣、精力减退；⑦工作或驾驶过程中错误倾向增加；⑧紧张、头痛、头晕，或与睡眠缺失有关的其他躯体症状；⑨对睡眠过度关注。

2. 失眠根据病程分为 ①急性失眠：病程≥1个月；②亚急性失眠：病程≥1个月，<6个月；③慢性失眠：病程≥6个月。

中医学认为，本病可由外感热病导致邪扰心神；内伤，如思虑过多，耗伤心脾，或情志不调，郁怒不解，肝失条达，久郁化火，扰动心神或饮食不节，胃肠痰热，上扰心神，均可引起失眠。

（五）埋线治疗

方一：①取穴："头颈穴"（$C_2^{1、3}$、$C_3^{1、3}$），2-0号肠线，1cm，注线法；配穴：内关、三阴交、心俞、脾俞、足三里等穴；②操作：用注线法，穴位消毒局部麻醉后，9号注线针装入0号肠线2cm，心俞、脾俞用透线法埋入，足三里0号线1.5cm直刺入，内关、三阴交用2号或0号肠线1.5cm直刺入穴位。针眼外敷创可贴，保护针眼24小时。

方二：①取穴：选C_3、C_5、安眠2、三阴交；②操作：用注线法，穴位消毒局部麻醉，用9号注线针装入2-0号肠线1.5cm，埋入C_3、C_5椎体旁开1寸处，深度2cm。安眠2、三阴交用2-0号线1cm刺入2cm深，针眼处贴上创可贴，保护24小时。

（六）典型病例

病例1：患者王某，女，藁城人，长期失眠，并有食欲缺乏、心悸现象。2004年5月来门诊治疗，用方一和方二交替埋线，埋线5次，基本治愈。

病例2：患者阿某，女，石家庄医学高等专科学校学生。2004年7月来门诊治疗，自述神经衰弱、失眠、入睡非常困难，靠吃安眠药才能入睡，食欲缺乏、厌食、心悸，用方一治疗3次，症状基本解决，后又治疗2次，基本治愈。

病例3：孙某，男，65岁，北京人。患失眠15年，难入眠，每晚只睡4～5小时，经埋线治疗：C_2、C_3、心俞穴、三阴交、足三里、安眠穴等，埋线3次后症状明显好转。

十、癫痫

（一）疾病概况

癫痫是慢性反复发作性短暂脑功能失调综合征，以脑神经元异常放电引起反复痫性发作为特征。癫痫是神经系统常见疾病之一，患病率仅次于脑卒中。癫痫的发病率与年龄有关，一般认为1岁以内患病率最高，其次为1～10岁以后逐渐降低。我国男女之比为（1.15～1.7）：1，种族患病率无明显差异。

（二）临床表现及分型

1. 临床表现

（1）全面强直-阵挛发作（大发作）：该症状是指全身肌肉抽动及意识丧失的发作，以产伤、脑外伤、脑瘤等较常见。强直-阵挛发作可发生在任何年龄，是各种癫痫中最常见的发作类型。其典型发作可分为先兆期、强直期、阵挛期、恢复期四个临床阶段。发作期间脑电图为典型的爆发性多棘波和棘－慢波综合，每次棘－慢波综合可伴有肌肉跳动。

（2）单纯部分发作：该发作是指脑的局部皮质放电而引起的与该部位的功能相对应的症状，包括运动、感觉、自主神经精神症状及体征。分为四组：①伴运动症状者；②伴躯体感觉或特殊感觉症状者；③伴自主神经症状和体征者；④伴精神症状者。

（3）复杂部分发作：习惯上又称精神运动发作，伴有意识障碍。先兆多在意识丧失前或即将丧失时发生，故发作后患者仍能回忆。

（4）失神发作（小发作）：其典型表现为短暂的意识障碍，而不伴先兆或发作后症状。

（5）癫痫持续状态：该状态是指单次癫痫发作超过30分钟，或者癫痫频繁发作，以致患者尚未从前一次发作中完全恢复而又有另一次发作，总时间超过30分钟者。癫痫持续状态是一种需要抢救的急症。

2. 分类　癫痫病因极其复杂，可分三大类，并存在多种影响发病的因素。

（1）特发性癫痫：有可疑遗传倾向，无其他明显病因，常在某特殊年龄段起病，有特征性临床及脑电图表现，诊断较明确。

（2）症状性癫痫：中枢神经系统病变影响结构或功能等，如染色体异常、局灶性或弥漫性脑部疾病，以及某些系统性疾病所致，简单举例如下。

1）局限性或弥漫性脑部疾病：①先天性异常：胚胎发育中各种病因导致脑穿通畸形、小头畸形、先天性脑积水，以及大脑皮质发育不全、围生期胎儿脑损伤等；②获得性脑损伤：如脑外伤、颅脑手术后、脑卒中后、颅内感染后、急性酒精中毒；③产伤：新生儿癫痫发生率约为1%，分娩时合并产伤多伴脑出血或脑缺氧损害，新生儿合并脑先天发育畸形或产伤，癫痫发病率高达25%；④炎症：包括中枢神经系统细菌、病毒、真菌、寄生虫、螺旋体感染等；⑤脑血管疾病：如脑动静脉畸形、脑梗死和脑出血等；⑥颅内肿瘤：原发性肿瘤如神经胶质瘤、脑膜瘤等；⑦遗传代谢性疾病：如结节性硬化、脑－面血管瘤病、苯丙酮酸尿症等；⑧神经系统变性。

2）系统性疾病：①缺氧性脑病：如心搏骤停、麻醉意外和呼吸衰竭等可引起肌阵挛性发作或全身性大发作；②代谢性脑病：如低血糖症，最常导致癫痫的其他代谢及内分泌障碍如高血糖症、低钙血症、低钠血症，以及尿毒症、肝性脑病和甲状腺毒血症等均可导致癫痫发作；③心血管疾病：如心脏骤停、高血压脑病等；④热性惊厥：热性发作导致海马硬化是颞叶癫痫继发全身性发作，并成为难治性癫痫的重要病因；⑤子痫；⑥中毒：如酒精、异烟肼、卡巴唑等药物及铅、铊等重金属中毒。

（3）隐源性癫痫：较多见，临床表现提示症状性癫痫，但未找到明确病因，可在特殊年龄段起病，无特定临床和脑电图表现。

（三）中医对癫痫的认识

癫痫是一种脑部疾病，俗称"羊角风"，本病多发于18岁以下的青少年，但也有成年人发病者。

1. 病因病机　有关癫痫的病因病机，中医文献中论述颇多，但一致认为与脑有关。如《医学纲目》中"以其病在头巅，故曰癫疾"的记载。

癫痫的发病多与情志不遂、六淫之邪外侵、饮食不节以及先天因素所致的脏腑失调、积痰生风有关。

（1）先天因素：癫痫，中医又称癫疾、痫证。癫疾之名始于《黄帝内经》。《素问·奇病论》云："人生而有病癫疾者……此得之在母腹中时，其母有所大惊，气上而不下，精气并居，故令子发为癫疾也。"明确指出了先天因素在本病发生中的重要作用。

现代医学认为，妇女在妊娠期间受到不良刺激或某些遗传因素，可造成胎儿发育障碍，而患癫痫。

（2）情志所伤：七情是指喜、怒、忧、思、悲、恐、惊的7种情志变化，七情与脏腑的功能活动有密切关系，七情乃是癫痫发病的因素之一。其中惊恐引起者居多，过恐伤肾，肾阴亏虚累及肝脏，肝肾俱虚，内热俱生，热煎津液而生痰，肝风内动，挟痰上扰，心窍闭阻，而成癫痫。

（3）六淫：六淫是风、寒、暑、湿、燥、火6种外感病邪的统称，阴阳相移，寒暑更作，气候变化有一定的规律和限度，如气候变化异常，六气发生太过或不及，机体不能适应，导致疾病的发生。六淫之邪是癫痫发病的诱因，感受湿寒外邪，引动内风，风痰上扰，蒙闭心窍而成癫痫。

（4）《医宗金鉴》中说："食痫者，因中焦不和，饮食时偶被惊搐，则惊气，停滞中脘，食不克化，滞留日久，气郁痰结，痰结则风热生，每致此疾。"说明癫痫病与饮食不节有关，平时饮食不节，饥饱劳碌，脾胃受损，运司失调，湿气内停，郁久化热形成痰浊内聚，阻塞心窍，故发此病。

（5）痰涎壅塞：我们在临床中见到癫痫患者发作时，痰涎从口中流出，痰涎流尽方可醒来。由此看来，痰涎郁闭心膈、迷闭孔窍是癫痫发作的重要因素之一。

如上所述，外感六淫之邪、情志所伤、饮食不节等均可形成痰涎，而痰涎又是癫痫发病的基础，现代医学中的脑卒中、脑瘤、脑外伤、感染和中毒性疾病引发的癫痫都与中医痰涎有关。

2. 分型

（1）中医学中把"癫"与"痫"分为不同的疾病。"癫者，或狂或愚，或悲或泣，或歌或笑，如醉如痴，言语有头无尾……""痫者，发则不知人，眩扑倒地，不省人事，甚或抽搐，目上视或口眼歪斜，或作六畜之声"；说明癫乃癫狂之症，而痫则为癫痫病。

（2）根据病因可分为风痫、食痫、惊痫3种；或分为风痫、食痫、惊痫、痰痫、饮痫5种。

（3）根据发病声音又分为犬痫、羊痫、猪痫、牛痫、鸡痫和马痫；根据症状不同又分为心、肝、脾、肺、肾五脏之痫；按中医辨证分型应为肝风痰浊、肝火痰热、肝肾阴虚、脾胃阴虚4种。

（4）也有医者把它分为阳痫和阴痫两种。阳痫病程较短，体质较壮，面色红润，大便干燥，小便黄，发病急，口吐涎沫较稠，舌质红，苔黄腻，发作频繁；阴痫病程较长，体质弱，面色黄白，眼窝发青，大便多溏，舌质淡红，多在夜间发作，并有尿失禁现象。前者为实证，后者为虚证；前者治疗效果佳，后者需要慢慢调理。

综上所述，癫痫病实属顽症，病情较为复杂，要辨证综合施治。一是此病为头部脑颠之症，找治头脑之颠的病根之穴施治；二是此病与惊恐、情志所伤引起有关，重在肝肾的调理；三是此病是痰涎壅塞所致，与心经、脾经密切相关，使用有关经验穴治之。

（四）癫痫病取穴原则和方法

1. 癫痫因是头部神经疾病之顽症，取"头颈穴"（$C_{2\sim3}$）是治疗此证之关键。另外，四神聪在《太平圣惠方》载"神聪四穴，理头风目眩，狂乱疯痫，针入三分"。现代医学中主治头痛、眩晕、失眠、健忘、癫痫等神志病证，埋线中也可使用。

2. 星状神经节是由第6、第7颈部神经构成的颈部节，和第1胸神经融合而成，它属于自主神经的交感神经外周神经节，支配范围内有重要脏器，特别是脑组织，故对心脑血管系统、自主神经系统、内分泌和免疫系统均有良好的调节作用，故治疗癫痫中要使用星状神经节穴。

3. 督脉起于小腹内胞宫，体表出曲骨穴，向下过会阴部，向后行于腰背正中至尾骶部的长强穴，沿人体后背上行，经项后部至风府穴，进入脑内，沿头部正中线，上行至颠顶百会穴，经前额下行鼻柱至鼻尖的素髎穴，过人中，至上齿正中的龈交穴。

（1）第一支，与冲、任二脉同起于胞中，出于体表曲骨穴，向下经过会阴部，在尾骨端与足少阴肾经、足太阳膀胱经的脉气会合，贯脊，属肾。

（2）第二支，从小腹直上贯脐，向上贯心，至咽喉与冲、任二脉相会合，到下颌部，环绕口唇，至两目下中央。

（3）第三支，与足太阳膀胱经同起于眼内角，上行至前额，于颠顶交会，入络于脑，再别出下项，沿肩胛骨内，脊柱两旁，到达腰中，进入脊柱两侧的肌肉，与肾脏相联络。

（4）督脉上共有29穴，其中会阴、水沟、哑门、脑户、强间、后顶、百会、神庭、大椎、脊中、筋缩、神道、神柱、腰俞、腰奇（经外奇穴）等都有治疗癫痫的作用。督脉为"阳脉之海"，督一身之阳气。癫痫患者尤其是久病或是阴病患者，邪犯督脉，阳气衰弱，肝肾亏虚，五脏失调，痰涎壅塞，引起四肢抽搐，牙关紧闭，神志昏迷等癫痫发作的表现。必须要有督脉上有关腧穴进行埋线。常用的腧穴有脊中、筋缩、神道、腰俞、腰奇、水沟、百会、神庭、会阴等穴。

4. 董氏奇穴中有关治疗头癫的经验穴，如三重穴、外三关、三黄穴、火枝、火全穴等，也可在治疗癫痫中配合使用。

5. 临床不少医者使用经验穴治疗癫痫有心得体会和论述。如镇癫穴、癫痫穴、癫痫区等，也可在埋线中配合使用。

（五）中医辨证施治埋线治疗

1. **情志所伤，幼时受过惊吓，或遭受惊恐事件，或情绪抑郁等**　中医学认为，过恐伤肾，肾虚日久伤及肝脏，肝肾俱虚，肝风内动，心窍闭阻，形成癫痫。这种惊恐性的癫痫病埋线中重点采用奇穴镇静穴、通关穴、肾关穴、神道穴、筋缩穴、腰奇穴、内关穴、肝俞穴为宜。

2. *饮食不节，脾胃虚弱，中焦不和*　有的患者自幼脾胃不好，饥饱劳碌，食不克化，停滞中脘，有的发病时感到胃腹不适等。此类因脾胃长期不和的患者，埋线中使用中脘、上脘、脾俞、胃俞、足三里等。

3. *湿邪风寒侵入，痰涎壅塞*　此类患者大多数体质虚弱，心脾两虚，中风、中寒、中湿，邪气上逆，乱于头颠。治疗此类型癫痫需加强调理心脾经脉，埋线中用心俞、脾俞、四神聪、膻中、足三里、外三关。

4. *癫痫还可分阳痫与阴痫*　前者病程较短，身体强壮，阳性体质，发作频繁。后者体质较弱，病史较长，患者面色㿠白，脾胃虚弱，大便不成形，易在夜间发作。对阳痫者用癫痫穴、腰奇穴、曲池穴、大椎穴、明黄穴、C_2、C_6等；对阴痫者用星状神经节、筋缩穴、三通穴、腰奇穴、引气归元（中脘、下脘、气海、关元）、三阴交、C_2、C_3等。

（六）埋线治疗

方一：①$C_{2\sim3}$：用0号线，2cm，注线埋入；②星状神经节：0号线，2cm，注线；③筋缩穴、癫痫穴、腰奇穴：2号线，2cm，注线平刺；④引气归元：0号线，2cm，注线；⑤外三关：0号线，2cm，注线。

方二：①$C_{2\sim3}$：0号线，2cm，注线埋入；②大椎、身柱、腰奇穴：2号线，2cm，注线平刺；③肝俞、肾俞、中脘、膻中：0号线，2cm，注线；④三重穴：0号线，2cm，注线；⑤其黄穴（出自董氏奇穴中三黄穴位：天黄穴、明黄穴、其黄穴）、火枝穴、火全穴：0号线，2cm，注线。

以上二方可交替使用，每20天埋线1次，连续埋线6～8次才能稳定病情，埋线期间不可停药，待病情稳定后逐渐减药，一般经过一年埋线后，待停药后，如不再发作，再2～3个月埋线1次，症状稳定后可不用再进行埋线治疗。

（七）典型病例

病例1：患者张某，女，18岁，河北辛集人。主诉癫痫经常发作，每天吃药维持。2006年来门诊埋线治疗，采用$C_{2\sim3}$，配膻中、心俞、腰奇穴、癫痫穴，交替使用。经埋线8次后，症状基本消失。

病例2：患者张某，男，38岁，河北平山人。10年前做过切割埋线术，两年前复发，靠药物维持。2011年3月来门诊治疗，经埋线治疗C_2、C_3、腰奇穴、癫痫穴、膻中穴、中脘等穴，埋线6次后不再复发。

病例3：患者訾某，男，28岁，山东禹城人。主诉：癫痫病8年。患者看病花去十几万，病情仍不见好转，很是痛苦和无奈。2016年来门诊埋线治疗，采用"头颈穴"C_2、C_3、C_6、腰奇穴、癫痫穴、筋缩穴、外三关、引气归元等。2018年不再发病，已经停用抗癫痫药了，目前身体恢复良好。

第二节 消化系统疾病

一、对胃肠病的认识与治疗原则

（一）慢性胃炎概况

慢性胃炎系指不同病因引起的各种慢性胃黏膜炎性病变，是一种常见病，其发病率在各种胃病中居首位。自纤维内镜广泛应用以来，人们对本病认识有了明显提高。常见慢性浅表性胃炎、慢性糜烂性胃炎和慢性萎缩性胃炎。后者黏膜肠上皮化生，常累及贲门，伴有 G 细胞丧失和胃泌素分泌减少，也可累及胃体，伴有泌酸腺的丧失，导致胃酸、胃蛋白酶和内源性因子的减少。

（二）临床表现

慢性胃炎缺乏特异性症状，症状的轻重与胃黏膜的病变程度并非一致。大多数患者常无症状或有程度不同的消化不良症状，如上腹隐痛、食欲缺乏、餐后饱胀、反酸等。慢性萎缩性胃炎患者可有贫血、消瘦、舌炎、腹泻等，个别患者伴黏膜糜烂者上腹痛较明显，并可有出血，如呕血、黑便。症状常反复发作，无规律性腹痛，疼痛常出现于进食过程中或餐后，多数位于上腹部、脐周，部分患者部位不固定，轻者间歇性隐痛或钝痛，严重者为剧烈绞痛。

（三）中医对大肠的认识

大肠分为盲肠、阑尾、结肠、直肠和肛管，主要功能是进一步吸收粪便中的水分、电解质，其他物质（如氨、胆汁酸等）形成、储存以及排泄粪便。大肠是人体消化系统的重要组成部分，为消化道的下段，成年人大肠全长约 1.5m，起自回肠，可分为盲肠、阑尾、结肠、直肠和肛管五部分。全程形似方框，围绕在空肠、回肠的周围。肠居于腹中，其上口在阑门处接小肠，其下端连接肛门。大肠的上端称为"回肠"，包括现代解剖学中的回肠和结肠的上段；下段称为"广肠"，包括乙状结肠和直肠。大肠亦是一个管腔性器官，呈回环叠积之状，主要有传化糟粕与主津的生理功能。

1. 生理功能

（1）传化糟粕：大肠接受小肠下传的食物残渣，吸收其中多余的水液，形成粪便。大肠之气的运动，将粪便传送至大肠末端，并经过肛门有节制地排出体外，故大肠有"传道之官"之称。

（2）肠主津：大肠接受小肠下传的含有大量水液的食物残渣，将其中的水液吸收，使之形成粪便，即所谓的燥化作用。大肠吸收水液，参与体内的水液代谢，故说"大肠主津"。

2.功能失常　大肠传导糟粕功能失常，则出现排便异常，常见的有大便秘结或者泄泻。若有湿热郁结大肠，大肠传导功能失常，还会出现腹痛、里急后重、下痢脓血等病症。大肠主津功能失常，则大肠中的水液不得吸收，水与糟粕俱下，可出现肠鸣、腹痛、泄泻等病症。若是大肠实热，消烁津液，或者大肠津亏，肠道失润，又会导致大便秘结不通。

（四）中医对小肠的认识

小肠位于腹中，上端接幽门与胃相通，下端通过阑门与大肠相连。小肠与心互为表里，是食物消化吸收的主要场所，盘曲于腹腔内，上连胃幽门，下接盲肠，全长 3～5m，分为十二指肠、空肠和回肠三部分。小肠内消化是至关重要的，因为食物经过小肠内胰液、胆汁和小肠液的化学性消化及小肠运动的机械性消化后，基本上完成了消化过程，同时营养物质被小肠黏膜吸收了。

小肠属腑，主要功能是"受盛、化物和泌别清浊"。①主受盛和化物：是指小肠接受经胃初步消化的饮食物，并能保持一定的时间以进一步消化和吸收，将水谷化为精微；②泌别清浊：小肠将消化好的食物，分别为水谷精微和食物残渣两个部分，将水谷精微吸收，把食物残渣向大肠输送，在吸收水谷精微的同时，也吸收大量水液，故又称"小肠主液"。另外，小肠的泌别清浊功能，还与尿液的量有关。如果小肠的泌别清浊功能正常，则大小便正常；如果小肠的泌别清浊功能异常，则大便变稀薄，而小便短小。也就是说，小肠内的水液量的多少与尿量有关。小肠受盛、化物和泌别清浊的功能，实际上是脾胃升清降浊功能的具体表现。因此，小肠功能失调，既可引起浊气在上的腹胀、腹痛、呕吐、便秘等症，又可引起清气在下的便溏、泄泻等症。

（五）运用"病根秘穴埋线针疗"治疗胃肠病（图8-10）

治疗胃肠病的病根秘穴使用原则如下。

1.胃溃疡及十二指肠溃疡　使用病根秘穴："胃六针"即 T_6、T_8、T_9，加 T_{12} 椎体节段较多，效果好。配穴为上脘、中脘、足三里穴。

2.反流性食管炎　此病主要是贲门的括约肌失调，故使用 T_5、T_6 椎体节段；配穴为巨阙、膻中、胆囊穴、阳陵泉等穴。

3.反流性胃炎　此病多是幽门的括约肌失调，使用胸椎 $_{6～7}$ 椎体节段；配穴为中脘、膻中、足三里、章门等穴。

4.慢性胃炎　此病使用病根穴 $T_{6～8}$ 椎体节段，结合阿是穴和经验穴；配穴脾俞透胃俞，以及引气归元、足三里。

5.肠功能紊乱　肠功能紊乱使用病根秘穴"肠三针"即 T_{12}，配中脘、天枢，结合经验穴治疗。

（六）治疗胃病的埋线操作解剖层次解析

1.进针层次　治疗胃溃疡及十二指肠溃疡、胃炎、胆汁反流性胃炎埋线的位置都在胸椎上，分布在 $T_{5～9}$ 椎体节段。$T_{5～6}$ 这一段进针层次是皮肤→皮下组织→斜方肌→菱形肌

→竖脊肌。

2. 埋线操作细节 背部埋线都采用平透刺埋线，从脊柱中间直刺 1cm，再转换针角度 35° 向两边平刺埋入，进针深度 2.5 ～ 3.5cm 为宜，瘦人一般进针深度 1.5 ～ 2cm 较好。

3. $T_{7\sim9}$ 这一段进针层次 皮肤→皮下组织→斜方肌→背阔肌→竖脊肌。

4. 埋线操作细节 此段埋线都采用平透刺埋线，从脊柱中间直刺 1cm，再转换针角度 35° 向两边平透刺埋入，进针深度 2.5 ～ 3.5cm 为宜，瘦人一般进针深度 1.5 ～ 2cm 较好。

5. T_{12} 的埋线及脾俞透胃俞透线埋线 进针层次是皮肤→皮下组织→背阔肌→下后锯肌→竖脊肌。

6. 埋线操作细节 T_{12} 从脊柱中间直刺 1cm，针转换角度以 35° ～ 45° 向两侧平刺埋线，深度 2 ～ 3cm，脾俞穴透胃俞穴，从胃俞穴进针 3cm，深度 2cm，向脾俞穴方向埋入，深度 2cm。瘦人埋线深度 1 ～ 2cm。

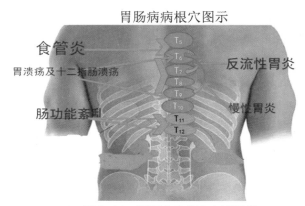

◆ 图 8-10 胃肠病病根穴支配图示

7. "肠三针"埋线操作中的解剖细节

（1）T_{12} 处埋线主要是从椎体中间向两侧透刺埋线。进针层次：皮肤→皮下组织→背阔肌→下后锯肌→竖脊肌。

（2）埋线操作细节：T_{12} 埋线采用平透刺埋线较宜。平透刺埋线：捏起皮肉，在 T_2 棘突上位置中间直刺 1cm，再转换针的角度以 35° 向两侧平透刺埋线，进针 45° 以上危险性加大，一般掌握在进针角度为 35° 为宜。

（七）埋线治疗

方法一：①$T_{6\sim8}$：1 号线，2cm，注线平刺；②引气归元（中脘、下脘、气海、关元）：0 号线，2cm，注线；③脾俞透胃俞：0 号线，2cm，透线埋线。

方法二：①$T_{9\sim10}$：用 1 号线，2cm，注线平刺；②脾俞透胃俞，足三里：1 号线，2cm，注线；③中脘穴：0 号线，1.5cm，注线。

将以上两个方案 20 ～ 25 天埋线 1 次，3 次为 1 个疗程，1 ～ 2 个疗程疗效可基本达 90% 左右，能达到理想效果。腹胀者可配天枢穴、气海穴；上腹痛者配胃俞穴；消化不良者配脾俞穴；下腹痛配梁丘穴、太冲穴；有血便配血海穴。0-1 号肠线，2cm，注线法。

（八）典型病例

病例1：患者王某，女，某教育局干部。主诉：浅表性胃炎已2年。经常饭后胃痛、腹胀，经埋线治疗：第1次：$T_{6\sim7}$，配脾俞穴透胃俞穴、中脘穴；20天后埋线：$T_{9\sim10}$、足三里、上脘穴，埋线2次后基本好转。

病例2：患者李某，女，48岁，赞皇人。患浅表性胃炎5年，胃痛、胃胀，埋线治疗3次。第1次埋线：T_6、T_8、脾俞穴透胃俞穴、中脘穴；第2次：T_7、T_9、上脘、足三里；第3次：T_6、T_{10}、脾俞穴透胃俞穴，3次后基本好转，一年后回访无复发。

二、胃溃疡及十二指肠溃疡

（一）疾病概况

消化性溃疡是消化道内接触胃液部分的黏膜组织所发生的高度局限性组织缺失，病变主要发生在胃和十二指肠，因此称为胃及十二指肠溃疡。本病的病因尚不清楚，一般认为与饮食、精神、化学药品、吸烟及遗传有关。

胃溃疡的疼痛多发生于饭后1小时左右，之后逐渐缓解；十二指肠溃疡的疼痛发生在夜间或饭前空腹时，少许进食即可缓解。常有泛酸、嗳气、恶心呕吐等症状。本病可发生于任何年龄，以青壮年为多，男性多于女性。

（二）诊断要点

1. 十二指肠溃疡 常空腹痛，进食后缓解，3～4小时后再出现疼痛，持续至下次进餐，故多喜食，迟发痛。

2. 胃溃疡 多在餐后0.5～1小时出现疼痛，至下一餐前消失，进食则又痛，故多畏食，早发痛。发作期上腹部有局限性压痛。

（三）埋线治疗

1. 胃溃疡埋线治疗

（1）"胃六针"：即T_6、T_8、T_9，1号线，2cm，注线。

（2）经验穴：T_7以上找敏感点埋线，1号线，2cm，注线平刺埋入。

（3）中脘、上脘、巨阙、足三里：0号线，1.5cm，注线；20～25天埋线1次，连续埋线3～4次，可基本好转。

2. 十二指肠溃疡的埋线治疗

（1）"胃六针"：即T_6、T_8、T_9，加T_{12}，1号线，2cm，注线平刺。

（2）梁门穴、承满穴：0号线，1.5cm，注线。

（3）经验穴：找$T_{7\sim10}$的敏感点，1号线，2cm，平刺埋入；20～25天埋线1次，3～4次可基本好转。

（四）典型病例

病例1：患者李某，男，40岁。主诉：十二指肠溃疡已8年。埋线4次：第1次埋线：T_6、T_8、中脘、梁门；第2次埋线：T_7、T_{10}、上脘、足三里；第3次埋线：T_6、T_9、承满，埋线4次后基本好转。

病例2：患者张某，女，22岁，白求恩医学院学生。主诉：胃溃疡2年。经常饭后胃痛，吐酸，腹胀，埋线2次。第1次埋线："胃六针"：T_6、T_8、T_9、中脘、足三里；第2次埋线：T_9、T_{10}、上脘穴、阿是穴，埋线2次后基本好转。

三、反流性食管炎

（一）疾病概况

反流性食管炎是指胃或肠内容物反流进入食管引起食管下段黏膜受损的病症，主要表现为胸痛、胸骨后烧灼感、反酸、咽部不适等，属中医的"吐酸""胃脘痛"范畴（图8-11）。

现代医学认为，本病多因食管下端括约肌松弛、压力过低、蠕动减少导致胃内容物上逆瘀积食管所致。其病机主要是肝胃郁热、胃气上逆、脾胃气虚、浊气上逆；气虚血瘀，通降失调。食管为胃之源，胃属腑，以通为用，以降为顺，必须保持食管及胃空、降的特性，才能使之功能正常。

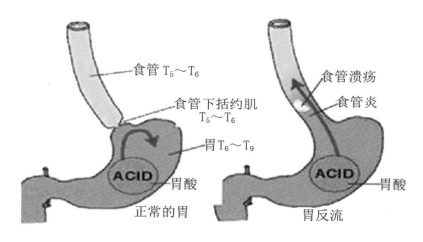

食管 $T_5 \sim T_6$

食管溃疡

食管下括约肌 $T_5 \sim T_6$

食管炎

胃 $T_6 \sim T_9$

胃酸

胃酸

正常的胃

胃反流

◆ 图8-11 反流性食管炎解剖支配图示

（二）埋线治疗

1. T_5、T_6　1号线，2cm，注线。

2. 巨阙、膻中　0号线，1.5cm，注线。

3. 配穴　肝胃郁热配肝俞、章门；脾胃气虚配脾俞穴透胃俞穴、足三里；气虚血瘀配脾俞、三阴交等穴。

4. 具体操作　病根穴埋线用1号肠线2cm，穿11号注线针，从棘突中心向两边平透刺埋入或从棘突下0.5寸处向上埋线。胃俞从穴位下0.5寸向上埋入，其他穴位用注线针直刺埋入。15～20天埋线1次，3次后基本可好转。

（三）典型病例

患者曹某，女，79岁，赞皇人。主诉：反流性食管炎5年，胸骨烧灼感，反酸，胃脘不适，埋线3次：第1次埋线：T_5、T_7、胃俞、足三里；第2次埋线：T_6、T_7、膻中、胆囊穴；第 3 次埋线：T_5、T_8、脾俞、天枢，埋线 3 次后基本好转。

四、胆汁反流性胃炎

（一）疾病概况

胆汁反流性胃炎亦称碱性反流性胃炎，是指由幽门括约肌功能失调或行降低幽门功能手术等原因，造成含有胆汁、胰液等十二指肠内容物流入胃，使胃黏膜产生炎症、糜烂和出血等，减弱胃黏膜屏障功能，引起 H^+ 弥散增加，而导致的胃黏膜慢性炎症。

胃镜检查可见幽门收缩时有淡黄色液体反流入胃，胃内有黄色液体潴留，胃膜屏障因此受到损害。

现代医学认为，此病主要是幽门括约肌功能失调，致使主要含胆汁酸的十二指肠液反流，使胃黏膜充血水肿。大部分胆汁反流性胃炎患者表现为肝气横逆，犯及脾胃，升降逆乱一系列症状体征（图 8-12）。

（二）临床表现

1. 腹胀 这是比较主要的症状之一，表现为腹部饱胀不适，中上腹持续烧灼感，也可表现为胸骨后痛，餐后可加重。

2. 胃灼热 胃部有灼烧感，甚至有些患者食管也会有烧灼感，常常伴有嗳气、反酸、恶心、呕吐、肠鸣、排便不畅、食欲缺乏以及消瘦等现象。

3. 胃出血 严重的胆汁反流性胃炎患者还会出现胃出血的情况，有的患者大便呈现黑色，有的是呕血。

4. 呕吐 由于胃排空障碍，呕吐一般发生在晚间或半夜，有些患者呕吐物中带血。

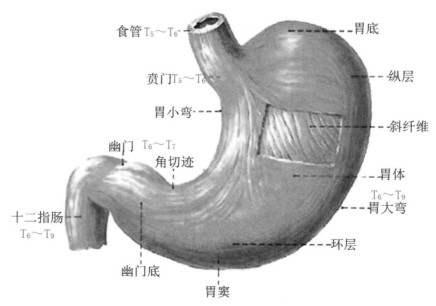

◆ 图 8-12 胆汁反流性胃炎解剖图示

（三）埋线治疗

第 1 次：① $T_{6～7}$：1 号线，2cm，注线；②配穴：中脘、膻中，0 号线，2cm，注线；胆俞，0 号线，2cm，透线。

第 2 次：①取穴：$T_{8～9}$，1 号线，2cm，注线；②配穴：中脘、膻中、足三里，0 号线，2cm，注线；胆俞穴，0 号线，2cm，透线；③辨证施治：肝气郁结配肝俞、阳陵泉；肝胃郁热配胃俞、幽门穴。

第 3 次：①取穴：T_6、T_{10}，1 号线，2cm，注线平刺；②配穴：幽门、足三里，0 号线，1.5cm，注线。15 ～ 20 天埋线 1 次，3 次为 1 个疗程，1 ～ 2 个疗程可基本好转。

五、肠功能紊乱

（一）疾病概况

肠功能紊乱是由胃肠道神经功能紊乱所引起的，以胃肠运动及分泌功能紊乱为主的疾病，常有一定的精神刺激因素，而无器质性病变，属于中医学中的"郁病""梅核气"等病症范畴。

中医学认为，本病多由于情志郁积，肝失条达，或因思虑过度，脾气郁结，脾失健运，聚湿生痰，痰气郁结，胸膈不利所造成。胃神经症主要是神经性呕吐、厌食、嗳气为主症。肠神经症主要以情绪性腹泻、结肠过敏、消化不良及结肠分泌功能障碍为主症。

（二）埋线治疗

方法一：①"肠三针"（T_{12}、天枢、中脘）：0 号线，2cm，注线；②上巨虚、足三里，0 号线，2cm，注线。

方法二：①"肠三针"（T_{12}、天枢、中脘）：配 L_1，用 1 号线，2cm，注线；②引气归元：0 号线，2cm，注线。

辨证施治：①肝气乘脾证：配肝俞、阳陵泉；②湿浊困脾证：配脾俞；③脾胃虚弱证：配脾俞透胃俞；④脾肾阳虚证：配肾俞、命门等穴。

15 ～ 20 天埋线 1 次，方一与方二交替使用，3 次为 1 个疗程，3 次后会有好的疗效。

（三）典型病例

患者赵某，女，42 岁，石家庄人，2004 年 4 月来门诊治疗。患者有神经性呕吐、厌食、腹泻、消化不良等症状。初步诊断为胃肠神经症，经埋线治疗 $T_{10}^{1、3}$、$T_{12}^{1、3}$、三阴交、足三里、天枢等，症状大有好转，后又经 3 次埋线，基本治愈。

六、非特异性溃疡性结肠炎

（一）疾病概况

非特异性溃疡性结肠炎是一种病因不明，以结肠的溃疡性炎症为特征的慢性疾病，简称为溃疡性结肠炎，以腹痛、腹泻，大便含血、脓和黏液为主要临床表现。与免疫因素有关，也和精神因素、肠道细菌或病毒感染有一定关系，病变常限于直肠、乙状结肠，也可累及降结肠的黏膜及下层，出现充血、水肿、出血、糜烂溃疡等病理变化。

中医学认为，此病主要是外感泄泻迁延日久，损伤脾胃或饮食失调，劳疲内伤或湿热蕴结大肠，气血凝滞，热伤脉络；亦可因情志失调，肝失疏泄，横逆乘脾，运化失常，脾病及肾，命门火衰，运化失司而为泄泻。

（二）埋线治疗

方法一：①取穴：$T_{11}^{1、3}$、$T_{12}^{1、3}$，配三阴交、足三里、关元、中脘穴；②操作：$T_{11}^{1、3}$、$T_{12}^{1、3}$，用注线法，选 1 号肠线 2cm，穴位局部消毒，局部麻醉，用注线针埋入 $T_{11}^{1、3}$、$T_{12}^{1、3}$ 两侧。天枢穴用 2 号肠线 2cm 装入 12 号注线针，从天枢穴处进针，局部消毒局部麻醉，有针感时退针推线。中脘穴用 2 号肠线 2cm，从中脘处进针，消毒局部麻醉，斜刺入穴位下肌层。三阴交穴用 2-0 号线，9 号针直刺入穴位、足三里，穴用 1 号线 1cm 直刺埋线入肌层。

方法二：①取穴：$L_1^{1、3}$、$L_3^{1、3}$、$S_2^{1、3}$ 配大肠俞（双侧）、脾俞、天枢、关元、中脘、足三里等穴；②操作：大肠俞用 2 号线，12 号注线针，局部消毒局部麻醉后，以 80° 向脊椎方向直刺 1.5 寸左右。脾俞穴、肾俞穴用透线法，1 号肠线穿入 12 号注线针中，局部消毒局部麻醉后，透入穴位皮下肌层。中脘、足三里、天枢同方一；关元用 0 号肠线斜刺埋线入穴位。

（三）典型病例

病例 1：患者薛某，男，28 岁，邯郸人。2004 年 6 月来门诊治疗，医院诊断为慢性结肠炎、直肠炎。肠镜检查：降结肠、乙状结肠黏膜充血水肿，直肠黏膜粗糙，大便有白色黏液。患者经埋线治疗 $T_{11\sim12}^{1、3}$（U 线法）、足三里、天枢、大肠俞、关元，埋线 3 次后，症状基本好转。

病例 2：患者郭某，男，36 岁，藁城人。2004 年 9 月来门诊治疗，诊断为慢性结肠炎，经埋线治疗 $T_{11\sim12}^{1、3}$ 注线斜刺，天枢、上巨虚、脾俞透胃俞、中脘、足三里，埋线治疗 3 次，症状基本好转。

七、胃下垂

（一）疾病概况

胃下垂是指胃的位置低于正常，胃小弯在髂嵴连线以下，胃张力低弱，蠕动慢，十二指肠球部向左偏移的一种内脏疾病。本病属于中医的"胃薄""胃下""胃缓"之范畴。其病机是脾胃虚弱，中气下陷，升降失常。中医辨证分型为肺脾气虚、中气不举和阴亏火炎、气虚下陷。

（二）临床表现

本病症状的轻重与胃下垂程度有关，表现为消瘦，脘部凹陷，腹部凸出，食纳减少，食后胸脘胀闷不适，腹部下坠感，腹痛或腰疼，食后站立时加重；并有乏力、心悸、嗳气、恶心、呕吐等。

（三）埋线治疗

1. T_5、T_8、T_{10}　0 号线，2cm，注线。

2. 胃上穴 0 号线，2cm，注线。

3. 分型施治 ①肺脾气虚，中气不举：配脾俞透胃俞、中脘、气海、足三里，0 号线，2cm，注线；②阴亏火炎，气虚下陷：配胃俞穴透脾俞、胃上穴透神阙、肾俞、气海，0 号线，2cm，注线。

八、慢性胆囊炎

（一）疾病概况

慢性胆囊炎是临床上最常见的胆道疾病。临床表现为上腹或右上腹不适，持续性钝痛，或右肩胛区腹痛，进食油腻食物加重，同时伴有消化不良，嗳气、恶心、反酸等症，胆囊部位有轻微压痛。

中医学认为，本病多由饮食失节、情志不畅、脾失健运、湿浊内生、肝胆气滞所致，属中医学中"腹痛""胁痛"范畴。

（二）埋线治疗

1. 取穴 $T_{7\sim10}^{1,3}$ 配肝俞、胆囊、阳陵泉、右上腹阿是穴。

2. 操作 肝俞穴透胆俞穴（右），用 1 号肠线 2cm 装入 11 号注线针内，从胆俞穴下 1.5cm 处进针。穴位局部麻醉后，用 11 号针垂直刺入皮下，再以 35° 角透过肌层将线埋入肝俞穴和胆俞穴之间肌层。$T_{7\sim10}^{1,3}$ 用 1 号肠线 2cm 注线斜刺。阿是穴用 2-0 号线 2cm 注线法，其余穴用 1 号注线法。

（三）典型病例

患者赵某，女，42 岁，石家庄市粮食局职工。2004 年 4 月来门诊治疗，主诉右上腹部疼痛，胆囊区不适，并伴有消化不良、厌食、右后背疼痛，经埋线治疗 $T_{7\sim8}^{3}$、$T_{9\sim10}^{3}$ 1 号线，用 U 线法。配穴：胆俞、胆囊、足三里、阳陵泉，共埋线 6 次，症状基本好转。

九、胆石病

（一）疾病概况

胆石病是胆道系统中最常见的疾病，属于中医学的"胁痛""结胸""黄疸"等范围。按部位可分为胆囊结石、胆总管结石和肝内胆管结石 3 种。

中医学认为，本病多因肝胆湿热内蕴，日积月累，胆汁久经煎熬，凝结成石，阻塞胆道，不通则痛；湿热熏蒸，发为黄疸。

胆囊结石常见于中上腹或右上腹饱胀不适，进食油腻食物加重，可触及肿大胆囊。

胆总管结石除绞痛外，有寒战、高热、剑突下压痛。肝内胆管结石常有反复发作的腹痛、发热、黄疸等肝区叩击痛，触及肝大，并有肝功能损害表现。

（二）埋线治疗

方法一：①T_8^3、T_6^3：用 0 号线，2cm，注线法；②梁门、承满：1 号线，2cm，注线法；③耳穴压豆：神门、胆囊、肝区。

方法二：①T_7^3、T_9^3：用 0 号线，2cm，平刺；②阴都、腹哀：用 1 号线，2cm，注线

法；③耳穴压豆：内分泌区。

将方法一、方法二交替使用，每 15～20 天埋线 1 次，连用 3 次显效。

十、便秘

（一）疾病概况

便秘是临床常见的复杂症状，而不是一种疾病，主要是指排便次数减少、粪便量减少、粪便干结、排便费力等。必须结合粪便的性状、本人平时排便习惯和排便有无困难做出有无便秘的判断，如超过 6 个月即为慢性便秘。便秘从病因上可分为器质性和功能性两类。

（二）病因

1. 器质性便秘

（1）肠管器质性病变：肿瘤、炎症或其他原因引起的肠腔狭窄或梗阻。

（2）直肠、肛门病变：直肠内脱垂、痔疮、直肠前膨出、耻骨直肠肌肥厚、耻直分离、盆底病等。

（3）内分泌或代谢性疾病：糖尿病、甲状腺功能低下、甲状旁腺疾病等。

（4）系统性疾病：硬皮病、红斑狼疮等。

（5）神经系统疾病：中枢性脑部疾病、脑卒中、多发硬化、脊髓损伤以及周围神经病变等。

（6）结肠神经肌肉病变：假性肠梗阻、先天性巨结肠、巨直肠等。

（7）药物性因素：铁剂、阿片类药、抗抑郁药、抗帕金森病药、钙通道拮抗剂、利尿药以及抗组胺药等。

（8）心理因素：神经心理障碍。

（9）其他因素：肠管平滑肌或神经源性病变。

2. 功能性便秘　病因尚不明确，其发生与多种因素有关，包括以下六方面。

（1）进食量少或食物缺乏纤维素或水分不足，对结肠运动的刺激减少。

（2）因工作紧张、生活节奏过快、工作性质和时间变化、精神因素等干扰了正常的排便习惯。

（3）结肠运动功能紊乱所致，常见于肠易激综合征，系由结肠及乙状结肠痉挛引起，除便秘外同时具有腹痛或腹胀，部分患者可表现为便秘与腹泻交替。

（4）腹肌及盆腔肌张力不足，排便推动力不足，难以将粪便排出体外。

（5）滥用泻药，形成药物依赖，造成便秘。

（6）老年体弱、活动过少、肠痉挛导致排便困难，或由于结肠冗长所致。

（三）分类

便秘按发病机制主要分为两大类：慢传输型和出口梗阻型。

1. 慢传输型便秘　慢传输型便秘是由于肠道收缩运动减弱，粪便从盲肠到直肠的移动减慢，或由于左半结肠的不协调运动而引起。最常见于年轻女性，在青春期前后发生，其特征为排便次数减少（每周排便少于 1 次），少便意，粪质坚硬，因而排便困难；肛直肠指检时无粪便或触及坚硬粪便，而肛门外括约肌的缩肛和用力排便功能正常；全胃肠或结肠传输时间延长；缺乏出口梗阻型的证据，如气囊排出试验和肛门直肠测压正常，增加膳食纤维摄入与渗透性通便药无效。糖尿病、硬皮病合并的便秘及药物引起的便秘多是慢传输型。

2. 出口梗阻型便秘　出口梗阻型便秘是由于腹部、肛门直肠及骨盆底部的肌肉不协调导致粪便排出障碍。在老年患者中尤其常见，其中许多患者经常在内科治疗无效。出口梗阻型可有以下表现：排便费力、不尽感或下坠感，排便量少，有便意或缺乏便意；肛门直肠指检时直肠内存有不少泥样粪便，用力排便时肛门外括约肌可能呈矛盾性收缩；全胃肠或结肠传输时间显示正常，多数标志物可潴留在直肠内；肛门直肠测压显示，用力排便时肛门外括约肌呈矛盾性收缩或直肠壁的感觉阈值异常等。很多出口梗阻型便秘患者也合并存在慢传输型便秘。

（四）临床表现

便秘在人群中的患病率高达 27%，但只有一小部分便秘者会就诊。便秘可以影响各年龄段的人，女性多于男性，老年多于青壮年。因便秘发病率高、病因复杂，患者常有许多苦恼，便秘严重时会影响生活质量。

便秘常表现为：便意少，便次也少；排便艰难、费力；排便不畅；大便干结、硬便，排便不净感；便秘伴有腹痛或腹部不适。部分患者还伴有失眠、烦躁、多梦、抑郁、焦虑等精神心理障碍。

由于便秘是一种较为普遍的症状，症状轻重不一，大部分人常常不去特殊理会，认为便秘不是病，不用治疗，但实际上便秘的危害很大。便秘的"报警"征象包括便血、贫血、消瘦、发热、黑便、腹痛和肿瘤家族史等。如果出现报警征象应马上去医院就诊，做进一步检查。

（五）中医对便秘的认识

中医学认为，此症多属胃肠积热或热病后肺热下移大肠，伤津耗液，肠道干燥或思虑过度，气机郁滞，肠道通降失常而致，称其为"后不利"等；也可因年老体衰、气血两亏、大肠传导无力导致便秘。治疗便秘的经验穴是支沟穴、七节骨（图 8-13）。

中医临床辨证可分为：①热积型便秘：患者大便干结，小便短赤，面红心烦，口干口臭，舌质红，苔黄腻，脉滑数；②气滞型便秘：患者大便秘结，腹部胀满，嗳气，胁部满。舌质暗红，有齿痕，苔黄腻，脉弦；③气虚型便秘：患者多数体质虚弱，大便不干，但大便困难，便后乏力，气短。舌质嫩，舌苔薄，脉沉细；④血虚型便秘：患者大多数面色萎黄，常见贫血、产后的患者，大便不通，头晕心悸，多梦，舌淡脉细。

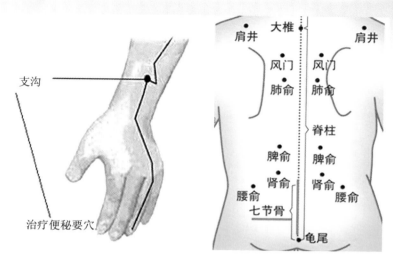

◈ 图 8-13 治疗便秘的经验穴支沟穴和七节骨图示

（六）埋线治疗

方法一：①病根穴：$T_{11\sim12}^{1、3}$，$L_{1\sim3}^{1、3}$，配穴：大肠俞、关元，七节骨；②操作：$T_{11\sim12}^{1、3}$用注线平刺法，局部消毒局部麻醉后，用 1 号肠线埋入。$L_{1\sim3}^{1、3}$用注线法，用 1 号肠线 2cm 穿入 11 号注线针内直刺入。大肠俞、关元用 0 号肠线 1.5cm 垂直刺入，七节骨穴用 2-0 号 2cm 肠线平刺埋入穴位，针眼处贴上创可贴，保护 24 小时。

方法二：①病根秘穴："秘三针"：即 T_{12}，配大肠俞、七节骨穴，1 号线，2cm，注线埋入；②分型埋线：热结便秘：配天枢、大肠俞、曲池、上巨虚等穴，1 号线，1.5cm，注线；七节骨，0 号线，1.5cm，平刺；气滞便秘：天枢、关元，1 号线，2cm；上巨虚、支沟、阳陵泉，0 号线，1.5cm，注线；气虚便秘：肺俞、脾俞，0 号线，2cm，透线；天枢、大肠俞，1 号线，2cm；足三里、气海，0 号线，1.5cm，注线；血虚便秘：膈俞、脾俞，0 号线，2cm，透线；天枢、关元、足三里、上巨虚，0 号线，1.5cm，注线。

埋线操作：用注线法，穴位消毒局部麻醉后，将 1 号肠线 2cm 装入 11 号注线针前端，对 T_{12}、肺俞、脾俞、膈俞进行平刺埋入。对中脘、大肠俞、天枢、支沟、上巨虚、曲池、阳陵泉、足三里等穴位用 0 号线进行注线直刺入穴位，七节骨、关元、气海等穴用 2-0 号线装入 8 号注线针刺入，脾俞穴透胃俞穴用 0 号肠线装入 9 号注线针采用透线法。针眼处贴上创可贴，保护针眼 24 小时。

（七）典型病例

病例 1：患者李某，女，35 岁，新乐人。2008 年 10 月来门诊治疗，主诉：3 天排便一次。排便困难，腹部腹痛、腰酸腿软、烦躁，用方一、方二交替埋线 6 次，症状基本解决。

病例 2：患者马某，女，36 岁，保定人。2013 年 8 月来门诊治疗，主诉习惯性便秘，大便秘结，食欲缺乏，腹部胀满，用方二埋线 3 次，症状好转。

第三节 骨科疾病

一、颈椎病

(一)疾病概况

颈椎病又称颈椎综合征,是由于颈椎骨质的退行性改变而刺激或压迫其周围的神经、血管及其他组织,引起一系列不同形式的综合征。中医学称为"肩颈痛"或"肩背痛"。

本病多因肝肾精血不足,肾脉空虚致筋骨失养或外伤造成气血运行不畅,或因久坐垂首致督脉气血运行失利,颈项筋骨气滞血瘀均可导致本病的发生。

(二)运用"一看、二触、三调、四埋"实战方法调理颈椎病

1. **"看"** 一看棘突是否是一直线(图 8-14),二看两侧钩椎关节是否高低不一致,三看颈椎椎体生理曲线是否变直,四看棘突间隙是否变窄,五看是否存在骨质增生。看 CT 片可以看是否颈椎间盘突出、膨出、椎管狭窄、增生等。

2. **"触"** 触摸颈椎两侧,查看颈椎两侧是否有结节、阿是点、钩椎关节高低位置。判断颈椎病患病位置,为调整颈椎及埋线做好准备。

3. **"调"** 找到颈椎阿是穴位置,让患者放松肌肉,医者用手顶住阿是穴位置,让患者向健侧转头,再向患侧转头 180°,连续做 3 次即可。

4. **"埋"** 根据颈椎压迫位置和阿是穴位置,做好埋线的准备工作,第 1 次埋线只选主要位置(神经受压椎体,椎体周围疼痛点,每次选 3 ~ 5 处即可):选 2-0 号线,做好标记,用 9 号埋线

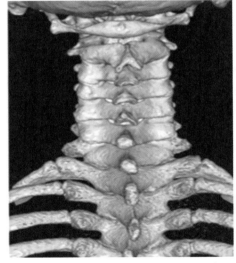

◆ 图 8-14 颈椎棘突排列图示

针穿入 2-0 号线 1cm,角度以 60° ~ 75° 方向向颈椎位置埋线,深度 2 ~ 3cm,有针感时埋线效果好。埋线后贴好创可贴,保护针眼 48 小时。

(三)颈椎间盘脱出症

颈椎间盘脱出症是指因颈椎间盘后外侧突出压迫脊神经根或脊髓而引起的病症。其主要特点是颈痛,上肢放射性疼痛及麻木感。压痛点多位于棘突及其椎旁组织,可同时有放射痛。多发生于 30 岁以上的中壮年,男性多于女性,约 94% 的患者发生在 $C_{6\sim7}$ 和

$C_{5\sim6}$，也有 $C_{4\sim5}$、$C_{3\sim4}$ 者。有外伤者，起病较急，否则为缓慢起病。中医学则认为，多由素体禀赋不足，加之感受风寒湿邪或外伤，致肾精亏虚、气血瘀阻经络，不通则痛。

1. 临床表现 好发年龄为 30 岁以上的青壮年，好发部位为 $C_{6\sim7}$ 及 $C_{3\sim4}$、$C_{5\sim6}$。疼痛部位可在颈后、头的一侧、双肩、肩胛间、上臂、全上肢或前上胸壁等。当第 6 神经根受累时，为上臂外侧，前臂桡侧和拇指区域疼痛；当第 7 神经根受累时，为前臂背侧，手掌桡侧，手背和中、示指等感觉异常，肱三头肌反射减弱。第 4 神经根或第 5 神经根受压时，斜方肌、冈上肌、肩胛部不适，疼痛性质为持续性的，与运动有关，但不明显，疼痛特点为颈痛、上肢放射性疼痛及麻木感；压痛点位于棘突及其椎旁组织，颈部活动受限，或有肌肉痉挛。此症为颈椎间盘后外侧突出压迫神经根或脊髓而引起的病症。其主要特点是颈痛，上肢放射性疼痛及麻木感，压痛点位于棘突及椎旁组织，同时有放射痛。大部患者在 $C_{4\sim5}$、$C_{5\sim6}$、$C_{6\sim7}$ 部位。一般为 30 岁以上中壮年，有外伤史，病情缓慢，也有 $C_{3\sim4}$、$C_{2\sim3}$ 者。

2. 诊断要点

（1）C_3、C_4 神经受压时，患者斜方肌、胸锁乳突肌、冈上肌、菱形肌不适，肩胛部不适。

（2）C_5 神经受压时，颈部疼痛，喙突处、三角肌处不适。

（3）C_6 神经受压时，为人体上臂外侧、前臂桡侧和拇指区域疼痛。

（4）C_7 神经受压时，为人体前臂背侧、手掌桡侧，手背和中指、示指等感觉异常，肱二头肌反射减弱。

（5）疼痛为持续性，与运动有关，但不明显（图 8-15）。

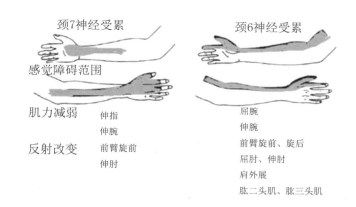

颈7神经和颈6神经受累鉴别图

◆ 图 8-15 颈椎神经受累图示

3. "臂六针" C_6、C_7、T_1 埋线操作层次解剖分析

（1）C_6、C_7 埋线：进针层次：皮肤→皮下组织→斜方肌→项韧带。①皮肤较厚，有毛发，由枕大神经和枕大神经的分支支配；②皮下组织较厚，由结缔组织和脂肪组织构成，针通过该组织时阻力较小，有松软感；③斜方肌是埋线针通过的组织；④项韧带是项部特有的呈三角形的弹性纤维膜，较宽厚，由结缔组织构成，埋线颈部中间的 2 号穴时通过此组织。C_6、C_7 埋线采取直刺进针 $2\sim3cm$ 深较适宜，斜刺向椎体以角度 60° $\sim$ 70° 进针 $2.5\sim3.5cm$ 深。

（2）T_1 埋线：进针层次：皮肤→皮下组织→斜方肌腱→菱形肌→上后锯肌→竖脊肌。①皮肤、皮下组织同 1 所述；②斜方肌腱是斜方肌起始部腱性部分，较薄，肌肉由副神经的分支支配；③菱形肌是斜方肌的深面组织，起自下位 $C_{6\sim7}$，及上位 4～5 个胸椎的棘突，止于肩胛骨的脊柱缘。受肩胛背神经支配，该神经是臂丛锁骨上部的分支，颈椎病常压迫该神经，引起菱形肌痉挛，产生肩背痛；④上后锯肌位于菱形肌的深面，为一很薄的扁肌，受第 1～4 肋间神经的分支支配；⑤竖脊肌又称骶棘肌，属于背深层肌，位于棘突两侧的深沟内，在背肌中最为粗大，均由脊神经后支支配。

（3）埋线操作：T_1 埋线采用平透刺埋线较宜，一般是捏起皮肉，在脊柱中间直刺 1cm，再转换针的角度以 35° 向两侧平透刺埋线，埋线深度为 1.5～2.5cm 较适宜。不可过深，不超过 3cm，否则会有危险。

4. 埋线治疗

（1）一般 $C_{5\sim6}$、$C_{6\sim7}$ 突出的病例较多。临床症状多是上臂外侧、前臂桡侧，手掌桡侧，中、示指不适较多。

（2）"臂 6 针"（$C_{6\sim7}$、T_1）埋线，2-0 号线 1.5cm，注线斜刺埋入，中、示指压迫较重者，T_1 患侧加大刺激，15～20 天埋线 1 次，3 次基本好转。

（3）$C_{3\sim4}$、$C_{4\sim5}$ 突出者，临床症状是颈项疼痛，肩胛部、冈下肌、三角肌不适。埋线处方：C_5 双侧，C_3、C_4 患侧，症状重者选肩髎、肩前穴埋线，2-0 号线，1.5cm，注线斜刺进针，15～20 天埋线 1 次，3 次基本好转。

（4）$C_{2\sim3}$、$C_{3\sim4}$ 突出，$C_{3\sim4}$ 神经受压，$C_{3\sim4}$（双侧），2-0 号线，1cm，注线。

（四）几种类型颈椎病

1. 颈型颈椎病

该病多见于青壮年，也可见于中老年人。颈部出现酸、胀、痛等不适，颈肩部不适，颈部僵硬，活动受限，椎旁肌、斜方肌、胸锁乳突肌有明显压痛，患椎棘突间亦有明显压痛。晨起后、劳累、受冷加重，经热敷按摩后好转，属于最轻的一种。

（1）病因：本病大多由于风寒、潮湿、枕头不适或卧姿不当、颈肌劳损、头颈部长时间单一姿势、姿势不良或过度疲劳等造成颈椎间盘、棘突间关节及肌肉、韧带等劳损所致，有时外伤也起重要作用。在以上因素的作用下，首先导致颈肌的痉挛、劳累或肌力不平衡而出现颈椎生理曲线的改变，造成颈椎关节囊及韧带的松弛，颈椎小关节失稳，此类改变刺激了颈神经根背侧支及副神经而致发病。

1）外伤：在颈椎退变、失稳的基础上，头颈部的外伤更易诱发颈椎病的产生与复发。

2）精神因素：从临床实践中发现，情绪不好往往使颈椎病加重，颈椎间盘突出的症状也更为严重。

3）年龄因素：随着年龄的增长，人体各部件的磨损也日益增加，颈椎同样会产生各种退行性变化，而椎间盘的退行性变化是颈椎病发生发展中最关键的原因。

4）工作姿势不当：尤其是长期低头工作者颈椎间盘突出发病率特高。再者，有些不适当的体育锻炼也会增加发病率，如不得法的倒立、翻筋斗等。

5）慢性劳损：是指各种超过正常范围的过度活动带来的损伤，如不良的睡眠、枕头的高度不当或垫的部位不妥，反复落枕者患病率也较高。

（2）临床表现：①颈部症状。颈部不适感及活动受限，主要颈部不适感有颈部疼痛、颈部酸胀、颈部发僵，活动或者按摩后好转；晨起、劳累、姿势不正及寒冷刺激后突然加剧；活动颈部有"嘎嘎"响声；颈部肌肉僵硬；用手按压颈部有疼痛点；按摩颈部有韧带"弹响"，转动颈部不够灵活等。②肩部症状。双肩发沉，肩部酸痛胀痛；颈部肌肉痉挛，按压颈部有疼痛，有时疼痛剧烈；劳累、久坐和姿势不当时加重。③背部症状。背部肌肉发紧、发僵，活动后或者按摩后好转；背部有疼痛点，按压明显；劳累和受寒背部不适症状加重。④头部症状。常在劳累后感觉半边头部或者整个头部发紧、头痛，休息或者按摩后好转。

（3）检查：颈部自然伸直时，生理曲度减弱或消失，有的人颈部偏歪，活动正常或轻度受限，颈部肌肉痉挛，有散在压痛点。

颈部触诊检查患节棘突间及两侧可有压痛，但多较轻，多无放射痛。另外，压头试验和臂丛神经牵拉试验阴性。

X线检查除颈椎生理曲度变直或消失外，正位片可见相邻钩椎关节间隙不等宽，两侧应力位片上约有 1/3 病例椎间隙松动。少数病例可看到椎体边缘增生和项韧带钙化等表现，但也有的患者 X 线片仅有颈椎生理曲线的改变。

此类颈椎病可先进行整脊手法，对颈部紧张的斜方肌、胸锁乳突肌理筋缓引，整复几次后，进行埋线治疗，一般埋线选用较细胶原蛋白线或用靓紫丝线线体，2–0 号线，埋线 2～3 次基本好转。

（4）埋线治疗处方：① $C_{3\sim5}^{1,3}$ 2–0 号线，1.5cm，注线；②操作：用 2–0 号肠线 2cm 穿入 8 号注线针前端，穴位消毒局部麻醉后，垂直进针达皮下时以 65°～75° 向颈部斜刺，进针达 2～3cm 时推线退针。针眼处贴上创可贴，保护针眼 24 小时。

（5）典型病例

病例 1：患者张某，男，52 岁，井陉人。张某患颈椎病已有多年，2004 年 6 月来门诊治疗。主诉：颈项强直，上背、肩胛疼痛，初步诊断为颈型颈椎病。埋线治疗：C_4、C_5、C_6（双侧）2–0 号线，1cm 注线法，C_7（患侧）注线法，埋线 1 周后，上背、肩胛疼痛消失，症状好转，20 天后进行第 2 次埋线，症状基本消失，治愈。

病例 2：患者丁某，男，56 岁，石家庄人。他颈肩不适，颈部僵硬，经埋线治疗：$C_{3\sim5}$、风池，埋线 3 次，症状好转。

病例 3：患者孙某，男，38 岁，保定人。自诉颈肩不适，后肩胛部不适，经埋线治疗：$C_{3\sim5}$、阿是穴，埋线 2 次，症状好转。

2. 神经根型颈椎病

该病 30 岁以上发病较多见，起病缓慢，病程较长，可因劳累、损伤而急性发作，多见于 $C_{5\sim6}$、$C_{6\sim7}$ 椎间，颈肩臂疼痛，可为持续性隐痛或酸痛，也可为阵发性剧痛，或为针刺样，烧灼样疼痛。下颈段的病变可出现肩臂手沿神经根分布区的疼痛和麻木，疼痛多呈放射性。病程较长的可有患肢肌力减退，握物不稳。肱二头肌腱、肱三头肌腱反射减弱，斜方肌、冈上肌、冈下肌、菱形肌可有压痛点。

（1）辅助检查：①臂丛神经牵拉试验：出现神经根性痛及放射痛者为阳性；②X线片检查：可见正位片出现双边、双突影。项韧带钙化，椎间隙变窄，椎体缘骨质增生。斜位片可见钩椎关节增生，椎间隙变窄，变形。

此类颈椎病要进行多次整脊手法调整，再进行埋线治疗，可选 2-0 号或 0 号胶原蛋白线或高分子（PGLA）线体，每 15 天埋线 1 次，埋线 3 ～ 4 次后症状好转。

（2）埋线治疗处方：① C_5（双侧）：0 号线，1cm，注；② $C_{6～7}$、T_1（患侧）：0 号线，2cm，注线；③操作：用 0 号肠线装入 9 号针中，穴位消毒局部麻醉后，垂直进针达皮下时以 65° ～ 75° 角向颈部斜刺，进针达 2 ～ 3cm 时推线退针。针眼处贴上创可贴，保护针眼 24 小时。

（3）典型病例

病例 1：患者张某，男，52 岁，井陉人。本人患颈椎病已有多年，2004 年 6 月来门诊治疗，主诉颈项强直，上肢疼痛麻木，上背、肩胛疼痛，初步诊断为神经根型颈椎病。埋线治疗：$C_{4～6}$（双侧）2 号或 0 号线，1cm 注线法，$C_{7～8}$（患侧）注线法，埋线 1 周后，上肢麻木消失，症状好转，20 天后进行第 2 次埋线，症状基本消失，治愈。

病例 2：患者刘某，女，48 岁，石家庄藁城人。2007 年来门诊治疗，双手指、上臂、前臂麻木，经埋线治疗：$C_{5～7}$、T_1，埋线 3 次后症状好转，1 年后回访无复发。

病例 3：患者庞某，女，36 岁，石家庄藁城人。2004 年 9 月来门诊治疗，右上肢疼痛、麻木，颈椎有压痛点。埋线治疗：$C_{4～7}$（患侧），经埋线 3 次治疗，症状消失，基本治愈。

3. 椎动脉型颈椎病

椎动脉型颈椎病可出现头痛、头晕等症状，常可因扭转颈部时加重，头痛多偏一侧，以颞部多见。疼痛多为胀痛、跳痛。头晕较为多见，并可伴有耳鸣、耳聋等迷路症状。当在某一体位转到颈部时，肌张力突然消失而跌倒在地，随后清醒，可立即站立，意识清楚；甚至恶心呕吐，多汗或无汗，流涎，心动过速，胸闷、胸痛，神经衰弱，记忆力减退，视物模糊，吞咽障碍，声音嘶哑等。病变颈椎节段处棘旁有压痛，颈部不敢活动，否则会有头晕、头痛。

（1）病因：本病是因各种机械性与动力性因素致使椎动脉遭受刺激或压迫，以致血管狭窄、曲折，造成椎 – 基底动脉供血不全。

（2）临床表现

1）颈椎病的一般症状。如颈痛、后枕部痛、颈部活动受限等。如波及脊髓或脊神经根，则出现相应的症状。

2）椎 – 基底动脉供血不全症状。主要表现为以下特点：①偏头痛：以颞部为剧，多呈跳痛或刺痛；②迷路症状：主要为耳鸣、听力减退及耳聋等症状。前庭症状主要表现为眩晕；③记忆力障碍：记忆力减退；④视力障碍：出现视力减退、视物模糊、复视、幻视及短暂的失明等；⑤精神症状：以神经衰弱为主要表现，多伴有近事健忘、失眠及多梦现象；⑥发音障碍：主要表现为发音不清、嘶哑及口唇麻木感等，严重者可出现发音困难，甚至影响吞咽；⑦猝倒：即当患者在某一体位头颈转动时，突感头昏、头痛，患者立即抱头，双下肢似失控状发软无力，随即跌（坐）倒在地；⑧自主神经症状：临床上以胃肠、心血管及呼吸系统症状多见。个别病例可出现瞳孔缩小、眼睑下垂及眼球内陷等。

（3）检查

1）X线改变：平片X线检查（主要是颈椎功能位的检查，判定有无椎体节段不稳）可见颈椎生理曲度改变、椎间隙变窄、椎体前后缘骨赘、项韧带钙化、椎体移位。

2）数字减影血管造影DSA技术：通过股动脉穿刺与插入导管，注入少量造影剂，以数字减影成像技术获得清晰的椎动脉图像。

3）MRI成像技术：对判定脊髓状态以及两侧横突孔有无变异、是否对称、内径有无差异等具有重要意义，尤其是无损伤的椎动脉MRI成像技术（MRI），对椎动脉的判定既安全又具有诊断价值。

（4）埋线治疗：① $C_{2\sim4}^{1,3}$：0号线，1.5cm，注线。配穴：太阳穴、内关穴，2-0号线，1.5cm，注线。②操作：用0号肠线2cm穿入9号注线针前端，穴位消毒局部麻醉后，垂直进针达皮下时以角度65°～75°向颈部斜刺，进针达2～3cm时推线退针。用2-0号肠线1.5cm，穿入8号注线针前端，对太阳穴进行平刺埋线，内关穴可进行直刺埋线，针眼处贴上创可贴，保护针眼24小时。

（5）典型病例：患者王某，女，71岁，安徽人。王某患椎动脉颈椎病多年，头晕、恶心、胸闷等，2010年来门诊治疗，经埋线治疗：$C_{2\sim4}$、内关、三阴交，埋线4次后症状明显好转，2年后回访无复发。

4. 交感神经型颈椎病

交感神经型颈椎病是以交感神经兴奋的症状为主的颈椎病，如头痛或偏头疼，有时伴有恶心、呕吐，颈部疼痛，视物模糊，眼窝胀痛，流泪，伴有耳鸣，心动过速，血压升高等症状。头颈部转动时颈部和枕部不适，疼痛症状明显加重。

（1）临床表现：交感神经型颈椎病的特点是患者主诉多但客观体征少，症状多种多样。

1）头部症状：如头晕或眩晕、头痛或偏头痛、头沉、枕部痛，睡眠欠佳、记忆力减退、注意力不易集中等。患者常主诉头脑不清，昏昏沉沉，有的甚至出现记忆力减退；有些患者还伴有恶心，少有呕吐。偶有因头晕而跌倒者。

2）眼耳鼻喉部症状：眼胀、干涩或多泪、视力变化、视物不清；耳鸣、耳堵、听力下降；鼻塞、"过敏性鼻炎"，咽部异物感、口干、声带疲劳等；味觉改变等。

3）胃肠道症状：恶心甚至呕吐、腹胀、腹泻、消化不良、嗳气以及咽部异物感等。

4）心血管系统症状：心悸、胸闷、心率变化、心律失常、血压变化等。

5）面部或某一肢体症状：多汗、无汗、畏寒或发热，有时感觉疼痛、麻木，但是又不按神经节段或走行分布。以上症状往往与颈部活动有明显关系，坐位或站立时加重，卧位时减轻或消失。颈部活动多、长时间低头、在电脑前工作时间过长或劳累时明显，休息后好转。

6）其他：肢体发凉怕冷，还可有一侧肢体少汗，头颈、颜面或肢体麻木等现象。

（2）埋线治疗：①$C_{4\sim6}^{1,3}$：0号线，1.5cm，注线。②选甲状腺穴：2-0号线，1cm，平刺。③配穴：血压升高，加曲池、合谷、三阴交，0号线，1.5cm；憋气胸闷，肺俞透风门，1号线，2cm，透线；心动过速加内关、神门，2-0号线，1.5cm，注线。④操作：用0号肠线2cm穿入9号注线针前端，穴位消毒局部麻醉后，垂直进针达皮下时以角度65°～75°向颈部斜刺，进针达2～3cm时推线退针。用2-0号肠线1.5cm，穿入8号注线针前端，对甲状腺穴进行平刺埋线，内关、三阴交、合谷可进行直刺埋线。针眼处贴上创可贴，保护针眼24小时。

（3）典型病例：患者苏某，女，58岁，自诉其有颈椎病，发作时，血压升高，心动过速，多汗，头晕等。埋线治疗：$C_{4\sim6}$、甲状腺穴、三阴交、内关，埋线3次，症状明显好转。

5. 脊髓型颈椎病

脊髓型颈椎病多见于中老年患者，有颈部慢性劳损的病史，或颈部有外伤史。临床表现为一侧或双侧下肢麻木、无力、双腿沉重，支配肢体功能失调，走路摇摆，容易跌倒，颈部僵硬，颈后伸时上肢麻木或四肢窜麻，甚至出现大小便失禁或尿潴留，甚至四肢瘫痪，卧床不起。部分患者可表现出交感神经症状，如头晕、头痛、汗出。

（1）病因：脊髓型颈椎病的基本病因是颈椎退变。在颈椎各个结构中，颈椎间盘退变被认为发生最早。随着椎间盘质地变性，含水量减少，高度下降和周缘突出，椎间盘后部被覆的后纵韧带的增厚骨化，椎体边缘骨质增生，相应椎板间黄韧带及椎间关节应力增加，韧带关节囊增厚，弹性减少，造成椎管径线减少，尤其是前后径，即矢状径的减少构成了脊髓压迫症的静态因素。动态性因素主要是指颈椎的伸屈活动加重脊髓的应力、变形。颈椎伸展时，椎管长度缩短，脊髓松弛，脊髓组织变"短粗"，截面积增大，黄韧带自侧后方折入椎管，纤维环及被覆的后纵韧带后突，脊髓受压增加；颈椎屈曲时，椎管拉长，脊髓变扁、变宽，弓弦作用使其前移，椎管前方之骨赘和突出的椎间盘组织抵压脊髓，加重脊髓损害。有些学者强调颈椎后伸时，为上一椎体后下缘与下一椎节椎弓后部前上缘靠拢，产生对脊髓"钳压"作用。脊髓的功能障碍病理在于脊髓受压和脊髓血供障碍所致，脊髓内神经纤维数量减少，轴浆流阻断、扭曲变形，脱髓鞘变化，神经细胞坏死、凋亡、脊髓炎症缺血等，少有胶原增生、瘢痕形成或囊性病变。慢性损伤在脊髓型颈椎病发病原因中作为诱发因素。多数学者认为，发育性椎管狭窄可降低发生脊髓型颈椎病的阈值。

（2）临床表现：脊髓型颈椎病变是脊髓压迫症病理改变之一。临床表现因病变脊髓被侵袭的程度、部位和范围而异。感觉障碍多不规律，手臂的麻木多见，但客观上浅痛觉障碍与病变所支配皮节不一定对应，深感觉少有受累者，可有胸或腹束带感，此时常伴有腹壁反射增强。

上肢通常多以下运动神经元通路损害为主，手笨拙、无力，表现为写字、系鞋带纽扣、用筷子等精细动作困难，随病情发展可有手部肌萎缩，可出现上位其他上肢肌力减退。少数高位脊髓病变可有肌张力增高、腱反射亢进等上运动神经元损害的表现。

下肢多为上运动神经元通路异常，表现为肌张力不同程度的增高和肌力减损，膝反射和跟腱反射活跃、亢进，出现踝阵挛、髌阵挛、肌张力增高，腱反射亢进导致走路不稳，尤其快走易跌倒、步态蹒跚，可出现痉挛步态。

脊髓型颈椎病较少引起排尿、排便困难及括约肌功能障碍。

不同病变类型的表现：由于脊髓受压病变的不均衡性，脊髓型颈椎病的神经系统异常表现为多变性。两侧病变可有轻重不同，甚至偏重一侧，但极少出现脊髓半横切，即Brown-Sequard综合征（脊髓半切综合征），后者于髓内肿瘤相对多见。

以上肢功能障碍为主者，表现为神经根症状，多为前述下运动神经元通路障碍，病变在脊髓中央，两侧灰质周围。

以下肢症状为主者，主要表现为上运动神经元通路障碍，为脊髓外周长传导束纤维受累所致，下肢神经功能异常也如前述。少数病例上肢症状轻微或无症状，需与胸椎管狭窄症鉴别。

所谓前脊髓动脉型并不多见，起病急，运动障碍一般是下肢重于上肢，温觉与痛觉减弱或消失，而深部感觉大多正常，可出现反射亢进和病理反射。

（3）埋线治疗：①上肢麻木：选 $C_{5\sim7}^{1,3}$，0号线，2cm，注线。②下肢麻木：$L_5^{1,3}$、$S_1^{1,3}$，1号线，1.5cm，注线。③配穴：肾俞、大肠俞、气海俞、关元俞，1号线，2cm，注线。④操作：颈部操作时用0号肠线2cm穿入9号注线针前端，穴位消毒局部麻醉后，垂直进针达皮下时以角度65°～75°向颈部斜刺，进针达2～3cm时推线退针。腰部进针时用1号肠线2cm穿入11号注线针前端，穴位消毒局部麻醉后，垂直进针达皮下时以角度75°向腰部直刺，进针3～5cm时推线退针。针眼处贴上创可贴，保护针眼24小时。

（4）$C_{2\sim3}$埋线操作解剖细节

1）"头颈穴"选 $C_{2\sim3}$ 棘突上位置，颈部的进针层次。皮肤→皮下组织→斜方肌→头夹肌→头半棘肌。

2）埋线操作细节。直刺埋线一般以角度70°～80°方向向椎体方向进针，埋线深度2～3cm，最深不要超过4.5cm。如果要斜刺，角度以55°～60°进针，进针的肌肉层次：皮肤→皮下组织→斜方肌腱膜→菱形肌→上后锯肌→竖脊肌。进针深度为2.5～4cm，最深不要超过4.5cm。

（5）$C_{4\sim6}$埋线操作解剖细节

1）进针层次：皮肤→皮下组织→斜方肌→棘上韧带→棘间韧带。

2）埋线操作细节：$C_{4\sim6}$埋线采取直刺进针2～3cm深较适宜，斜刺向椎体方向以55°～60°进针2.5～3.5cm深。

二、肩关节周围炎

（一）疾病概况

肩周炎是以肩关节疼痛和功能障碍为主的疾病，好发于50岁人群，女性大于男性。中医学称"五十肩""漏肩风"，病因是肝肾亏虚、气血不足、筋失所养及外伤劳损所致。

治疗予埋线、针灸、按摩等为主（图8-16）。

中医学对肩周炎的认识：肝肾亏损：肝藏血、主筋，具有贮藏血液和主筋肉运动的功能。肝血充盈，才能使肢体的筋脉得到充分的濡养，以维持正常的生理活动。肾主骨，主生髓。肾藏五脏六腑之精气，其充在骨。肾贯脊骨而生髓，骨髓充盈于骨腔之内，又营养骨体，以促其发育壮实。所以，骨的生长、发育、修复均依赖肾脏精气的营养和推动。五旬之人由于肝肾亏损，不能濡养筋骨，过度长期劳损，或睡卧时露肩着凉，寒凝筋膜，而致筋骨运动不灵，关节伸屈不利，而致肩周炎的发生。

（二）病因（图8-16）

1. 本病大多发生在40岁以上中老年人，软组织呈现退行病变，对各种外力的承受能力减弱是基本因素。

2. 长期过度活动、姿势不良等所产生的慢性致伤力是主要的激发因素。

3. 上肢外伤后肩部固定过久，肩周组织继发萎缩、粘连。

4. 肩部急性挫伤、牵拉伤后治疗不当等。

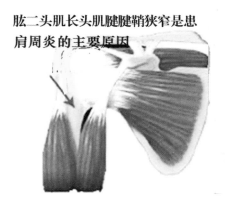
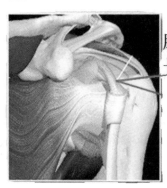

肱二头肌长头肌腱腱鞘狭窄是患肩周炎的主要原因

肱二头肌长头肌腱

◆ 图8-16 肩周炎形成主要原因图示

（三）临床症状

1. 肩部疼痛 可为阵发性或持续性，急性期时疼痛剧烈，夜间加重，活动与休息均可出现，严重者有触痛，疼痛时汗出难耐，不得安睡。部分患者疼痛可向前臂或颈部放射。肩关节活动受限，尤以外展、外旋、后伸障碍显著，病情严重者不能刷牙、洗脸、梳头、脱衣、插衣兜等，甚至局部肌肉萎缩等。肩周炎的发病首先发生一侧肩部疼痛、酸痛或跳痛，夜间痛甚，初起因畏痛而不敢活动，久则产生粘连和挛缩，活动受限，尤以外展、上举、背伸时明显，甚者肩关节失去活动能力。

2. 肩关节活动受限 肩关节向各方向活动均可受限，以外展、上举、内外旋更为明显，随着病情进展，由于长期失用引起关节囊及肩周软组织的粘连，肌力逐渐下降，加上喙肱韧带固定于缩短的内旋位等因素，使肩关节各方向的主动和被动活动均受限，当肩关节外展时出现典型的"扛肩"现象，特别是梳头、穿衣、洗脸、叉腰等动作均难以完成，严重时肘关节功能也可受影响，屈肘时手不能摸到同侧肩部，尤其在手臂后伸时不能完成屈肘动作。

3. 怕冷 患肩怕冷，不少患者终年用棉垫包肩，即使在暑天，肩部也不敢吹风。

4. 压痛 多数患者在肩关节周围可触到明显的压痛点，压痛点多在肱二头肌长头肌肌腱沟、肩峰下滑囊、喙突、冈上肌附着点等处。

5. 肌肉痉挛与萎缩 三角肌、冈上肌等肩周围肌肉早期可出现痉挛，晚期可发生失用性肌萎缩，出现肩峰突起、上举不便、后弯不利等典型症状，此时疼痛症状反而减轻。三角肌有轻度萎缩，斜方肌痉挛。冈上肌腱、肱二头肌长、短头肌肌腱及三角肌前、后缘均可有明显压痛。肩关节以外展、外旋、后伸受限最明显，少数人内收、内旋亦受限，但前屈受限较少。

（四）辅助检查

常规摄片，大多正常，后期部分患者可见骨质疏松，但无骨质破坏，可在肩峰下见到钙化阴影，实验室检查多正常。年龄较大或病程较长者，X线平片可见到肩部骨质疏松，或冈上肌肌腱、肩峰下滑囊钙化症状。

（五）运用一找、二压、三拨、四埋方法快治肩周炎病

1. "找" 找到肩部压痛点，一般在肩周附近有不敢触碰的阿是点。

2. "压" 用示指关节蜷曲，用指关节按压阿是点，时间1分钟，力度为以患者能忍受为宜。按压后可让患者做上伸展运动。

3. "拨" 用三步挑拨肩周痛点法。

4. "埋" 用2-0号线1cm，平刺埋入阿是点周围，不要穿过疼痛点。

（六）埋线治疗

第1次：① C_3（患侧）、$C_{5\sim6}$（患侧），0号线，2cm，注线；②"肩三针"，2-0号线，2cm，注线平刺。

第2次：① C_2（患侧）、C_4（患侧），0号线，2cm，注线；②"肩三针"，2-0号线，2cm，注线平刺。

15～20天埋线1次，埋线2次后可配合功能锻炼，就能逐渐恢复，也可配合中药外敷法恢复。

操作：皮肤常规消毒后，将2-0号胶原蛋白线2cm放入9号注线针中，对 $C_{3\sim6}$ 进行直刺埋线，T_2、T_4 进行平刺埋线，阿是穴用2-0号线浅刺埋入肌层，"肩三针"可注线平刺埋入，埋到阿是穴周围。贴好创可贴，保护针眼24小时。15～20天埋线1次，1个月或2个月后可基本不用再埋线，中间可配合功能锻炼，就能逐渐恢复，也可配合中药外敷法恢复。

（七）埋线操作解剖细节

1. 埋线 C_3、$C_{5\sim6}$ 时，进针层次 皮肤→皮下组织→斜方肌→棘上韧带→棘间韧带。

2. 操作解剖细节 直刺进针，以角度70°～80°向椎体方向进针2～3cm深。瘦人深1～2cm，胖人深2.5～4cm，埋线直刺不超过4cm，太深有危险性，禁止向椎体外侧进针。

3. T₂、T₄ 埋线操作解剖细节

（1）T₂ 埋线操作解剖细节

1）T₂ 进针层次：皮肤→皮下组织→斜方肌肌腱→菱形肌→上后锯肌→竖脊肌。

2）埋线操作细节：T₂，采用平透刺埋线较适宜，一般是捏起皮肉，在脊柱中间直刺1cm，再转换针的角度以35°向两侧平透刺埋线，一般掌握在进针角度以25°～35°为宜，进针 3～4cm。透刺深度瘦人一般不超过 2.5cm，安全埋线深度掌握在 1～2cm 较好；胖人一般不超过 4cm，安全埋线深度在 2.5～3.5cm；正常人埋线深度在 2～3cm 为宜。进针角度以45°以上危险性加大，埋线深度不超过 3.5cm。

（2）T₄ 埋线操作解剖细节

1）T₄ 进针层次：皮肤→皮下组织→斜方肌肌腱→菱形肌→上后锯肌→竖脊肌。

2）埋线操作细节：T₄ 埋线采用平刺透刺埋线较适宜，一般是捏起皮肉，在脊柱中间直刺 1.5cm，再转换针的角度以35°向两侧平刺埋线，进针角度45°以上危险性加大，一般掌握在进针角度为25°～35°为宜，进针 3～4cm。透刺深度瘦人一般不超过 2.5cm，安全埋线深度掌握在 1～2cm 较好；胖人一般不超过 4cm，安全埋线深度在 2.5～3.5cm；正常人埋线深度在 2～3cm 为宜，埋线深度为 1.5～2.5cm 较适宜。埋线深度不可过深，不超过 3.5cm，否则会有危险。

（八）"肩 3 针"的解剖

1. 肩髎穴的解剖位置 肩峰后下方，三角肌中，深部有小圆肌、大圆肌和背阔肌肌腱，有旋肱后动静脉分布，布有锁骨上外侧神经、腋神经、肩胛下神经。进针层次：皮肤→皮下组织→三角肌后→小圆肌→腋神经→大圆肌→背阔肌肌腱→臂丛。

2. 肩前穴的解剖位置 三角肌前缘，深面有肱二头肌和喙肱肌，有胸肩峰动静脉，旋肱前动静脉，臂外侧皮神经和肌皮神经，深部为腋神经。进针层次：皮肤→皮下组织→三角肌→肱二头肌长头腱。

3. 肱二头肌长头肌肌腱 肱二头肌长头肌肌腱起于肩胛骨盂上结节，在肱骨结节间沟与横韧带形成的骨纤维管道中通过。当肩关节后伸、内收、内旋时，该肌腱滑向上方；而当肩关节前屈、外展、外旋时则滑向下方。

（九）典型病例

病例 1：患者赵某，男，51 岁，藁城人。赵某患肩周炎已有 2 年，左臂不能举，肩关节活动受限，三角肌、肱二头肌有压痛，埋线 2 次基本治愈。埋线方案：C₃、C₅、C₆、阿是穴、T₂、T₄、臂臑穴。

病例 2：患者孙某，女，56 岁，鹿泉人。孙某左臂不能举，喙突处、胸大肌有压痛，埋线 2 次基本治愈。埋线方案：C₃、C₅、T₂、肩髎穴、阿是穴。

三、肱骨外上髁炎

1. 疾病概况 肱骨外上髁炎又称"肱骨外上髁综合征"或"网球肘"，是由于前臂旋前、腕关节主动背伸时的急性扭伤或慢性劳损引起附着于肱骨外上髁处的一些纤维的不全撕裂及骨膜的炎性反应，本病好发于劳动强度大的人群，绝大多数为中年人，男女比例为3：1。临床主要表现为肱骨外上髁及肱桡关节附近疼痛，尤其在前臂旋转、腕关节主动背伸时，肘部疼痛加重。本病属于中医学"伤筋""筋痹"范畴。

2. 病因　前臂伸肌肌腱在抓握东西（如网球拍）时收缩、紧张，过多使用这些肌肉会造成肌肉起点的肌腱变性、退化和撕裂，即通常说的网球肘（图8-17）。

（1）网球肘病因：包括：①击网球时技术不正确，网球拍大小不合适或网拍线张力不合适、高尔夫握杆或挥杆技术不正确等；②手臂某些活动过多，如网球、羽毛球抽球、棒球投球；其他工作如刷油漆、划船、使锤子或螺丝刀等。

（2）网球肘发病的危险因素：打网球或高尔夫；从事需要握拳状态下重复伸腕的工作；肌肉用力不平衡；柔韧性下降；年龄增大。

3. 临床表现　本病多数发病缓慢，网球肘的症状初期，患者只是感到肘关节外侧酸痛，患者自觉肘关节外上方活动痛，疼痛有时可向上或向下放射，感觉酸胀不适，不愿活动。手不能用力握物、握锹、提壶、拧毛巾、打毛衣，运动后可使疼痛加重。一般在肱骨外上髁处有局限性压痛点，有时压痛可向下放散，甚至在伸肌腱上也有轻度压痛及活动痛。局部无红肿，肘关节伸屈不受影响，但前臂旋转活动时可疼痛。严重者伸指、伸腕或执筷动作时即可引起疼痛。有少数患者在阴雨天时自觉疼痛加重。

4. 诊断要点

（1）肘部疼痛，检查时肱骨外上髁外侧有明显压痛或伴有局部轻度肿胀。

（2）腕关节活动或使前臂旋转后疼痛加剧。

（3）有劳累后加重感受。

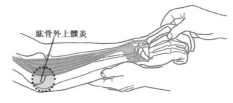

肱骨外上髁炎

◆ 图8-17　肱骨外上髁炎图示

5. 中医辨证分型

（1）气滞血瘀型：患处胀痛或刺痛，持续不解，屈伸不利；或患部疲乏酸楚感，舌暗红或有瘀点，苔薄白，脉涩或沉涩。

（2）寒凝血瘀型：患处疼痛，遇寒加重，得热则舒，屈伸不利，舌暗红，苔薄白或腻，脉沉缓或沉涩。

6. 埋线治疗

（1）C_7、T_1，0 号线，1cm，注线。

（2）选肘髎、手五里，2-0 号线，1.5cm，注线。

（3）选曲池穴（做扇形埋线），2-0 号线，1cm，注线。

（4）选奇穴三黄穴，2-0 号线，2cm，注线。

7. 典型病例　患者王某，男，58 岁。前两年患网球肘，提重物胳膊疼痛，拧毛巾时手臂外侧痛，埋线治疗：C_7、T_1，配穴肘髎、曲池，埋线 1 次后好转，半年回访无复发。

四、腰肌劳损

（一）疾病概况

慢性腰肌劳损又称"腰背肌筋膜炎""功能性腰痛"等，主要指腰骶部肌肉、筋膜、韧带等软组织的慢性损伤，导致局部无菌性炎症，从而引起腰骶部一侧或两侧的弥漫性疼痛，是慢性腰腿痛中常见的疾病之一，常与职业和工作环境有一定关系。

（二）病因

慢性腰肌劳损是一种积累性损伤，主要由于腰部肌肉疲劳过度，如长时间的弯腰工作，或由于习惯性姿势不良，或由于长时间处于某一固定体位，致使肌肉、筋膜及韧带持续牵拉，使肌肉内的压力增加，血供受阻，这样肌纤维在收缩时消耗的能源得不到补充，产生大量乳酸，加之代谢产物得不到及时清除，积聚过多，而引起发炎、粘连。如此反复，日久即可导致组织变性、增厚及挛缩，并刺激相应的神经而引起慢性腰痛。

未正确治疗或治疗不彻底，或反复多次损伤，致使受伤的腰肌筋膜不能完全修复。局部存在慢性无菌性炎症，微循环障碍，乳酸等代谢产物堆积，刺激神经末梢而引起症状。

慢性腰肌劳损加之受损的肌纤维变性或瘢痕化，也可刺激或压迫神经末梢而引起慢性腰痛。风寒湿邪侵袭，可妨碍局部气血运行，促使和加速腰骶肌肉、筋膜和韧带紧张痉挛而变性，从而引起慢性腰痛。

（三）症状表现

1. 腰部酸痛或胀痛，部分刺痛或灼痛。

2. 劳累时加重，休息时减轻；适当活动和经常改变体位时减轻，活动过度又加重。

3. 不能坚持弯腰工作，常被迫伸腰或以拳头击腰部以缓解疼痛，腰部有压痛点，多在骶棘肌处、髂骨嵴后部、骶骨后骶棘肌止点处或腰椎横突处。

4. 腰部外形及活动多无异常，也无明显腰肌痉挛，少数患者腰部活动稍受限。

5. 长期反复发作的腰背部疼痛，呈钝性胀痛或酸痛不适，时轻时重，迁延难愈。休息、适当活动或经常改变体位姿势可使症状减轻。劳累、阴雨天气、受风寒湿影响则症状加重。

6. 腰部活动基本正常，一般无明显障碍，但时有牵掣不适感。不耐久坐久站，不能胜任弯腰工作。弯腰稍久，便直腰困难。常喜双手捶击，以减轻疼痛。

7. 急性发作时诸症明显加重，可有明显的肌痉挛，甚至出现腰脊柱侧弯，下肢牵掣作痛等症状。

（四）辅助检查

1. **压痛点** 腰背部压痛范围较广泛，压痛点多在骶髂关节背面、骶骨背面和腰椎横突等处。轻者压痛多不明显，重者伴随压痛，可有一侧或双侧骶棘肌痉挛僵硬。

2. **X线检查** 除少数可发现腰骶椎先天性畸形和老年患者椎体骨质增生外，多无异常发现。

（五）诊断及鉴别诊断

1. 诊断　根据病史、症状以及反复发作、时轻时重的特点，本病诊断一般并不困难。

2. 鉴别诊断

（1）增生性脊柱炎：腰痛主要表现为休息痛，即夜间、清晨腰痛明显，而起床活动后腰痛减轻，脊柱可有叩击痛。X 线检查可见腰椎骨钙质沉着和椎体边缘增生骨赘。

（2）陈旧性腰椎骨折：有外伤史，不同程度的腰部功能障碍。X 线检查可发现椎体压缩或附近骨折。

（3）腰椎结核：有低热、盗汗、消瘦等全身症状。血沉加快，X 线检查可发现腰椎骨质破坏或椎旁脓肿。

（4）腰椎间盘突出症：有典型的腰腿痛伴下肢放射痛，腰部活动受限，脊柱侧弯，直腿抬高试验阳性、挺腹试验阳性、腱反射异常和皮肤感觉障碍等神经根受压表现。可做腰椎 CT 或 MRI 检查助诊。

（六）埋线治疗

1. 发生在颈肩背部

（1）C_4、C_5、$T_{2\sim4}$，均取患侧，0 号线，2cm，注线。

（2）阿是穴，2-0 号线，2cm，透线。

2. 发生在腰背部、髂嵴上部

（1）T_{10}、T_{12}，均取患侧，0 号线，2cm，注线平刺。

（2）L_2、S_2、S_3，均取患侧，0 号线，2cm，注线；配肾俞、腰阳关、承山穴，0 号线，2cm，注线。

（3）阿是穴（脊柱患侧段），2-0 号线，2cm，注线透刺。

（七）典型病例

患者王某，女，38 岁，患腰肌劳损 3 年，腰背部疼痛，呈钝性胀痛或酸痛不适，时轻时重，阴雨天或劳累时加重，经埋线治疗：T_{12}、L_2、S_2，埋线 2 次后症状好转，半年后回访无复发。

五、腰椎间盘突出

（一）疾病概况

腰椎间盘突出又称腰椎间盘纤维环破裂髓核突出症，是在椎间盘退行性变之后，在外力的作用下，纤维环破裂，髓核突出刺激或压迫邻近的神经根、脊髓或血管等组织而出现一系列腰痛症状，并常伴有坐骨神经痛等临床症状的一种病变。

（二）病因

1. 腰椎间盘的退行性改变是基本因素　髓核的退变主要表现为含水量的降低，并可因失水引起椎节失稳、松动等小范围的病理改变；纤维环的退变主要表现为坚韧程度的降低。

2. 损伤　长期反复的外力造成轻微损害，加重了退变的程度。

3. 椎间盘自身解剖因素的弱点 椎间盘在成年之后逐渐缺乏血液循环，修复能力差。在上述因素作用的基础上，某种可导致椎间盘承受压力突然升高的诱发因素，即可能使弹性较差的髓核穿过已变得不太坚韧的纤维环，造成髓核突出。

4. 遗传因素 腰椎间盘突出症有家族性发病的报道。

5. 腰骶先天异常 包括腰椎骶化、骶椎腰化、半椎体畸形、小关节畸形和关节突不对称等。上述因素可使下腰椎承受的应力发生改变，从而构成椎间盘内压升高和易发生退变和损伤。

6. 诱发因素 在椎间盘退行性变的基础上，某种可诱发椎间隙压力突然升高的因素可致髓核突出。常见的诱发因素有腹压增加、腰姿不正、突然负重、妊娠、受寒和受潮等。

（三）临床分型及病理

从病理变化及 CT、MRI 表现，结合治疗方法可做以下分型。

1. 膨隆型 纤维环部分破裂，而表层尚完整，此时髓核因压力而向椎管内局限性隆起，但表面光滑。这一类型经保守治疗大多可缓解或治愈。

2. 突出型 纤维环完全破裂，髓核突向椎管，仅有后纵韧带或一层纤维膜覆盖，表面高低不平或呈菜花状，常需手术治疗。

3. 脱垂游离型 破裂突出的椎间盘组织或碎块脱入椎管内或完全游离。此型不单可引起神经根症状，还容易导致马尾神经症状，非手术治疗往往无效。

4. Schmorl 结节（骨质增生） 髓核经上下终板软骨的裂隙进入椎体松质骨内，一般仅有腰痛，无神经根症状，多不需要手术治疗。

（四）临床表现

1. 症状

（1）腰痛：腰痛是大多数患者最先出现的症状，发生率约91%。由于纤维环外层及后纵韧带受到髓核刺激，经窦椎神经而产生下腰部感应痛，有时可伴有臀部疼痛。

（2）下肢放射痛：虽然高位腰椎间盘突出（$L_{2\sim4}$）可以引起股神经痛，但临床少见，不足 5%。绝大多数患者是 $L_{4\sim5}$、L_5 至 S_1 间隙突出，表现为坐骨神经痛。

典型坐骨神经痛是从下腰部向臀部、大腿后方、小腿外侧直到足部的放射痛，在喷嚏和咳嗽等腹压增高的情况下疼痛会加剧。放射痛的肢体多为一侧，仅极少数中央型或中央旁型髓核突出者表现为双下肢症状。坐骨神经痛的原因有三：①破裂的椎间盘产生化学物质的刺激及自身免疫反应使神经根发生化学性炎症；②突出的髓核压迫或牵张已有炎症的神经根，使其静脉回流受阻，进一步加重水肿，使得对疼痛的敏感性增高；③受压的神经根缺血。上述 3 种因素相互关联，互为加重因素。

（3）马尾神经症状：向正后方突出的髓核或脱垂、游离椎间盘组织压迫马尾神经，其主要表现为大小便障碍、会阴和肛周感觉异常。严重者可出现大小便失控及双下肢不完全性瘫痪等症状，临床上少见。

2. 体征

（1）腰椎侧凸：是一种为减轻疼痛的姿势性代偿畸形。视髓核突出的部位与神经根之间的关系不同而表现为脊柱弯向健侧或弯向患侧。如髓核突出的部位位于脊神经根内侧，因脊柱向患侧弯曲可使脊神经根的张力减低，所以腰椎弯向患侧；反之，如突出物位于脊神经根外侧，则腰椎多向健侧弯曲。

（2）腰部活动受限：大部分患者都有不同程度的腰部活动受限，急性期尤为明显，其中以前屈受限最明显，因为前屈位时可进一步促使髓核向后移位，并增加对受压神经根的牵拉。

（3）压痛、叩痛及骶棘肌痉挛：压痛及叩痛的部位基本上与病变的椎间隙相一致，80%～90%的病例呈阳性。叩痛以棘突处为明显，系叩击振动病变部所致。压痛点主要位于椎旁1cm处，可出现沿坐骨神经放射痛。约1/3患者有腰部骶棘肌痉挛。

3. 具体症状和体征

（1）腰椎间盘突出：腰椎神经根压迫的位置及原因：$L_{4～5}$突出一般压迫L_5神经根，L_5至S_1突出一般压迫S_1神经根（图8-18）。

（2）腰椎间盘突出的类型：根据突出的方向和部位分类，髓核可向各个方向突出，前方、后方、侧方、四周。其中以后方突出为最多，后方突出在椎管内刺激或压迫神经根与马尾神经引起不同的临床症状和体征，临床上把后方突出分为旁侧型突出和中央型突出。

1）旁侧单面型：突出物偏向一侧，引起同侧症状，这一类患者占绝大多数。

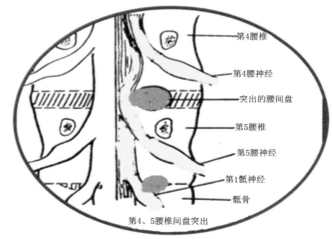

第4、5腰椎间盘突出

◆ 图8-18 $L_{4～5}$/L_5至S_1突出压迫神经图示

2）旁侧双面型：突出物发生在同一间隙的两侧，患者双下肢交替出现症状，逐渐发展成双侧肢体都出现症状，一般无马尾神经受压症状。

3）中央型突出：突出物在中央，往往直接压迫马尾神经，患者出现大小便失禁，马尾鞍区麻木。

（3）临床腰椎间盘突出压迫神经造成不同症状

1）$L_{2～3}$突出反应在腰骶部、臀部、小腿内侧不适。

2）$L_{3～4}$突出反应在股四头肌、伸膝无力、膝腱反射减弱，小腿前内侧不适。

3）$L_{4～5}$突出反应在臀部、小腿前外侧及足背踇部指背侧不适。

4）L_5至S_1突出反应在骶髂关节、臀部后方、小腿后外侧，足跟部及足外侧、足底部。

（五）腰椎间盘突出的埋线取穴原则和方法

1."坐三针"是专治腰椎间盘突出和坐骨神经痛的有效组合。只要是压迫了坐骨神经，引起臀后方、大腿后，骶髂关节不适的，首先选用"坐三针"埋线，有立刻减轻症状，缓解压迫坐骨神经的神效，"坐三针"即 L_3、S_2、S_3。

2.腰椎前段膨出、突出的（如 $L_{1～4}$），一般不压迫坐骨神经，引起大腿前、膝关节上抬无力或不能抬腿，髋关节、腹股沟、髂嵴等不适，可选 T_{12}、$L_{2～4}$ 进行埋线。

3.腰椎后段膨出、突出的（ $L_{3～5}$、L_5 至 S_1），一般压迫坐骨神经，引起臀部、臀后方、大腿后、小腿后，足底、足跟不适，除选"坐三针"埋线外，要选 L_4、L_5、S_1 位置埋线，腰椎周围阿是穴位置重点埋线。

4.腰椎椎体滑脱证、椎管狭窄证，除缓解压迫神经位置的，要在椎体的左、右位置，椎体前方位置平透刺埋线。

5.针对腰椎间盘突出患者的年龄、体质、病因和临床表现，选用肾俞、肝俞、秩边、环跳、命门、腰阳关等。

6.配合奇穴埋线有奇效，外三关治腿麻，肾关穴、三皇穴、三黄穴补肝肾疗效好。

（六）腰椎病埋线操作中使用"五步法"策略和实战经验要点分享

在腰椎间盘突出临床实践中，运用"五步法"实战策略，会有很好的效果。

1."看" 临床中腰椎患者要看 CT 片或核磁片。

一是看压迫神经的位置，如 $L_{3～4}$ 突出，压迫 L_4 神经；$L_{4～5}$ 突出，压迫 L_5 神经。

二是看压迫的层次及深度：如椎间盘膨出了，纤维环没有完全破裂；再如已经突破纤维环，突破后纵韧带，压的有点深了；再如压迫硬膜囊，髓核出来的比较多，压的比较深，这个腰椎病就比较严重了。

三要看髓核突出后的形态，突出物是圆滑的，是隆起型的，较轻，可以回纳，埋线治疗 2～3 次会好；是菜花状，星星点点，属于破裂型，病史较长，需要埋线 3～5 次，有长期治疗的思想准备；有 3 节以上突出，椎管狭窄，属于游离型，要长期治疗，半年以上治疗才能好转。这些都需要与患者沟通。

2."触" 触摸椎体肌肉进行初步检查。

（1）先目视：俯卧时，右臀部隆起，右腿比左腿短则为右骨盆移位或偏歪。俯卧时叫患者两腿自然交叠，左腿很自然地放在右腿上，左脚趾离床近，右脚趾离床远为右骨盆移位。骨盆或骶椎移位或偏歪则绝大部分的人都有腰骶部酸麻、腰疼的感觉，是腰椎病的首要问题。

（2）对腰椎按压：一侧疼为腰突；两侧疼为椎管狭窄；三点疼为膨出；中间疼为腰肌劳损；3 年以上为钙化增生；向后鼓为后突；脊柱塌陷为前突；腰骶痛为滑脱；交叉疼为旋转。

（3）找阿是点：在 $T_{11～12}$、腰椎或骶髂关节附近的肌肉，发现上述任一痛源，就会使腰、臀、膝、踝和足有反射疼痛；在阿是点附近的椎体，就是患椎，病根埋线加整脊此患椎，疼痛即可消除。此经验很重要。

3."诊" 通过以上两项检查，可初步诊断患者的病症性质及程度。是腰椎间盘突出还是腰椎间盘膨出；是椎管狭窄，还是滑脱症；是骨质增生，还是椎体退行性改变，要根据病情的轻重做出埋线计划和方案。

4．"整" 埋线前对有明显的骨盆移位、椎体旋转、滑脱、骶髂关节高低不平衡、阴阳腿者可现场整复后再进行埋线，有事半功倍的效果。

5．"埋" 埋线是治疗腰椎病的最关键一步，做好方案尤为重要。

（1）精确选穴，少而不杂：第1次埋线只求精、准、少，不求滥、多、杂。压迫坐骨神经的就要用"坐三针"，压迫哪个神经就选哪段椎体旁开1寸左右位置，或找到疼痛点相邻的椎体，靶位射根，一埋就准。

（2）第1次埋线尽量选0号或2-0号线：除非病情较重者，第1次埋线尽量选0号或2-0号线较适宜，患者反应小，能接受埋线治疗。线细不一定没效果，关键要看埋的到位否，深度适宜。一般12天埋线1次，若效果好再选粗线治疗，循序渐进，逐渐深入，效果会好。

（3）埋线深度最重要：针进入椎体后有酸麻感时再进行注线，腰椎埋线深度应在3～4cm为宜，胖人可进针4～6cm。如进针没有酸麻胀感觉时，应将针换个角度再进针，有酸麻胀感觉时再进针，因为要有酸麻感觉才能到达离神经较近位置，才会有好的效果。这点是最重要的。

（七）埋线治疗具体方案

1．**$L_{4\sim5}$、L_5至S_1突出者** 这类突出压迫坐骨神经引起疼痛占多数，临床症状为臀部疼痛，屁股后边疼，大腿后、小腿后疼痛者，均可选用陆氏病根秘穴"坐三针"即（L_3、$S_{2\sim3}$）埋线，三针疗效神奇，埋后立竿见影。

2．**具体埋线方案**

（1）"坐三针"L_3、S_2、S_3（患侧），腰椎间盘突出症单侧型占绝大多数。

（2）配S_1双侧或配L_5双侧，要找到腰椎的压痛阿是点埋线最好。

3．**腰椎间盘（$L_{2\sim3}$、$L_{3\sim4}$）突出埋线方案**

（1）$L_{3\sim4}^{1,3}$：埋线，0号线2cm，注线埋入。

（2）$L_{1\sim2}$、L_5：患侧埋线，0号线2cm，注线；15～20天埋线1次，3次基本好转。

4．**腰椎间盘（$L_{3\sim5}$）突出压迫坐骨神经埋线方案** 这类患者埋线也首选"坐三针"患侧，1号线，2cm，注线平刺。大腿前面疼，但坐骨神经痛症状不明显，有骶髂关节不适或腰骶部不适，小腿前面、后面症状明显的，选L_2、S_1，或加L_4或L_5双侧，1号线，2cm，注线。

5．**骨质增生、退行性改变的腰椎病患者埋线方案** ①$L_{4\sim5}$或S_1双侧；②T_{12}、$L_{1\sim2}$，患侧；③$S_{2\sim3}$患侧（双侧压迫的选S_2、S_3双侧埋线）；④0号线或1号线1cm为宜。但第1次埋线只选5～6个位置埋线即可。

（八）治疗腰椎病的埋线进针解剖分析

1．**腰椎病埋线** 在腰椎间隙进针，是最安全的埋线操作。进针层次：皮肤→皮下组织→棘上韧带→棘间韧带→胸腰筋膜浅层→竖脊肌。

埋线操作细节：腰椎埋线时进针直刺可达3～5cm深，60°向椎体方向斜刺3～6cm

深，如果是瘦人直刺 2.5 ～ 3.5cm，胖人埋线 5 ～ 6.5cm，腰椎埋线一般直刺或 60° 向椎体方向斜刺较适宜，不主张 45° 角方向埋线，此方法埋线达不到埋线位置或深度要求。

2. 秩边穴埋线　秩边穴平第 4 骶后孔，骶正中嵴旁开 3 寸。进针层次：皮肤→皮下组织→臀大肌→梨状肌下缘。

埋线操作细节：埋线直刺进针 3 ～ 6cm，深度 3 ～ 5cm。有麻电感向下肢放射最好，治疗腰腿痛、下肢痿痹。斜刺角度以 45° 向内进针 3 ～ 6cm，深度 3 ～ 6cm。主要治疗生殖病及肛门病。

3. 环跳穴埋线　环跳穴在股外侧部，侧卧屈髋，当股骨大转子最凸点与骶管裂孔连线的中 1/3 与外 1/3 交点处。进针层次：皮肤→皮下组织→臀大肌→坐骨神经→股方肌、闭孔内肌、下孖肌（此段摘录于《针刺手法技巧与应用解剖》一书中对环跳穴进针层次）。

埋线操作细节：直刺向生殖器方向进针 4 ～ 6cm，有酸麻感觉时应埋线到位，主要治疗坐骨神经痛。直刺向髋关节方向进针深 4 ～ 5cm，主要治疗髋关节及周围软组织疾病。斜刺埋线，进针 1.5cm 时，针尖再向内侧刺入 4 ～ 5cm，可治疗肛门疾病及男女生殖疾病。

（九）典型病例

病例 1：患者赵某，女，58 岁，石家庄人。腰椎间盘突出，右大腿外侧、大腿内侧、小腿外侧、腹股沟疼痛。2012 年 6 月 12 日来埋线治疗：L_1、L_2、L_5（患侧）、S_1（双），大肠俞。2012 年 7 月来复诊，症状好转，继续埋线治疗：L_5、S_1、肾俞（双侧）、大肠俞。埋线 2 次后基本治愈。

病例 2：患者梁某，男，48，藁城人。患腰椎病 2 年，$L_{4\sim5}$ 突出。大腿外侧、后方不适，小腿外侧、后方不适。2013 年 6 月埋线。处方：$L_{4\sim5}$（双侧）、S_1（双侧）、S_2（患侧）、大肠俞；7 月第 2 次埋线：L_2、$S_{1\sim2}$（患侧）、$L_{4\sim5}$（双侧），埋线 3 次基本治愈。2 年后回访无复发，至今身体良好。

病例 3：患者吴某，女，48 岁，石家庄孔寨人。患腰椎间盘（$L_{3\sim5}$）突出，右膝关节增生，不能翻身，不能坐，第 1 次埋线连床都上不去。2013 年 9 月来门诊治疗，埋线处方：$L_{1\sim4}$（双）、S_3、大肠俞。10 月又来埋线，症状好转。11 月、12 月埋线 2 次，已好转。

病例 4：患者温某，男，65 岁，腰椎病。2012 年 12 月 31 日埋线是拄着拐杖来的，2013 年 1 月 15 日二次埋线，这次来后，症状明显减轻，自己走着来的。埋线方案：$L_{4\sim5}$（双侧）、$S_{1\sim3}$、环跳、承扶、承山，1 号线，2cm，注线。

六、腰椎椎管狭窄症

（一）疾病概况

腰椎椎管狭窄是指组成腰椎椎管骨－纤维管道的异常改变，使椎管的前后径和左右径比正常狭窄，压迫马尾神经或神经根而引起腰腿痛的一种病症。

本病起病缓慢，病程较长，可见长期反复腰腿痛，有的可放射到大腿外侧，或前下方，有的双侧腿或交替出现症状，站立行走时症状加重，卧床休息则症状减轻，间歇性跛行为本病的重要特征，患者行走或站立后腰腿痛或麻木感逐渐加重，常迫使其下蹲而后随之缓解，但行走后症状又重新出现，病情严重者可引起尿急或排尿困难。本病属中医学中的"痛痹""腰痛"范畴。

（二）病因

引起腰椎椎管狭窄症的原因有先天性原因（发育性）及后天性原因（退行性病变、脊柱脱位性、医源性、外伤后期以及骨硬化、骨赘形成等），以后天性原因多见。

（三）临床表现

1. 中央型椎管狭窄症表现为马尾神经症状，主要是腰骶部或臀部痛，下肢麻木无力，甚至有大小便失禁或潴留。马鞍区麻木，男性可有阳痿等，但很少有下肢放射痛。

2. 神经根管狭窄表现为腰骶神经根性症状，出现下肢痛或麻木症状，其区域依据受压神经而定，多在大腿后外侧、小腿后侧、踝部、足背、足底部，合并下肢麻木无力。

3. 中央型椎管狭窄的患者不能挺胸直腰行走，而弯腰骑自行车无碍。间歇性跛行是主要特征。患者行走数米即要停下休息，蹲下休息一下，可缓解症状。这是由于马尾神经或神经根受压缺血缺氧所致。

4. 侧隐窝及神经根管狭窄者，只压迫单一神经根，体征局限，常有明显的腰肌紧张及腰旁压痛点（关节突位置）。L_4 神经受压主要是小腿前内侧，股四头肌力减退，膝腱反射减弱；L_5 神经受压，主要是骶髂关节、髋关节、小腿前侧、足背部等；S_1 神经受压，骶髂关节、臀后中部、小腿后外侧、足跟部麻木痛。

（四）埋线治疗方案

此病大多数患者病程较长，有多节椎间盘膨出、突出症状，有的骨质增生，甚至有椎体滑脱等，所以治疗中要根据具体情况辨证施治。①有多节椎间盘突出者，凡压迫坐骨神经的，首先选用"坐三针"（L_3、$S_{2\sim3}$）埋线；其次要选用不同病根穴缓解临床体征，如大腿外侧不适选 L_2，小腿外侧不适选 L_5，腰骶部不适选 L_2、S_2 等；②属椎体滑脱的，如 L_4 滑脱，在 L_4 的椎体左右旁开 1 寸处埋线，在 L_4 的中间和向前方平刺埋线等，使用 2-0 号线较好；③遇到椎体侧弯的，除按整脊方法调整外，要在椎体受压神经周围埋线，神经受压缓解后，椎体弯向健侧位置自然恢复，如不能恢复的要在健侧部位用 2-0 号线水平方向平刺埋线；④因椎管狭窄属"痛痹"证，可配用秩边、肾俞、三黄、肾关等穴埋线施治。

1. 中央型椎管狭窄埋线治疗

（1）$L_{4\sim5}$、$S_{2\sim3}$（双侧），1 号线，2cm，注线。

（2）配肾俞、大肠俞、环跳，1 号线，2cm，注线。

（3）配命门、腰阳关，0 号线，2cm，平刺。

2. 侧隐窝椎管狭窄埋线治疗

（1）$L_{3\sim4}$ 椎管狭窄：① L_4（双侧），1 号线，2cm，注线；② L_2、L_3、L_5（患侧），1 号线，2cm，注线；③ $L_{4\sim3}$，2-0 号线，2cm，透线。

（2）$L_{4\sim5}$ 椎管狭窄：① L_5（双侧），1 号线，2cm，注线；② $L_{3\sim4}$、S_2（患侧），1 号线，2cm，注线；③ $L_{4\sim5}$，2-0 号线，2cm，透线。

（3）L$_5$至S$_1$椎管狭窄：①S$_1$（双侧），1号线，2cm，注线；②L$_{4~5}$、S$_3$（患侧），1号线，2cm，注线；③操作：用1号肠线2cm穿入11号注线针前端，局部麻醉消毒后，对L$_{2~5}$、S$_1$进行直刺埋入，S$_{2~3}$则进行平透刺埋入，用0号肠线2cm穿入9号针的前端，对肾俞、大肠俞、命门、腰阳关等穴进行直刺埋入。贴好创可贴，保护针眼24小时。

七、腰椎骨质增生

1. 疾病概况　腰椎骨质增生是指腰部椎体、椎间盘和椎间关节软骨的退行性改变，并在椎体边缘有骨赘形成，故称腰肥大性脊柱炎、腰椎退行性脊柱炎、腰椎老年性脊柱炎和腰椎骨关节病，分为原发性和继发性两种。原发性腰椎骨质增生主要是生理性退行性改变，多见于老年人；继发性腰椎骨质增生，大多继发于腰椎损伤、慢性劳损、长期过度运动。发病年龄相对年轻些，属于中医学"腰痛""腰背痛""腰脊痛""骨痹"等范畴。

2. 临床表现

（1）有轻微扭伤，过度劳累史，大多因搬重物无意识腰部不协调动作而出现腰痛。开始感腰部酸痛、僵硬，休息后、夜间、晨起、活动过多或劳累后以及天气变化时症状加重。严重时还感到腰部活动、翻身均困难，有时伴有反射性疼痛，并沿神经分布。

（2）检查时脊柱外观变形，腰椎生理前凸减少或消失，脊柱活动受限。腰部肌肉僵硬、强直，呈板状，腰骶部两侧有广泛性压痛，直腿抬高加强试验均阳性。

3. 埋线针疗

方一：①病根穴：L$_4^{1、2、3}$，0号线，2cm，用注线法；②根周穴：L$_2^{1、2、3}$，0号线，2cm，用注线法；③多法穴：耳穴：腰椎，选0/4号线，0.1cm，用注线法。

方二：①病根穴：L$_5^{1、2、3}$，0号线，2cm，用注线法；②L$_3^{1、2、3}$，0号线，2cm，注线法；③S$_1$，1号线，2cm，用注线法。

将方一与方二，15天交替1次，连用4次，一般均见显效或原有症状消失。过半年后再埋线2次，能巩固疗效。有下肢症状者，再适当增加阿是穴。

4. 典型病例

病例1：李某，女，70岁，L$_{4~5}$突出并有骨质增生，患者自诉腰骶部不适，小腿外侧麻木，经埋线治疗：L$_5^{1、3}$、L$_5$透L$_4$、大肠俞、承山穴，埋线1个月后症状好转，埋线3次后基本好转。

病例2：秦某，女，52岁，L$_{3~4}$突出并有骨质增生，腰骶部不适，大腿小腿外侧不适，经埋线治疗：L$_4^{1、3}$、L$_4$透L$_3$、环跳、承山，埋线1次后症状好转，埋线3次基本正常，一年后回访症状已好。

八、梨状肌综合征

1. 疾病概况　梨状肌综合征是因臀部深层的梨状肌损伤后刺激或压迫神经而致急慢性坐骨神经痛、臀部困痛、下肢功能障碍等一系列临床综合征。其病因病理主要是髋部扭闪时，髋关节急剧外旋，梨状肌猛烈收缩，或髋关节突然内收、内旋，使梨状肌受到牵拉而损伤，损伤后，充血、水肿、痉挛、肥厚的梨状肌刺激或压迫坐骨神经而引起臀腿痛，或使坐骨神经局部营养血管供血不足和回流受阻而出现病理改变（图 8-19）。

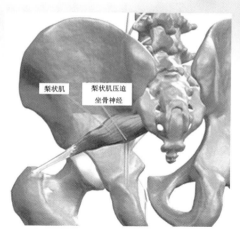

图中标注：梨状肌、梨状肌压迫坐骨神经

临床表现为患侧臀部及下肢沿坐骨神经分布区放射性疼痛，常因劳累或劳损受风寒而加重，卧床休息后减轻，严重者臀部有"刀割样"或"烧灼感"疼痛，出现间歇性跛行；梨状肌局部有压痛和放射痛，可触及条索状隆起，有钝厚感，或肌腹呈弥漫性肿胀，直腿抬高、梨状肌紧张试验呈阳性。

◆ 图 8-19 梨状肌神经受压图示

梨状肌综合征属于中医学之"腰腿痛""痹病"范畴。因感受外邪、跌打损伤所致经脉闭阻，气血瘀滞而不通，不通则痛，或因正气不足，肾气亏损，无以充养筋脉而发生疼痛。临床上多见因劳力扭伤，复感外邪，而正虚。

2. 临床表现

（1）有外伤史或慢性损伤史，或夜间受凉史。

（2）自觉患肢变短，走路跛行。臀深部肌肉疼痛，并向同侧下肢后面或后外方放射，偶有小腿发麻、会阴不适感。严重者臀部呈"刀割样"或"烧灼样"疼痛，双下肢屈曲困难，双膝跪卧，夜不能入睡。

（3）腰部一般无压痛，臀部患侧有肌萎缩。梨状肌部位可触及弥漫性钝厚，或条索状或囊状肌，局部质硬，压痛明显。直腿提高到 60° 以前出现疼痛为试验阳性。

3. 埋线治疗

方一：① T_{12}、L_2、L_5（患侧），0 号线，2cm 注线；②秩边穴，阳陵泉穴，0 号线，1.5cm，注线。

方二：① L_1、L_4（患侧），1 号线，2cm，注线；② $S_{1\sim2}$，1 号线，2cm，注线平刺；③肾俞、大肠俞，0 号线，2cm，注线。

方一与方二交替使用，15～20 天埋线 1 次。

操作：用 1 号肠线 2cm 穿入 11 号注线针前端，局部麻醉消毒后，对 L_1、L_4、S_1 进行直刺埋入，S_2 则进行平刺埋入，用 0 号肠线 2cm 穿入 9 号针的前端，对肾俞、大肠俞、秩边、阳陵泉等穴进行直刺埋入。贴好创可贴，保护针眼 24 小时。

九、坐骨神经痛

1. 疾病概况 坐骨神经痛是腰椎间盘最突出的体征之一。坐骨神经来自 L_4、L_5 和 S_1 神经根，是所有神经中最粗者。坐骨神经经梨状肌下孔出骨盆到臀部，在臀大肌深面向下行，以致延伸经过大腿外侧、腘窝、小腿直至足部，所以当 $L_{4\sim5}$ 突出或 L_5 至 S_1 椎间盘突出压迫神经根，就会引起臀部、大腿外侧、膝关节、小腿的疼痛或麻木的症状。也就是大家经常提到的"坐骨神经痛"。

2. 临床表现 坐骨神经痛常见于青壮年，以男性多见，通常为单侧性。多数为急性发病，也有缓慢起病的。坐骨神经痛在临床上常见压痛，即：

（1）$L_{4\sim5}$ 棘突旁开 1.5 寸处。

（2）臀部梨状肌处（相当第 2 骶骨旁开 4 寸处）。

（3）臀部环跳穴处。

（4）腘点，在委中穴上 1.5 寸。

（5）腓点，腓骨小头前下方，即阳陵泉穴位置。

（6）踝点，即外踝后方的昆仑穴处。

3. 埋线治疗

方一：① L_2、L_3、L_5（患侧），1 号线，2cm，注线；②肾俞、环跳、委中等穴，0 号线，1.5cm，注线。

方二：① L_1、L_4、S_3、S_2，均取患侧，1 号线，2cm，注线；②配秩边、承扶、阳陵泉等穴，0 号线，2cm，注线；③阿是穴，2-0 号线，2cm，扇形散扫透线埋线。方一与方二交替使用，15～20 天埋线 1 次。

埋线操作：用 1 号肠线 2cm 穿入 11 号注线针前端，局部麻醉消毒后，对 $L_{1\sim5}$ 进行直刺埋入，$S_{2\sim3}$ 则进行平刺埋入，用 0 号肠线 2cm 穿入 9 号针的前端，对肾俞、环跳、秩边、承扶、阳陵泉等穴进行直刺埋入。贴好创可贴，保护针眼 24 小时。

十、腰肌扭伤

1. 疾病概况 急性腰扭伤是腰部肌肉、筋膜、韧带等软组织因外力作用突然受到过度牵拉而引起的急性撕裂伤，常发生于搬抬重物、腰部肌肉强力收缩时。急性腰扭伤可使腰骶部肌肉的附着点、骨膜、筋膜和韧带等组织撕裂。

2. 病因 本病主要有两种原因引起腰部软组织损伤。

（1）腰扭伤：多因行走滑倒、跳跃、闪扭身躯、跑步而引起，多为肌肉、韧带遭受牵制所致，故损伤较轻。

（2）腰挫裂伤：是较为严重的损伤，如高攀、提拉、扛抬重物的过程中用力过猛或姿势不正、配合不当，造成腰部的肌肉筋膜、韧带、椎间小关节与关节囊的损伤和撕裂。

3. 临床表现 患者伤后立即出现腰部疼痛，呈持续性剧痛，次日可因局部出血、肿胀、腰痛更为严重；也有的只是轻微扭转一下腰部，当时并无明显痛感，但休息后次日感到腰部疼痛。腰部活动受限，不能挺直，俯、仰、扭转感到困难，咳嗽、喷嚏、大小便时可使疼痛加剧。站立时往往用手扶住腰部，坐位时用双手撑于椅子，以减轻疼痛。腰肌扭伤后一侧或两侧当即发生疼痛；有时可在受伤后半天或隔夜才出现疼痛、腰部活动受阻，静止时疼痛稍轻、活动或咳嗽时疼痛较甚。检查时局部肌肉紧张、压痛及牵引痛明显，但无瘀血现象。

4. 辅助检查 本病的辅助检查方法主要是 X 线检查。

（1）损伤较轻者：X线平片无异常表现。

（2）损伤严重者：X线表现一般韧带损伤多无异常发现，或见腰生理前突消失。棘上、棘间韧带断裂者，侧位片表现棘突间距离增大或合并棘突、关节突骨折。

5. 诊断 患者有搬抬重物史，有的患者主诉听到清脆的响声。伤后重者疼痛剧烈，当即不能活动；轻者尚能工作，但休息后或次日疼痛加重，甚至不能起床。检查时见患者腰部僵硬，腰前凸消失，可有脊柱侧弯及骶棘肌痉挛。在损伤部位可找到明显压痛点。

6. 鉴别诊断

（1）腰肌扭伤：腰部肌肉在脊柱各节段中最为强大，其主要作用在于维持身体的姿势。坐位或立位时，腰背部肌肉无时不在收缩，以抵抗重力作用于头、脊柱、肋骨、骨盆，不仅控制前屈时身体向下传达的重力，且能恢复直立姿势。除侧方的肌群外，骶棘肌最易受累而引起损伤。其好发部位以骶骨附着点处最常见，其次为棘突旁或横突上的腱膜附着处，而位于肌腹中部的撕裂则较少见。

（2）棘上韧带损伤：棘上韧带是附着在各椎骨棘突上的索状纤维组织，表面与皮肤相连，起保持躯干直立姿势，以及限制脊柱过度前屈的作用。腰部棘上韧带较强大，但在 L_5 至 S_1 处常阙如或较为薄弱，而腰部活动范围较大，易造成损伤。

（3）棘间韧带损伤：棘间韧带位于相邻的两个棘突之间，位于棘上韧带的深部，其腹侧与黄韧带相连，背侧与脊肌的筋膜和棘上韧带融合在一起，形成脊柱活动的强大约束。腰部屈伸动作使棘突分开和挤压，棘间韧带的纤维之间相互摩擦，日久可引起变性。在此基础上，加之外伤因素，棘间韧带可发生断裂或松弛。

（4）腰椎小关节紊乱：每节腰椎均有三个关节，即两个后滑膜关节和一个前椎间盘关节。相邻椎体上下关节突的关节面相吻合，构成关节突关节，周围被一层薄而坚实的关节囊所包裹，可从事屈伸和旋转运动，起着稳定脊柱和防止椎体滑移的作用。当腰部突然过度前屈并向一侧旋转时，可使关节突关节间隙变大，滑膜进入关节间隙，直腰时将滑膜嵌住，发生急性腰痛。

（5）腰骶关节损伤：人体上半身重量依靠腰骶间的椎间盘，小关节支撑在下半身上，腰骶部是整个脊柱中负重最大的部分。当脊柱发生屈曲、后伸和旋转运动时，都作用于关节突关节上，而关节有关节囊、韧带相连，允许一定的活动，但在过伸时遭到牵拉伤、撕裂和半脱位，导致腰骶关节损伤。另外，腰骶部的异常结构如隐性脊柱裂、腰椎骶化也是诱发因素。

7. 埋线治疗

（1）属于腰肌扭伤者，一般为骶棘肌损伤较多，可埋线 T_{10}、L_2，配穴腰阳关、悬钟，用 2-0 号或 3-0 号线 2cm，穿入 8 号注线针中，局部麻醉消毒后平刺埋入 T_{10}、T_{12}，腰阳关穴平刺埋入，悬钟穴直刺埋线，贴好创可贴，保护针眼 24 小时。

（2）属于棘上韧带和棘间韧带损伤者，可埋线 T_{12}、L_2，配穴腰阳关，在疼痛点部位用 2-0 号线 2cm 透刺埋入。

（3）属腰椎小关节紊乱者，最好用整脊手法复位后进行埋线，L_4 以上疼痛者选 T_{10}、

T_{12}、L_4 以下者，选 $L_{4\sim5}$ 埋线，配大肠俞、肾俞埋线。

（4）腰骶关节损伤可埋线 L_2、S_2，配腰阳关、秩边穴，用 2-0 号线埋入，局部麻醉消毒后直刺埋入，贴好创可贴，保护针眼 24 小时。

十一、落枕

1. 疾病概况 落枕或称"失枕"，是一种常见病，好发于青壮年，以冬春季多见。落枕的常见发病经过是入睡前并无任何症状，晨起后却感到项背部明显酸痛，颈部活动受限。这说明病起于睡眠之后，与睡枕及睡眠姿势有密切关系。

2. 病因 主要有几方面：一是肌肉扭伤，如夜间睡眠姿势不良，头颈长时间处于过度偏转的位置；或因睡眠时枕头不合适，过高、过低或过硬，使头颈处于过伸或过屈状态，均可引起颈部一侧肌肉紧张，使颈椎小关节扭挫，时间较长即可发生静力性损伤，使伤处肌筋强硬不和，气血运行不畅，局部疼痛不适，动作明显受限等；二是感受风寒，如睡眠时受寒，盛夏贪凉，使颈背部气血凝滞，筋络痹阻，以致僵硬疼痛，动作不利；三是某些颈部外伤，也可导致肌肉保护性收缩以及关节扭挫，再逢睡眠时颈部姿势不良，气血壅滞，筋脉拘挛，也可导致本病；四是素有颈椎病等颈肩部筋伤，稍感风寒或睡姿不良，即可引发本病，甚至可反复"落枕"。

3. 临床表现 起床后感觉颈后部、上背部疼痛不适，以一侧为多，或有两侧俱痛者，或一侧重，一侧轻，由于身体由平躺改为直立，颈部肌群力量改变，可引起进行性加重，甚至累及肩部及胸背部。多数患者可回想到昨夜睡眠位置欠佳，检查时颈部肌肉有触痛。由于疼痛，使颈项活动不利，不能自由旋转，严重者俯仰也有困难，甚至头部强直于异常位置，使头偏向患侧。检查时颈部肌肉有触痛，浅层肌肉有痉挛、僵硬，触之有"条索感"。

4. 诊断

（1）因睡眠姿势不良或感受风寒后所致。

（2）急性发病，睡眠后一侧颈部出现疼痛、酸胀，可向上肢或背部放射，活动不利，活动时伤侧疼痛加剧，严重者使头部歪向患侧，有些病例进行性加重，甚至累及肩部及胸背部。

（3）患侧常有颈肌痉挛，胸锁乳突肌、斜方肌、菱形肌及肩胛提肌等处压痛。在肌肉紧张处可触及肿块和条索状的改变。

5. 埋线治疗

（1）选 C_3、C_4、T_2，3-0 号肠线，2cm，注线直刺埋入。

（2）配肩外俞，肩井穴，2-0 号线，2cm，平刺埋入。

（3）操作：用 3-0 号肠线，2cm，穿入 7 号注线针前端，局部麻醉消毒后对 C_3、C_4 直刺埋入，对 T_2 则平刺埋入。用 2-0 号肠线，2cm，穿入 8 号注线针前端，对肩外俞、肩井穴进行平刺埋入。贴好创可贴，保护针眼 24 小时。

6. 典型病例 患者于某，女，28 岁，平时颈椎不适。生小孩坐月子期间，因受风寒，脖子歪向右侧，突感颈部肌肉痉挛，肩部及背部疼痛。经热敷按摩无效，经埋线治疗：$C_{3\sim4}$、肩井、肩外俞，用 3-0 号线埋入，第 2 天好转，5 天痊愈。

第四节 风湿病症

一、强直性脊柱炎

（一）疾病概况

强直性脊柱炎（AS）是一种脊柱本身及其附属组织的慢性、进行性炎症，并累及骶髂关节，导致骨关节僵硬、强直、畸形。

本病绝大多数为男性青壮年，以 20 ～ 40 岁者较多见。起初为腰背痛、僵硬、不能久坐，有的疼痛范围扩及臀部或膝下。特点是酸痛，血沉升高，X 线检查骶髂关节有改变，多累及关节呈骨性强直。病变从骶髂关节逐渐向上移至脊椎的椎间关节，胸肋关节及横突关节，最后形成竹节状强直，前屈性畸形。多数患者最终丧失劳动能力。

（二）病因

强直性脊柱炎很可能在遗传因素的基础上受环境因素（包括感染）等多方面的影响而致病。遗传因素在强直性脊柱炎的发病中具有重要作用。一般认为和 HLA-B27 有直接关系，HLA-B27 阳性者 AS 发病率为 10% ～ 20%，免疫因素也是其中一个病因，有人发现 60% AS 患者血清补体增高，大部分病例有 IgA 型类风湿因子，血清 C4 和 IgA 水平显著增高。创伤、内分泌、代谢障碍和超敏反应等亦被疑为发病因素。

（三）临床表现

1. 初期症状　对于 16 ～ 25 岁青年，尤其是青年男性。强直性脊柱炎一般起病比较隐匿，早期可无任何临床症状，有些患者在早期可表现出轻度的全身症状，如乏力、消瘦、长期或间断低热、厌食、轻度贫血等。由于病情较轻，患者大多不能被早期发现，致使病情延误，失去最佳治疗时机。

2. 关节病变表现　患者多有关节病变，且绝大多数首先侵犯骶髂关节，以后上行发展至颈椎。少数患者先由颈椎或几个脊柱段同时受侵犯，也可侵犯周围关节，早期病变处关节有炎性疼痛，伴有关节周围肌肉痉挛，有僵硬感，晨起明显。也可表现为夜间疼，经活动或服止痛剂缓解。随着病情发展，关节疼痛减轻，而各脊柱段及关节活动受限和畸形，晚期整个脊柱和下肢变成僵硬的弓形，向前屈曲。

（1）骶髂关节炎：约 90% AS 患者最先表现为骶髂关节炎。以后上行发展至颈椎，表现为反复发作的腰痛、腰骶部僵硬感、间歇性或两侧交替出现腰痛和两侧臀部疼痛，可放射至大腿，无阳性体征，伸直抬腿试验阴性，但直接按压或伸展骶髂关节可引起疼痛。有些患者无骶髂关节炎症状，仅 X 线检查发现有异常改变。约 3% AS 颈椎最早受累，以后下行发展至腰骶部，7% AS 几乎脊柱全段同时受累。

（2）腰椎病变：腰椎受累时，多数表现为下背部和腰部活动受限。腰部前屈、背伸、侧弯和转动均可受限。体检可发现腰椎脊突压痛，腰椎旁肌肉痉挛；后期可有腰肌萎缩。

（3）胸椎病变：胸椎受累时，表现为背痛、前胸和侧胸痛，最常见为驼背畸形。如肋椎关节、胸骨柄体关节、胸锁关节及肋软骨间关节受累时，则呈束带状胸痛，胸廓扩张受限，吸气咳嗽或打喷嚏时胸痛加重。严重者胸廓保持在呼气状态，胸廓扩张度较正常人降低 50% 以上，因此只能靠腹式呼吸辅助。由于胸腹腔容量缩小，造成心肺功能和消化功能障碍。

（4）颈椎病变：少数患者首先表现为颈椎炎，先有颈椎部疼痛，沿颈部向头部臂部放射。颈部肌肉开始时痉挛，以后萎缩，病变进展可发展至颈胸椎后凸畸形。头部活动明显受限，常固定于前屈位，不能上仰、侧弯或转动。严重者仅能看到自己足尖前方的小块地面，不能抬头平视。

（5）周围关节病变：约半数 AS 患者有短暂的急性周围关节炎，约 25% 有永久性周围关节损害。一般多发生于大关节，下肢多于上肢。肩关节受累时，关节活动受限，疼痛更为明显，梳头、抬手等活动均受限。侵犯膝关节时则关节呈代偿性弯曲，使行走、坐立等日常生活更为困难。极少侵犯肘、腕和足部关节。

此外，耻骨联合亦可受累，骨盆上缘、坐骨结节、股骨大粗隆及足跟部可有骨炎症状，早期表现为局部软组织肿、痛，晚期有骨性粗大。一般周围关节炎可发生在脊柱炎之前或以后，局部症状与类风湿关节炎不易区别，但遗留畸形者较少。

3. 关节外表现　AS 的关节外病变，大多出现在脊柱炎后，偶有骨骼肌肉症状之前数月或数年发生关节外症状。AS 可侵犯全身多个系统，并伴发多种疾病。

（1）心脏病变：以主动脉瓣病变较为常见。临床上不同程度主动脉瓣关闭不全者约 1%；约 8% 患者发生心脏传导阻滞，其可与主动脉瓣关闭不全同时存在或单独发生，严重者因完全性房室传导阻滞而发生阿 – 斯综合征。当病变累及冠状动脉口时，可发生心绞痛。少数发生主动脉肌瘤、心包炎和心肌炎。

（2）眼部病变：长期随访，25% AS 患者有结膜炎、虹膜炎、眼色素层炎或葡萄膜炎，后者偶可并发自发性眼前房出血。虹膜炎易复发，病情越长发生率愈高，但与脊柱炎的严重程度无关，有周围关节病者常见，少数可先于脊柱炎发生。眼部疾病常为自限性，有时需用皮质激素治疗，有的未经恰当治疗可致青光眼或失明。

（3）耳部病变：在发生慢性中耳炎的 AS 患者中，其关节外表现明显多于无慢性中耳炎的 AS 患者。

（4）肺部病变：少数 AS 患者后期可并发上肺叶斑点状不规则的纤维化病变，表现为咳痰、气喘，甚至咯血，并可能伴有反复发作的肺炎或胸膜炎。

（5）神经系统病变：由于脊柱强直及骨质疏松，易使颈椎脱位和发生脊柱骨折，从而引起脊髓压迫症。如发生椎间盘炎则引起剧烈疼痛。AS 后期可侵犯马尾，发生马尾综合征，而导致下肢或臀部神经根性疼痛，骶神经分布区感觉丧失，跟腱反射减弱及膀胱和直肠等运动功能障碍。

（6）淀粉样变：为 AS 少见的并发症。

（7）肾及前列腺病变：与 RA 相比，AS 极少发生肾功能损害，但有发生 IgA 肾病的报告。AS 并发慢性前列腺炎较对照组增高，其意义不明。

（四）埋线取穴原则和方法

1. 因为强直性脊柱炎既有遗传性，又与免疫功能因素相关，所以提高人体免疫系统是关键。选穴：甲状腺、膻中、T_5、T_{10}、T_{11}、T_{12}、S_3、S_4、星状神经节、C_7等。

2. 整体调理身体脏腑平衡，选肺俞、脾俞、胃俞、肝俞、肾俞、腰阳关、命门、足三里、三阴交、阳陵泉、引气归元等腧穴。

3. 根据累及的脊柱关节，可选 $S_{2\sim4}$、$T_{2\sim6}$、$L_{1\sim5}$、$C_{5\sim6}$。

4. 选经验穴，可选董氏奇穴中三皇穴、外三关、肾关穴等配用。

（五）具体埋线操作方案

第 1 次埋线：①星状神经节，T_5、T_{10}、$S_{2\sim3}$，1 号线，2cm，注线；②引气归元，足三里，1 号线，2cm，注线；③阿是区，2-0 号线，透刺埋线。

第 2 次埋线：① $C_{6\sim7}$、$T_{11\sim12}$、$S_{3\sim4}$，1 号线，2cm，注线；②引气归元、三阴交、肾俞，0 号线，1.5cm，注线；③阿是穴，2-0 号线，2cm，注线透刺。

第 3 次埋线：①甲状腺穴，2-0 号线，1cm，注线平刺埋入；② $T_{2\sim4}$、$L_{1\sim3}$、$S_{2\sim4}$，1 号线，2cm，注线；③阿是穴，2-0 号线，2cm，注线平刺；④奇穴外三关，2-0 号线，2cm，注线。

（六）埋线操作解剖细节

1. 甲状腺穴 位于喉结与天突穴连线的上 1/3 处旁开 0.1 寸，为埋线进针的点，向人迎穴方向送线，2-0 号线 1～1.5cm。

（1）进针层次：皮肤→皮下组织→颈深筋膜浅层→咽缩肌。①皮肤：该处皮肤动性较大，有横行走向的皮纹，由颈横神经支配，颈横神经是颈丛的皮支之一，由第 2、第 3 颈神经前支组成，呈扇形分布于颈前区的皮肤；②皮下组织：脂肪组织较少，内有上述皮神经和颈阔肌。颈阔肌属于皮肌的范畴，位于皮下组织中，该肌受面神经颈支的支配，收缩时，牵引口角向外下方；③颈深筋膜浅层：包绕胸锁乳突肌的深筋膜在该肌的前缘融合而成，其深面紧邻颈动脉鞘；④咽缩肌：主要附着在甲状软骨，并构成咽壁的肌群，其运动受迷走神经的咽支支配。

（2）埋线操作细节：用 8 号针或 9 号针，2-0 号肠线 1cm，从该穴旁开 0.1 寸处进针，捏起皮肤，针沿皮下组织向人迎穴进针 1.5～2cm，深度 0.2～0.3cm。绝不可埋入过深，针的深面稍偏外侧是颈动脉鞘，鞘内有颈总动脉、颈内静脉和迷走神经。正确的进针方向是沿着甲状软骨刺入，不可偏外偏深，以免造成危险。

2. 颈部的 $C_{6\sim7}$ 埋线

（1）进针层次：皮肤→皮下组织→斜方肌→项韧带。

（2）埋线操作细节：$C_{6\sim7}$ 埋线采取直刺进针 2～3cm 深较适宜，斜刺向椎体方向

60°～70°，进针深 2.5～3.5cm。

3. 背部 $T_{2～3}$ 埋线

（1）进针层次：皮肤→皮下组织→斜方肌肌腱→菱形肌→上后锯肌→竖脊肌。

（2）埋线操作细节：$T_{2～3}$，采用平透刺埋线较适宜，一般是捏起皮肉，在脊柱中间直刺 1.5cm，再转换针的角度以 35°向两侧平刺埋线，进针角度在 45°以上危险性加大，一般掌握进针角度在 25°～35°为宜，进针深度为 3～4cm；斜刺深度瘦人一般不超过 2.5cm，安全埋线深度掌握在 1～2cm 较好；胖人一般不超过 4cm，安全埋线深度在 3.5cm；正常人埋线深度在 2～3cm 为宜。埋线深度为 1.5～2.5cm 较宜。埋线深度不可过深，直刺时不超过 1.5cm，平透刺深度不超过 3cm，否则会有危险。

4. 背部 $T_{4～5}$ 埋线

（1）进针层次：皮肤→皮下组织→斜方肌肌腱→菱形肌→上后锯肌→竖脊肌。

（2）埋线操作细节：$T_{4～5}$ 采用平透刺埋线较适宜，一般是捏起皮肉，在脊柱中间直刺 1cm，再转换针的角度以 35°向两侧平刺埋线，进针 45°以上危险性加大，一般掌握在进针 25°～35°为宜，进针 3～4cm，斜刺深度瘦人一般不超过 3cm，安全埋线深度掌握在 1～2cm 较好；胖人一般不超过 4cm，安全埋线深度在 3.5cm；正常人埋线深度在 2～3cm 为宜，埋线深度为 1.5～2.5cm 较适宜。埋线深度不可过深，平透刺埋线深度不超过 3cm，否则会有危险。

5. 腰背部 $T_{10～12}$ 埋线

（1）进针层次：皮肤→皮下组织→斜方肌→背阔肌→竖脊肌。

（2）埋线操作细节：$T_{10～12}$ 采用平透刺埋线较适宜。平透刺：捏起皮肉，在脊柱中间直刺 1cm，再转换针的角度以 35°向两侧平刺埋线，进针 45°以上危险性加大，一般掌握在进针 35°为宜，进针 3～4cm。瘦人深度一般不超过 2.5cm，安全埋线深度掌握在 1～2cm 较好；胖人一般不超过 4cm，安全埋线深度在 3.5cm；正常人埋线深度在 2～3cm 为宜。埋线深度为 1.5～2.5cm 为宜。平透刺掌握在深度 2～3cm，埋线深度不可过深，不超过 3cm，否则会有危险。

6. $L_{1～5}$ 埋线

（1）进针层次：皮肤→皮下组织→胸腰筋膜浅层→竖脊肌。

（2）埋线操作细节：腰椎埋线比较安全。既可以直刺，也可采用斜刺埋线，直刺，角度以 70°～85°方向向椎体方向埋入，进针 3～5cm，深度 3～4cm。斜刺：针尖斜向内侧 70°进针 4～6cm，深度 3～5cm。平刺：针尖向上方平刺，进针 4～6cm，深度 2cm。

7. $S_{2～3}$ 埋线

（1）进针层次：皮肤→皮下组织→胸腰筋膜浅层→竖脊肌→第 2、第 3 骶后孔。①皮肤：较厚，移动性小，皮肤有臀中皮神经分布；②皮下组织：较厚，致密，脂肪含量较少，其内分布有臀中皮神经及浅血管；③胸腰筋膜浅层：此区呈一薄层致密结缔组织，被覆于竖脊肌表面，参与构成竖脊肌腱鞘；④竖脊肌：此部竖脊肌较薄，主要接受 $S_{1～2}$ 神经后支的肌支支配；⑤第1、第2骶后孔：骶段硬膜内有第1、第2骶神经后支通过。

（2）埋线操作细节：这个位置埋线比较关键，埋线位置浅了，疗效不佳。一般是采取透刺埋线较好，捏起皮肤，将针向中间位置直刺1cm，再以45°～60°方向向两边斜刺埋线，深度2～3cm，瘦人1～2cm，胖人3～4cm。

8.膻中穴 在胸部，当前正中线上，平第4肋间隙，两乳头连线的中点。

（1）进针层次：皮肤→皮下组织→深筋膜→胸骨。

（2）埋线操作：主要是横刺埋线，针尖向上或向两侧乳房进针1.5～3cm，深度1～2cm。

9.肾俞 在腰背，当第2腰椎棘突下，旁开1.5寸。

（1）进针层次：皮肤→皮下组织→胸腰筋膜浅层→竖脊肌。

（2）埋线操作细节：直刺进针，微斜向脊柱，向椎间孔处进针3～4cm，深度2.5～3.5cm；斜刺进针，针尖以70°方向朝内侧向椎体方向进针，进针3～4cm，深度3～4cm。本穴勿向外斜刺过深，以免刺伤肾脏。

10.命门穴 在腰部，当后正中线上，第2腰椎棘突下凹陷中。

（1）进针层次：皮肤→皮下组织→棘上韧带→棘间韧带。

（2）埋线操作细节：埋线可采用直刺或平刺埋入。直刺针尖稍向上，进针2.5～3cm，深度2cm。直刺针尖稍向下进针3～4cm，深度2cm。平刺是在椎体间隙旁0.5寸进针，进针2～3cm，深度2cm。此处埋线深度不可超过4.5cm，针尖可能穿过黄韧带进入椎管内，造成感染后果。

（七）典型病例

病例1：患者郑某，男，40岁，石家庄人。主诉从T_9到L_3脊柱两侧疼痛，腰骶髂关节疼痛，脊背不能挺直，已有1年多时间，用埋线治疗$L_{1～5}$、$S_{1～3}$、C_7、膻中穴、甲状腺穴。配穴：环跳、秩边、肾俞、大肠俞，经埋线3次治疗，腰部基本能挺直，疼痛部位消失，后又经几次埋线治疗，基本好转。

病例2：患者赵某，男，20岁，河南鲁山人。患强直性脊柱炎1年，第1次埋线：C_7、T_1、$L_{4～5}$、S_1，1号线，膻中穴，1号线，甲状腺穴，2-0号线，注线。第2次埋线：T_2、T_4、L_1、L_3、阿是穴，1号线，注线。第3次：T_5、T_{10}、L_2、$S_{2～3}$，1号线，注线。此患者埋线1次后，症状明显见效，3次后经配合功能锻炼已好转。

二、风湿性关节炎

1.疾病概况 风湿性关节炎是因感染链球菌后，其毒素和代谢产物与机体产生的抗体在结缔组织处结合，产生炎症、变性、破坏。常累及大关节发生游走性、多发性关节炎，局部红肿疼痛，活动障碍，白细胞增多，血沉加快，抗"O"增高。临床上以大关节局部呈红、肿、热、痛等炎症性表现和运动功能障碍为主要特征，属于中医学的"痹病"。

中医学认为，本病多因身体素虚、阳气不足或劳损筋骨致风寒湿邪乘虚而入，流注经络、关节阻碍气血运行，则发为痹病。

2. 病因及病理 根据症状、流行病学及免疫学分析，认为风湿性关节炎与人体溶血性链球菌感染密切相关，且感染途径至关重要，咽部链球菌感染是发病的必要条件，但 A 组链球菌引起风湿热的发病机制尚未完全明了。目前还注意到病毒感染与本病也有一定的关系。

风湿性关节炎活动期病理改变：关节滑膜及周围组织水肿，滑膜下结缔组织中有黏液性变，纤维素样变及炎性细胞浸润，有时有不典型的风湿小体。活动期过后，关节内的渗出物可被吸收，一般不引起粘连，因此并不产生关节变形等后遗症。

3. 临床表现

（1）疼痛：关节疼痛是风湿性关节炎首要的症状，全身关节都有可能发生疼痛，但是以大关节受累更为常见，如膝关节、踝关节、肩关节、腕关节等。典型的表现为对称性、游走性疼痛，并伴有红、肿、热的炎症表现。通常急性炎症症状持续 2～4 周消退，一个关节症状消退，另一个关节症状又可出现，也有几个关节同时发病的。

关节症状受气候变化影响较大，常在天气转冷或下雨前出现关节痛。急性期过后不遗留关节变形，这些与类风湿关节炎不同。

（2）肌肉疼痛：起病时患者可有肌肉酸痛不适、周身疲乏、食欲缺乏、烦躁等症状。

（3）不规律性发热：风湿出现之前会出现不规则的发热现象，多为轻中度发热，脉搏加快，多汗，与体温不成正比。

（4）皮肤黏膜症状：有皮下结节、环形红斑等，儿童多见，成人少见。

（5）舞蹈症：仅见于儿童，女孩多见，患儿先有情绪不宁、烦躁、易怒等精神症状，继而出现无目的的快速动作，作皱眉、嘬嘴等怪相，肢体可出现伸直和屈曲、内收和外展、旋前和旋后的无节律交替动作。疲劳及兴奋时明显，休息及镇静时减轻，睡眠时消失。

（6）心脏症状：由于风湿热活动期以累及关节和心脏为主，因此风湿性关节炎患者常伴有心肌炎、心内膜炎、心包炎等，有心悸、气促、心前区疼痛等症状。

4. 诊断要点 急性患者自觉大关节部位红肿热痛，游走不定；慢性患者关节疼痛麻木，酸胀感、疼痛处相对固定，伴有屈伸功能障碍，且反复持续发作，同时受累大关节呈对称性。

5. 埋线取穴原则和方法

（1）中医学认为，风湿性关节炎属于痹病范畴。主要是肝肾亏虚，脾胃虚弱，先天禀赋不足，五脏失调，正气亏虚，以致风寒湿邪气侵袭人体，实邪内盛，脉络瘀阻，或寒湿内盛，脾胃亏虚，或脾肾亏虚，气血双虚。

《黄帝内经》曰："风寒湿三气杂至，合而为痹，其风气盛者为行痹，寒气盛者为痛痹，湿气盛者为着痹。"此证免疫力低下、正气不足、五脏失调是内因，而风寒湿外邪趁虚而入，侵袭人体是外因。调理五脏，提高免疫功能是关键。

（2）重点选穴：甲状腺穴、T_4、T_5、T_{10}、T_{11}、T_{12}、S_4、S_5、星状神经节、膻中、命门、腰阳关、足三里、三阴交。

调整五脏失调要选：$T_{6\sim9}$、T_{12} 至 L_2，配脾俞、肾俞、肝俞、引气归元。

（3）调整四肢的功能：上肢选 $C_{5\sim7}$、T_1；膝关节选 $L_{3\sim4}$；下肢选 $L_{1\sim5}$；髋关节选 T_{12}；骶髂关节选 $S_{2\sim3}$；因阳气行走在四肢的关节末端，要配阳池、阳溪、犊鼻、阳陵泉、外关、曲池、肩髎穴等。

（4）运用董氏奇穴的有关经验穴，选外三关、三皇穴、三重穴、肾关穴等。

6. 埋线治疗 第 1 次埋线：①甲状腺穴，2-0 号线，1cm，注线平刺；② T_5、T_{10}、T_{12}、S_2、膻中，1 号线，2cm，注线；③奇穴外三关，2-0 号线，2cm，注线；④引气归元，0 号线，2cm，注线。

第 2 次埋线：①星状神经节，1 号线，2cm，注线；②脾俞、肝俞、肾俞，0 号线，2cm，注线；③足三里、三阴交，2-0 号线，注线；④中脘、气海、关元，0 号线，2cm，注线。

第 3 次埋线：① T_4、T_6、T_8、T_{11}、S_3，1 号线，2cm，注线；②命门、腰阳关、肾俞，0 号线，2cm，注线；③奇穴三皇穴，2-0 号线，2cm，注线；④引气归元，0 号线，2cm，注线。

以上埋线每 15 天埋线 1 次，每次埋线位置各不相同，主要是提高免疫功能，调整五脏失衡，抵御外邪，阳气足，正气生，气血旺盛，风寒湿三气就会从人体排出。后几次埋线可根据不同类型或关节疼痛部位选有关病根穴施治。以后可 20～25 天埋线 1 次，3～6 次为 1 个疗程，需 2～3 个疗程病愈。

7. 埋线具体操作解剖细节

（1）$C_{6\sim7}$ 埋线

进针层次：皮肤→皮下组织→斜方肌→项韧带。

埋线操作细节：颈部 $C_{6\sim7}$ 埋线采取直刺进针深 2～3cm 较适宜，斜刺向椎体方向 60°～70° 角进针深 2.5～3.5cm。

（2）T_1 埋线

进针层次：皮肤→皮下组织→斜方肌肌腱→菱形肌→上后锯肌→竖脊肌。

埋线操作细节：T_1 采用平透刺埋线较适宜，一般是捏起皮肉，在脊柱中间直刺 1cm，再转换针的角度以 45° 角向两侧平刺埋线，埋线深度为 1.5～2.5cm 较适宜。埋线深度不可过深，不超过 3cm，否则会有危险。

（3）背部 $T_{4\sim5}$ 埋线

进针层次：皮肤→皮下组织→棘上韧带→棘间韧带。

埋线操作细节：$T_{4\sim5}$ 埋线主要从脊柱中间直刺 1cm，再转换针角度以 35°～45° 向两边平刺埋入，进针深度 2.5～3.5cm 为宜。瘦人一般进针深度 2～2.5cm 较好，直刺向椎体方向不超过 2cm，平刺不超过 3～5cm。直刺过深会有危险。

（4）T_6 的埋线

进针层次：皮肤→皮下组织→斜方肌→菱形肌→竖脊肌。

埋线操作细节：T_6 采用平透刺埋线，从脊柱中间直刺 1cm，再转换针角度以 35° 向两边平刺埋入，进针深度 2.5 ～ 3.5cm 为宜，瘦人一般进针深度 2 ～ 2.5cm 较好。

（5）$T_{8～9}$ 的埋线

进针层次：皮肤→皮下组织→斜方肌→背阔肌→竖脊肌。

埋线操作细节：$T_{8～9}$ 埋线都采用平透刺埋线，从脊柱中间直刺 1cm，再转换针角度 35° 向两边平刺埋入，进针深度 3 ～ 3.5cm 为宜，瘦人一般进针深度 2 ～ 2.5cm 较好。

（6）星状神经节埋线：位于第 7 颈椎棘突下 1 寸左右处。

进针层次：皮肤→皮下组织→斜方肌腱膜→棘上韧带→棘间韧带。①皮肤：较厚，有丰富的毛囊和皮脂腺。由第 8 颈神经后支的皮支支配；②皮下组织：致密，脂肪含量较少，有上述皮神经的分支支配；③斜方肌腱膜：两侧斜方肌腱膜在此处汇合愈着。该肌由副神经及第 3、第 4 颈神经前支支配；④棘上韧带：呈细索状，较坚韧，针刺入时有涩滞感或阻力感；⑤棘间韧带：此区棘间韧带较薄，窄而长，进针 1.5cm 时针尖已到此层。

埋线操作细节：斜刺捏起皮肤操作。斜刺也可从椎间隙正中，先从中间直刺 1cm，针尖再转换角度以 35° ～ 45° 向两侧埋入，进针 3 ～ 4cm，进针深度 2 ～ 3cm，长度应在第 7 颈椎棘突下 1 寸左右（3 ～ 4cm）。

（7）甲状腺穴埋线：位于喉结与天突穴连线的上 1/3 处旁开 0.1 寸，为埋线进针的点，向人迎穴方向送线，2-0 号线 1 ～ 1.5cm。

甲状腺穴进针层次：皮肤→皮下组织→颈深筋膜浅层→咽缩肌。①皮肤：该处皮肤移动性较大，有横行走向的皮纹，由颈横神经支配，颈横神经是颈丛的皮支之一，由第 2、第 3 颈神经前支组成，呈扇形分布于颈前区的皮肤；②皮下组织：脂肪组织较少，内有上述皮神经和颈阔肌。颈阔肌属于皮肌的范畴，位于皮下组织中，该肌受面神经颈支的支配，收缩时，牵引口角向外下方；③颈深筋膜浅层：为包绕胸锁乳突肌的深筋膜在该肌的前缘融合而成，其深面紧邻颈动脉鞘；④咽缩肌：是主要附着在甲状软骨，并构成咽壁的肌群，其运动受迷走神经的咽支支配。

埋线操作细节：用 8 号针或 9 号针，2-0 号肠线 1cm，从该穴旁开 0.1 寸处进针，捏起皮肤，针沿皮下组织向人迎穴进针 1.5 ～ 2cm，深度 0.2 ～ 0.3cm。绝不可埋入过深，针的深面稍偏外侧是颈动脉鞘，鞘内有颈总动脉、颈内静脉和迷走神经。正确的进针方向是沿着甲状软骨刺入，不可偏外偏深，以免造成危险。

（8）背部 $T_{11～12}$ 埋线

进针层次：皮肤→皮下组织→背阔肌→下后锯肌→竖脊肌。

埋线操作细节：$T_{11～12}$ 这个位置埋线主要采用平透刺进针，捏起皮肤，针尖先从中间刺入深 1cm，再以 35° ～ 45° 向两侧进针 1.5 ～ 3cm，深度 2.5cm。瘦人一般不超过 1.5 ～ 2cm，胖人 4cm。

（9）$L_{3～4}$ 埋线

进针层次：皮肤→皮下组织→棘上韧带→棘间韧带→胸腰筋膜浅层→竖脊肌。

埋线操作细节：$L_{3～4}$ 这个位置埋线非常安全，直刺 3 ～ 4.5cm，斜刺 60° ～ 70°，方向 3 ～ 5cm。瘦人埋线直刺 2 ～ 2.5cm，斜刺 2 ～ 3cm；胖人埋线直刺可进针 3 ～ 6cm。

（10）S$_{2\sim3}$埋线

进针层次：皮肤→皮下组织→胸腰筋膜浅层→竖脊肌→第2、第3骶后孔。

埋线操作细节：S$_{2\sim3}$这个位置埋线比较关键，埋线位置浅了，疗效不佳。一般是采取透刺埋线较好，捏起皮肤，将针向中间位置直刺1cm，再以45°～60°方向向两边斜刺埋线，深度2～3cm。瘦人1～2cm，胖人3～4cm。

8.典型病例 患者张某，女，36岁，藁城人。2004年9月来门诊治疗，主诉全身各关节疼痛，医院诊断为风湿性关节炎，经多处治疗，效果不佳。埋线治疗：甲状腺穴、膻中穴、星状神经节、T$_{4\sim5}$、T$_{10}$、T$_{12}$、L$_{1\sim5}$、S$_{1\sim4}$，上肢每次选定3～5个穴位，下肢选定3～5个穴位进行埋线，每10～12天埋线1次，共埋线18次，各关节不再疼痛，症状基本缓解。2年后回访无复发。

三、类风湿关节炎

1.疾病概况 类风湿关节炎是一种自身免疫病，是由于类风湿因子与免疫球蛋白引起抗原-抗体反应，这种反应作用于关节骨膜即可产生类风湿关节炎。发病多见于青壮年，累及四肢小关节，呈游走性，关节对称变形，X线可发现病变关节，类风湿因子检查阳性。其病因离不开遗传因素、感染因素和自身免疫调节功能方面。

2.临床表现 发病年龄以20～45岁青壮年为多，女性多于男性；初发病起病缓慢，有身体疲乏无力，体重下降，食欲缺乏，低热和手足麻木等症状，随后可有一关节疼痛症状。关节表现为红、肿、热、痛及功能障碍，其中以近端指间关节，掌关节为重，早上晨僵十分常见，可有腕背部肿胀，肩膝关节病变丧失自理能力，多关节症状是风湿病的主要特征。类风湿结节常见于关节隆突及经常受压处的皮下组织中，如手指关节伸面鹰嘴突、枕部、前额或跟腱等，可存在数月至数年。

3.埋线治疗

方一：①C$_{4\sim8}$，用0号线，注线法；L$_{3\sim4}$，用1号线，注线。配穴：甲状腺、膻中、关元等。上肢：肩髃、肩髎、曲池、手三里、合谷、外关等穴。下肢：环跳、殷门、伏兔、承扶、血海、足三里、上巨虚、三阴交等穴；②操作：配穴甲状腺穴用2-0号线，膻中用1号线，穴位埋线用0-1号线。C$_{4\sim8}$用0号线2cm，注线法，L$_{3\sim4}$用1号线2cm，注线法。

方二：①C$_{7\sim8}$，用0号线，注线法；L$_{4\sim5}$、S$_{1\sim2}$，用1号线，注线。配穴：甲状腺、膻中、星状神经节、腰阳关、命门、肾俞、脾俞、肝俞等穴。董氏奇穴外三关、三重穴；②操作：配穴甲状腺穴，用2-0号线；膻中用1号线，穴位埋线用0-1号线。各关节部位可用3-0号线1cm，平刺埋入。

四、痛风关节炎

1.疾病概况 痛风关节炎属于中医学中的"痹病"中"热痹"，是直接感受风湿热邪或不良嗜好等所致。主要是因嘌呤代谢紊乱，血中尿酸浓度增高，沉积在关节滑膜、结缔组织内引起的炎症反应。多见于中老年人，男性多于女性，有家庭遗传史和受寒、劳累、食物过敏、饮酒或吃含有嘌呤的食物、感染、创伤和手术史诱因等。

2. 临床表现　有家族遗传史，或其他继发疾病。急性发作时，有关节红、肿、热、痛和活动受限，常于夜间发作，持续数小时或数日，伴有发热等。血尿酸明显高于正常的 $5mg/dL$。

3. 埋线治疗

（1）$C_{4\sim6}$，0 号线，2cm，注线。

（2）C_8，0 号线，2cm，注线平刺。

（3）配穴：肾俞、脾俞、足三里、肩井、丰隆、青灵等穴，0 号线，2cm，注线。

（4）痛风发作部位取穴：跖趾关节：选 L_5 或公孙；掌指关节：选 C_8 或阳池；内踝关节：选 L_4 或中封；外踝关节：选 L_5 或昆仑；膝关节：选 L_3 或阳陵泉；腕关节：选 T_1 或外关；肘关节：选 C_7 或曲池，选 2-0 号线。

操作：用 0 号或 2-0 号线 1～2cm 装入 9 号注线针，局部麻醉消毒后，按埋线部位，用针埋入肌肉层，15～20 天埋线 1 次，3～4 次为 1 个疗程。

五、膝关节病证

（一）疾病概况

1. 概述　膝关节病证临床上常见膝关节侧副韧带劳损、滑囊炎、脂肪垫劳损、髌骨软化等，属于中医学的"痹病""痛膝"等范畴。患者大部分膝关节不适、无力，活动受限，步行困难；少数患者关节强直、骨质增生，多数以风湿关节炎症存在。

2. 采用调、拨、压、秘穴埋线法调理

（1）调：患者仰卧，双腿自然伸展，看脚向哪边倾斜。向外倾斜，腿内侧韧带松弛，调整腿外侧韧带；脚向里倾斜，腿外侧韧带松弛，调整腿内侧韧带。调整前看腰骶部骨盆有无移位，如有，先纠正骨盆高低位置再动腿部。

（2）拨：医者用双手示指、大指紧贴患者髌骨外侧韧带，双手中指屈曲顶住患者膝盖骨，示指、大指拨住韧带最硬的筋，左手由下向上拨，右手从里向外拨，筋拨中间瞬间完成。然后用示指扣住患者腘窝两侧的筋，从下向上拨动一次。

（3）压：患者侧卧，下腿伸直，上腿弯曲自然放在下腿上，找髂前上棘位置，医者用肘尖对髂前上棘位置的阳性点或臀部条索状物按压 3 次，以患者能忍受为度。

（4）秘穴埋线：运用"膝三针"（即 L_3、环跳穴、秩边穴）埋线治疗，具体操作看以下相关内容：

1）L_3。进针层次：皮肤→皮下组织→棘上韧带→棘间韧带→胸腰筋膜浅层→竖脊肌。

埋线操作细节：这个位置埋线非常安全，针以 80° 方向直刺 3～4.5cm，斜刺 60°～70° 方向 3～5cm。瘦人埋线直刺 2～2.5cm，斜刺 2～3cm；胖人埋线直刺可进针 4～6cm。

2）秩边穴：在臀部，平第 4 骶后孔，骶正中嵴旁开 3 寸。主治：腰腿痛、下肢痿软。

进针层次：皮肤→皮下组织→臀大肌→梨状肌下缘。

埋线操作细节：向内 45° 斜刺 3～4cm，注线。

3）环跳穴：在股外侧部，侧卧屈髋，股骨大转子最凸点与骶管裂孔连线的中 2/3 与外 1/3 交点处。主治：下肢痿痹。

进针层次：皮肤→皮下组织→臀大肌→坐骨神经→股方肌、闭孔内肌。

埋线操作细节：斜刺针尖向外 3～4cm，注线。

（5）膝关节不同动作引起疼痛的肌肉支配

1）上楼、上坡疼痛：是股四头肌的问题，可选 L_2 埋线。

2）下楼、下坡疼痛：是髌下脂肪垫、股四头肌的问题。髌下脂肪垫问题选 L_3 埋线。

3）蹲下疼痛：是髌下脂肪垫的问题，蹲下后起立疼痛是股四头肌的问题，膝关节半蹲位疼痛是股四头肌和内侧副韧带的问题。髌下脂肪垫问题选 L_3 埋线；内侧副韧带问题选 $L_{3～4}$ 埋线。

（二）脂肪垫劳损

脂肪垫劳损又称为髌下脂肪垫炎，大多由慢性劳损性无菌性炎证致病，少数为急性，损伤未得到有效治疗而成为慢性迁延性后遗症，症状时重时轻。经常爬山、下蹲或步行等膝关节运动较多的人，易发生本病。女性多于男性。

髌下脂肪垫位于髌骨、股骨和胫骨的缝隙之间，附着于髌骨下 1/2 后方与髌韧带后方，略呈三角形。它由脂肪组织构成，表面覆有滑膜，在髌骨处最厚，向两侧伸展超出髌骨并逐渐变薄，伸向股骨和胫骨间隙的脂肪垫也逐渐变薄。它充填于膝关节前，有增加关节稳定，减少髌骨、髌韧带与关节囊、骨关节面的摩擦作用，起着衬垫缓冲作用和润滑作用。

1.临床表现

（1）患者多有膝痛症状，下楼时疼痛加重。膝前部疼痛，通常是由膝部不适演变为疼痛，由轻微疼痛发展到严重疼痛；活动时加重，休息后减轻。疼痛可向下方放射引起小腿前方直至足背与足尖，并在第 2～4 趾的背侧常有不适、疼痛或麻木感。

（2）多数病例的膝前方疼痛可向后放射，引起腘窝不适或酸痛、小腿肚酸痛、跟腱痛、足跟痛等。也有少数患者膝前方疼痛不明显，而仅表现为膝后侧痛或小腿肚痛、跟腱痛或足跟疼痛。

（3）严重者膝关节不能伸直，足尖外撇，行走时足底外侧着地、跛行。在膝过伸活动或足尖着地支撑时，疼痛更重。个别患者的疼痛可以达到难以忍受的程度，最后出现膝部发软无力和不灵便的感觉，以致影响膝关节的功能。

（4）部分患者自诉在膝关节活动时有被"卡住"的现象，这是肥大的脂肪垫引起膝关节功能障碍的表现。

2.埋线治疗方案

方案 1：① "膝三针"（ L_3、环跳、秩边穴）、S_1，0 号线，2cm，注线；② （患侧）足三里、奇穴通关穴，2-0 号线，1.5cm，注线。

方案 2：①S₂（患侧），0 号线，2cm，注线；②"膝三针"（L₃、环跳、秩边穴）、奇穴明黄穴、阳陵泉，2-0 号线，1.5cm，注线；③阿是穴，3-0 号线，2cm，平刺埋线。

方案 1 与方案 2 交替使用，15～20 天埋线 1 次，3 次为 1 个疗程。

（三）膝关节滑膜炎

膝关节滑膜炎是指膝关节受到急性创伤或慢性劳损后引起的滑膜损伤或破裂，导致膝关节腔内积血或积液的一种非感染性炎症反应性疾病，属中医的"痹病"范畴。

1. 临床表现 膝关节出现肿胀、疼痛，局部温度增高，关节活动受限。当膝关节主动极度屈曲和伸直时，特别是抗阻力伸膝时髌下部疼痛加剧。

2. 埋线治疗方案

方案 1：①"膝三针"（L₃、环跳、秩边穴），0 号线，2cm，注线；②奇穴肾关、足三里，2-0 号线，1.5cm，注线。

方案 2：①L₄、L₂，1 号线，2cm，注线；②阳陵泉、奇穴通关，2-0 号线，1.5cm，注线。

方案 1 与方案 2 交替使用，15～20 天埋线 1 次，可配合验方外用，3 次见效。

（四）髌骨软骨软化症

髌骨软化症亦称髌骨劳损、髌骨软骨炎，是膝部常见病之一。好发于青少年，女性多于男性。但中老年患者也很多，常见的病因有骨质疏松伴微量元素缺乏、肥胖以及动脉硬化致局部血供不足。

1. 髌骨软化的病理 可为三期：一期以软骨软化为主，软骨失去正常光泽，表面粗糙不平；二期软骨面变薄，出现龟裂，有纤维性改变；三期软骨糜烂、碎裂，骨质外露，软骨下骨硬化、囊性变。髌股关节间隙变窄，关节边缘。

2. 埋线治疗方案

方案 1：①"膝三针"（L₃、环跳、秩边穴），1 号线，2cm，注线；②足三里、阳陵泉，0 号线，2cm，注线。

方案 2：①"膝三针"（L₃、环跳、秩边穴）、S₂，1 号线，2cm，注线；②奇穴肾关穴，0 号线，2cm，注线；③阿是穴，3/0 号线，2cm，注线平刺。

方案 1 与方案 2 交替使用，15～20 天埋线 1 次，配合增生中药外敷法，基本可取得较好效果。

3. 治疗膝关节病症运用董氏奇穴

方一：奇穴：明黄穴、天黄穴、其黄穴。明黄穴、天黄穴、其黄穴合称为奇穴三黄穴。①明黄穴在大腿内侧之正中央（自大腿内侧上髁上缘到腹股沟 14 寸，7 寸处即是），进针 1.5～2 寸；②天黄穴在明黄穴上 3 寸，进针 1.5～2 寸；③其黄穴在明黄穴下 3 寸，进针 1.5～2 寸。

主治：主肝病神经支配，肝炎、肝硬化、肝气不舒、癫痫、情绪紧张等；治疗膝关节疾病也有效。

方二：奇穴：通关穴、通山穴、通天穴。①通关穴：在大腿正中线之股骨上距膝盖骨横纹上 5 寸，进针 0.3 ~ 0.5 寸；②通山穴：在通关穴直上 2 寸，进针 0.5 ~ 0.8 寸；③通天穴：在通关穴直上 4 寸，进针 0.5 ~ 1 寸；④内通关、内通山、内通天分别在通关、通山、通天向内横开 0.5 寸处。

方三：奇穴：肾关穴：位于阴陵泉穴下 1.5 寸处。主治肾经相关疾病，治疗膝关节疾病也有效。

治疗范围：主心病神经支配，心脏病、癫痫、心口痛、头晕、胃病、脑缺血等，治疗膝关节疾病也有效。

（五）典型病例

病例 1：患者王某，女，62 岁，石家庄人。2004 年 3 月来门诊治疗，主诉双膝疼痛、无力，上下楼困难，遇天冷、阴天症状加重。经埋线治疗：选"膝三针"、足三里、阳陵泉、L_4、$S_{1～2}$、奇穴肾关穴和三通穴等，使用埋线 6 次，症状大大好转，上下楼不再困难，疼痛明显减轻。

病例 2：患者张某，女，40 岁，井陉人。2004 年 6 月来门诊治疗，双膝站立时间长时疼痛无力，劳累时加重。经埋线治疗："膝三针"、足三里、阳陵泉、S_1，埋线 2 次，症状明显减轻，又继续埋线 3 次，症状基本好转。

病例 3：患者赵某，女，38 岁，井陉矿务局医院职工。膝关节炎，站立时间长时双腿无力，酸胀疼。2004 年 6 月经埋线治疗 $L_3^{1,3}$、$L_4^{1,3}$，用 U 线法，膻中穴注线斜刺，足三里、阳陵泉、膝关节阿是穴 U 线法或注线法，基本治愈。

病例 4：患者张某，女，36 岁，藁城人。2004 年 9 月来门诊治疗，主诉全身各关节疼痛，医院诊断为风湿性关节炎，经多处医院治疗，效果不佳。经埋线治疗：甲状腺、膻中，上肢每次选定 3 ~ 5 个穴位，下肢选定 3 ~ 5 个穴位，进行埋线，每 10 天埋线 1 次，共埋线 10 次，各关节不再疼痛，症状基本缓解。

病例 5：患者吴某，女，48，石家庄市鹿泉孔寨人。右膝关节增生，不能走太远路，埋线治疗 3 次好转。埋线方案：$L_{3～4}$（双）、S_3、"膝三针"、足三里等。

第五节 呼吸系统及心血管疾病

一、支气管炎

（一）疾病概况

支气管炎是指气管、支气管黏膜及其周围组织的慢性非特异性炎症。引起支气管炎的主要原因为病毒和细菌的反复感染形成了支气管的慢性非特异性炎症。当气温下降、呼吸道小血管痉挛缺血、防御功能下降时可致病；烟雾粉尘、污染大气等慢性刺激也可发病；吸烟使支气管痉挛、黏膜变异、纤毛运动降低、黏液分泌增多时，可以引起感染；与过敏因素也有一定关系。

（二）临床表现

1. 急性支气管炎 发病初期常常表现为上呼吸道感染症状，患者通常有鼻塞、流清涕、咽痛和声音嘶哑等临床表现。而全身症状较为轻微，但可出现低热、畏寒、周身乏力，自觉咽喉部发痒，并有刺激性咳嗽及胸骨后疼痛。早期痰量不多，但痰液不易咳出，2～3日后痰液可由黏液性转为黏液脓性。患者受凉、吸入冷空气或刺激性气体可使咳嗽加剧或诱发咳嗽。患者晨起时或夜间咳嗽常较显著。咳嗽可为阵发性，有时可呈持久性咳嗽。咳嗽剧烈时常常伴有恶心、呕吐及胸部、腹部肌肉疼痛。如伴有支气管痉挛，可有哮鸣和气急。一般而言，急性支气管炎的病程有一定的自限性，全身症状可在4～5天消退，但咳嗽有时可延长至数周。

2. 慢性支气管炎 慢性支气管炎是指除外慢性咳嗽的其他各种原因后，患者每年慢性咳嗽、咳痰3个月以上，并连续2年，并不一定伴有持续存在的气流受限。

（1）咳嗽：长期、反复、逐渐加重的咳嗽是本病的突出表现。轻者仅在冬春季节发病，尤以清晨起床前后最明显，白天咳嗽较少。夏秋季节，咳嗽减轻或消失。重症患者则四季均咳，冬春加剧，日夜咳嗽，早晚尤为剧烈。

（2）咳痰：一般痰呈白色黏液泡沫状，晨起较多，常因黏稠而不易咳出。在感染或受寒后症状迅速加剧，痰量增多，黏度增加，或呈黄色脓性痰或伴有喘息。偶因剧咳而痰中带血。

（3）气喘：当合并呼吸道感染时，由于细支气管黏膜充血水肿，痰液阻塞及支气管管腔狭窄，可以产生气喘（喘息）症状。患者咽喉部在呼吸时发生喘鸣声，肺部听诊时有哮鸣音。

（4）反复感染：寒冷季节或气温骤变时，容易发生反复的呼吸道感染。此时患者气喘加重，痰量明显增多且呈脓性，伴有全身乏力、畏寒、发热等。肺部出现湿性啰音，查血白细胞计数增加等。反复的呼吸道感染尤其易使老年患者的病情恶化，必须予以充分重视。

本病早期多无特殊体征，在多数患者的肺底部可以听到少许湿性或干性啰音。有时在咳嗽或咳痰后可暂时消失。长期发作的病例可发现有肺气肿的征象。

支气管炎是因为支气管受到细菌、病毒的感染或受到物理、化学因素刺激以及过敏引起的炎症，临床上分急性支气管炎和慢性支气管炎。很多急性支气管炎由于反复发作迁延不愈而转为慢性支气管炎。它的主要症状为慢性咳嗽、咳痰、气短或伴有喘息，初期较轻，但随着反复发作，症状会越来越严重，尤以冬季更甚。中医学将其归属于"咳嗽"的范畴。

埋线针疗法对于慢性支气管炎的疗效很好，一般在夏秋季埋线，冬季不再复发。

（三）病根秘穴埋线治疗老年性慢性支气管炎哮喘证

1. "肺三角"埋线操作细节

（1）选 $T_{1\sim2}$ 棘突上中心位置，$T_{1\sim2}$ 要从病根穴的中间，即 2 号穴向 1、3 号穴埋入。进针层次：皮肤→皮下组织→棘上韧带→棘间韧带→斜方肌→菱形肌→竖脊肌。解剖位置前面已述，不再重述。进针角度以 25°～35° 最安全，进针 45° 以上危险性加大，一般掌握在进针角度 25°～35° 为宜。斜刺深度瘦人一般不超过 3cm，安全埋线深度掌握在 1～2cm 较好；胖人一般不超过 4cm，安全埋线深度在 2.5～3.5cm，正常人埋线深度在 2～3cm 为宜。

局部消毒，打好局部麻醉，选 11 号针及 0 号或 1 号肠线 2cm，右手持埋线针，左手捏起皮肤，对准进针点，以 25°～35° 方向将线埋入 $T_{1\sim2}$ 的 1、3 号穴 2～2.5cm，旋转针柄90°，向上微提将针芯注入，快速拔针，棉签压住针眼，少出点血，做好局部消毒，贴好创可贴，保护针眼 24 小时。埋线后 1～2 天局部有不适感，不用处理，第 3 天就好转，如有对疼痛敏感者，可用大盐热敷局部，1～2 天好转。

（2）选肺俞穴，做好标志，局部消毒，打好局部麻醉，选 11 号针及 0 号或 1 号肠线 2cm，右手持埋线针，左手捏起皮肤，对准进针点，以 30°～35° 方向将线从肺俞穴透刺埋入风门穴，肠线在肺俞穴与风门穴之间。

肺俞透风门埋线要从肺俞穴向风门穴透刺，通过的肌肉群是皮肤→皮下组织→斜方肌→菱形肌→上后锯肌→竖脊肌。解剖位置同前面，不再重述。

埋线做肺俞穴透风门穴不要直刺，采取透刺或平刺埋线最安全。肺俞穴埋线深度不超过 3.5cm，风门穴埋线深度不超过 3cm，所以埋线时瘦人埋线不要超过 2cm，正常人埋线深度不要超过 3cm，胖人埋线不要超过 4cm。角度不要超过 45° 以上，以 30°～35° 角度埋入最好。透刺埋线是捏起皮肉，先直刺进针 1～1.5cm，再以角度 30°～35° 向两侧埋线，深度掌握在 2～3cm 为好，超过 3.5cm 以上危险度增大，进针角度超过 45° 危险度增大。

2. 外奇穴"八华穴"的埋线操作细节

（1）选等边为 5cm 的等边三角形 4 个，在大椎穴下依次放好，用记号笔点出八华穴位置，这 8 个位置都在 $T_{2\sim6}$ 的范围内。$T_{2\sim6}$ 的进针层次：皮肤→皮下组织→斜方肌→菱形肌→上后锯肌→竖脊肌。解剖位置前面已述，同上。

（2）碘伏消毒后，用 1 号肠线 2cm 穿入 11 号注线针中，先从八华穴的最后一排两穴位埋入，然后依次埋入第 2、第 3、第 4 排的穴位，用透线法埋入，以角度 $30°\sim35°$ 方向将线埋入八华穴的左右两侧穴，深 $2\sim2.5$cm，旋转针柄 $90°$，向上微提，将针芯注入，快速拔针，棉签压住针眼，少出点血，做好局部消毒，贴好创可贴，保护针眼 24 小时。埋线后 $1\sim2$ 天局部有不适感，不用处理，第 3 天就好转，如有对疼痛敏感者，可用大盐热敷局部，$1\sim2$ 天好转。

3. 埋线治疗方案

方一：①"肺三角"埋线，配病根穴 $T_4^{1,3}$，配穴：天突、膻中穴；②操作："肺三角"埋线则用透线法，用 1 号肠线 2cm，穿入 11 号注线针中，从大椎穴向两侧平刺埋线两根，从 T_2 向 1、3 号穴埋线平刺，肺俞穴穿过风门穴，埋线 2cm 两根。$T_4^{1,3}$ 用注线法透刺，穴位局部消毒，局部麻醉后用 2 号线 2cm 用注线针将肠线埋入 $T_4^{1,3}$ 两侧；天突、膻中穴用 0 号线，注线针斜刺入肌层。

方二：①"八华穴"埋线，配穴：膻中、定喘、肾俞、丰隆；②操作："八华穴"埋线用注线法平刺或透刺，方法同上。定喘穴用 1 号肠线 1.5cm，穴位消毒局部麻醉后，用 11 号注线针穿 1 号肠线刺入穴位；丰隆穴用 0 号肠线 1.5cm 注线埋入穴位；膻中穴用 1 号肠线 2cm 平刺埋入穴位。

方一与方二交替使用，20 天埋线 1 次，$4\sim6$ 次为 1 个疗程。

二、支气管哮喘

（一）疾病概况

支气管哮喘是由多种细胞和细胞组分参与的气道慢性炎症性疾病，这种慢性炎症与气道高反应性相关，通常出现广泛而多变的可逆性气流受限，导致反复发作的喘息、气促、胸闷和（或）咳嗽等症状，多在夜间和（或）清晨发作、加剧，多数患者可自行缓解或经治疗缓解。

（二）病因

1. 遗传因素 哮喘与多基因遗传有关，哮喘患者亲属患病率高于群体患病率，并且亲缘关系越近，患病率越高；患者病情越严重，其亲属患病率也越高。

2. 变应原

（1）室内外变应原：尘螨是最常见、危害最大的室内变应原，是哮喘在世界范围内的重要发病原因。

（2）职业性变应原：常见的变应原有谷物粉、面粉、木材、饲料、茶、咖啡豆、家蚕、鸽子、蘑菇、抗生素（青霉素、头孢霉素）、松香、活性染料、过硫酸盐、乙二胺等。

（3）药物及食物添加剂：阿司匹林、普萘洛尔（心得安）和一些非皮质激素类抗感染药是药物所致哮喘的主要变应原。

3.促发因素 常见于空气污染、吸烟、呼吸道病毒感染、妊娠以及剧烈运动、气候转变；多种非特异性刺激，如吸入冷空气、蒸馏水雾滴等都可诱发哮喘发作。此外，精神因素亦可诱发哮喘。

（三）临床表现

表现为发作性伴有哮鸣音的呼气性呼吸困难或发作性咳嗽、胸闷。严重者被迫采取坐位或呈端坐呼吸，干咳或咳大量白色泡沫痰，甚至出现发绀等，有时咳嗽可为唯一的症状（咳嗽变异型哮喘）。有的青少年患者则以运动时出现胸闷、咳嗽及呼吸困难为唯一的临床表现（运动性哮喘）。哮喘可在数分钟内发作，经数小时至数天，用支气管舒张剂可缓解或自行缓解。某些患者在缓解数小时后可再次发作。夜间及凌晨发作和加重常是哮喘的特征之一。

支气管哮喘是一种发作性肺部过敏性疾病。具有阵发性、带哮鸣音、呼吸困难等特征。属于中医学"哮证""喘证""痰饮"。

中医学认为，凡是感受风寒风热，闻及花粉、烟尘、异味均可影响肺气宣肃，津液凝聚为痰饮，阻塞气道发为哮喘。也可因饮食不当，贪食肥甘鱼虾，以致脾失健运，聚湿生痰，内伏于肺，壅遏肺气而为哮喘。

（四）埋线治疗

1."肺三角"埋线 "肺三角"埋线时要通过 $T_{1～2}$，$T_{1～2}$ 要从病根穴的中间，即 2 号穴向 1、3 号穴埋入。进针层次：皮肤→皮下组织→棘上韧带→棘间韧带→斜方肌→菱形肌→竖脊肌。进针角度以 30°～35° 最安全，进针 45° 以上危险性加大，一般掌握在进针 30°～35° 为宜。斜刺深度，瘦人一般不超过 3cm，安全埋线深度掌握在 1～2cm 较好；胖人一般不超过 4cm，安全埋线深度在 2.5～3.5cm；正常人埋线深度在 2～3cm 为宜。

2.肺俞透风门埋线 肺俞透风门埋线是要从肺俞穴向风门穴透刺，进针层次：皮肤→皮下组织→斜方肌→菱形肌→上后锯肌→竖脊肌。

（1）风门穴定位：在背部，当第 2 胸椎棘突下，旁开 1.5 寸。进针层次：皮肤→皮下组织→斜方肌→菱形肌→上后锯肌→竖脊肌。直刺向椎体方向不能超过 2cm，斜刺平刺不能超过 4cm。直刺过深会穿过肋间软组织，壁胸膜而刺伤肺，引起气胸。

（2）肺俞穴定位：在背部，当第 3 胸椎棘突下，旁开 1.5 寸。它的进针层次：皮肤→皮下组织→斜方肌→菱形肌→上后锯肌→竖脊肌。

（3）肺俞穴埋线操作：平刺不超过 5cm，根据对解剖层次理解，埋线做肺俞透风门不要直刺，采取透刺或平刺埋线最安全。肺俞穴埋线深度不超过 3.5cm，风门穴埋线深度不超过 3cm，所以埋线时瘦人埋线掌握不要超过 2cm，正常人埋线掌握深度不要超过 3cm，胖人埋线掌握不要超过 4cm。角度不要超过 45°，以角度 30°～35° 埋入最好。透刺埋线是捏起皮肉，先直刺进针 1～1.5cm，在以角度 30°～35° 向两侧埋线，深度掌握在 2～3.5cm 为好，超过 3.5cm 危险度增大，进针角度超过 45° 危险度增大。

3. 埋线治疗方案

方一：①病根穴 $T_3^{1、3}$、$T_5^{1、3}$；配穴：膻中、天突、星状神经节；②操作：$T_3^{1、3}$、$T_5^{1、3}$ 用注线法透刺埋入，用 1 号肠线 2cm 注线透刺埋入 $T_3^{1、3}$、$T_5^{1、3}$ 两侧。膻中穴用 2 号肠线 1cm，穴位局部消毒局部麻醉后，注线斜刺入肌层；星状神经节穴，用 0 号肠线 1.5cm 局部消毒局部麻醉后，注线针斜刺入穴位。天突穴，0 号线 1.5cm 平刺埋入。

方二：① $T_6^{1、2、3}$，配穴：肾俞、足三里、膻中、"肺三角"埋线；②操作：$T_6^{1、2、3}$ 用注线法，用 1 号肠线 2cm 注线透刺埋入 $T_6^{1、3}$ 两侧，T_6^2 埋线平刺埋入，肾俞、足三里注线直刺埋入，膻中穴用 2 号线 2cm 平刺埋入，"肺三角"埋线则用透线法，用 1 号肠线 2cm，穿入 11 号注线针中，从大椎穴向两侧平刺埋线两根，从 T_2 向 1、3 号穴平刺埋线，肺俞穴穿过风门穴，埋线 2cm，肠线埋在两穴之间。

（五）典型病例

病例 1：患者王某，女，62 岁。患慢性支气管炎、哮喘已有七八年，冬季加重，平时下楼起坐都喘，生活不能自理。经埋线治疗 6 次，$T_{2\sim6}^{1、3}$ 埋线，U 线法，膻中、天突、肾俞、足三里、定喘穴用注线法，症状明显好转，冬季未发作，平时下楼起坐不再哮喘，生活基本能自理。

病例 2：患者王某，男，43 岁，农民。患慢性支气管哮喘已有十几年，冬季加重，2004 年 5 月来门诊治疗，经埋线 6 次，$T_{2\sim5}^{1、3}$ 埋线，用 2 号肠线；天突、肺俞、膻中、鱼际、孔最穴用 0 号肠线注线法，症状有明显好转。

三、冠心病

1. 疾病概况　冠状动脉粥样硬化性心脏病是冠状动脉血管发生动脉粥样硬化病变而引起血管腔狭窄或阻塞，造成心肌缺血、缺氧或坏死而导致的心脏病，常常被称为"冠心病"。但是冠心病的范围可能更广泛，还包括炎症、栓塞等导致管腔狭窄或闭塞的情况。世界卫生组织（WHO）将冠心病分为五大类：无症状心肌缺血（隐匿性冠心病）、心绞痛、心肌梗死、缺血性心力衰竭（缺血性心脏病）和猝死 5 种临床类型。临床中常常分为稳定性冠心病和急性冠状动脉综合征。

中医学根据其症状将其归属于"胸痹""真心痛"和"厥心痛"范畴。中医学认为，本病因年老体衰，正气亏虚，脏腑功能损伤，阴阳气血失调，加上七情内伤、饮食不节、寒冷刺激、劳逸失度等因素的影响，导致气滞血瘀，胸阳不振，痰浊内生，使心脉痹阻而致病。

2. 临床表现

（1）症状：①典型胸痛：因体力活动、情绪激动等诱发，突感心前区疼痛，多为发作性绞痛或压榨痛，也可为憋闷感。疼痛从胸骨后或心前区开始，向上放射至左肩、臂，甚至小指和无名指，休息或含服硝酸甘油可缓解。胸痛放散的部位也可涉及颈部、下颌、牙齿、腹部等。胸痛也可出现在安静状态下或夜间，由冠脉痉挛所致，也称变异型心绞痛。如胸痛性质发生变化，如新近出现的进行性胸痛，痛阈逐步下降，以致稍做体力活动或情绪激动甚至休息或熟睡时亦可发作。疼痛逐渐加剧、变频，持续时间延长，祛除诱因或含服硝酸甘油不能缓解，此时往往怀疑为不稳定心绞痛；②需要注意：一部分患者的症状并不典型，仅仅表现为心前区不适、心悸或乏力，或以胃肠道症状为主。某些患者可能没有疼痛，如老年人和糖尿病患者；③猝死：约有1/3的患者首次发作冠心病表现为猝死；④其他：可伴有全身症状，如发热、出汗、惊恐、恶心、呕吐等。

（2）体征：心绞痛患者未发作时无特殊体征。患者可出现心音减弱，心包摩擦音。并发室间隔穿孔、乳头肌功能不全者，可在相应部位听到杂音。心律失常时听诊心律不规则。

3. 诊断 冠心病的诊断主要依赖典型的临床症状，再结合辅助检查发现心肌缺血或冠脉阻塞的证据，以及心肌损伤标志物，判定是否有心肌坏死。发现心肌缺血最常用的检查方法，包括常规心电图和心电图负荷试验、核素心肌显像。有创性检查有冠状动脉造影和血管内超声等。但是，冠状动脉造影正常不能完全否定冠心病。通常，首先进行无创方便的辅助检查。

4. 埋线治疗

方一：①病根穴：$T_{2\sim5}$；配穴：心俞、膻中、内关；②操作：$T_{2\sim5}^{1、3}$用1号肠线穿入11号注线针内，穴位局部消毒局部麻醉后，注线针以25°～45°角斜刺入肌层：心俞、膻中用0～1号肠线斜刺入肌层。内关穴用2-0号肠线直刺入穴位，针眼处贴上创可贴，保护针眼24小时。

方二：①取穴：心俞（双侧）、天池（左侧）、巨阙、内关、神门等穴；②操作：心俞穴，用注线法，斜刺，穴位消毒局部麻醉后，用1号线2cm穿入11号注线针中，斜刺两侧心俞穴；天池穴，用0号肠线1cm穿入9号针中，斜刺入肌层；内关、神门，用2-0号线1cm直刺入穴位，穴位处贴上创可贴，保护针眼24小时。15天埋线1次，3次为1个疗程。

5. 典型病例 患者汪某，女，58岁。患有冠心病多年，自诉经常左前胸疼痛，左后背压痛，常年服用心脏病药物，用方一埋线1次，症状明显好转，左前胸和后背疼痛消失，埋线2次后，一年内没有发作。

四、风湿性心脏病

1. 疾病概况 风湿性心脏病简称风心病，是指由于风湿热活动，累及心脏瓣膜而造成的心脏瓣膜病变，表现为二尖瓣、三尖瓣、主动脉瓣中有一个或几个瓣膜狭窄和（或）关闭不全。临床上狭窄或关闭不全常同时存在，但常以一种为主。患病初期常常无明显症状，后期则表现为心慌气短、乏力、咳嗽、下肢水肿、咳粉红色泡沫痰等心功能失代偿的表现。

2. 病因 风湿性心脏病是甲组乙型溶血性链球菌感染引起的超敏反应的部分表现，属于自身免疫病。心脏部位的病理变化主要发生在心脏瓣膜部位。二尖瓣为最常见受累部位。

3. 临床表现　由于心脏瓣膜的病变，使得心脏在运送血液的过程中出现问题，如瓣膜狭窄，使得血流阻力加大，为了射出足够的血液，心脏则更加费力地舒张和收缩，这样使心脏工作强度加大，效率降低，心脏易疲劳，久而久之造成心脏肥大。如二尖瓣狭窄到一定程度时由于左心房压力的增高，导致肺静脉和肺毛细血管压力增高，形成肺瘀血，肺瘀血后容易引起呼吸困难、咳嗽、咳血，有的还会出现声音沙哑和吞咽困难。

临床上常见心脏瓣膜病变包括：①二尖瓣关闭不全；②主动脉瓣狭窄；③三尖瓣狭窄；④三尖瓣关闭不全；⑤联合瓣膜病变。

4. 埋线治疗

（1）$T_{3\sim5}$，1 号线，2cm，注线平刺埋入。

（2）膻中穴，0 号线，2cm，注线平刺埋入。

（3）神封穴，0 号线，2cm，平刺埋入。

（4）中庭穴，0 号线，1.5cm，平刺埋入。

（5）背部阿是穴，0 号线，2cm，平刺埋线。

操作：常规消毒后，1 号线穿入 11 号针中，对 $T_{3\sim5}$ 病根穴进行平刺埋入，膻中、神封、中庭等用 0 号线穿入 9 号针中，平刺埋入。背部阿是穴平刺埋入。贴好创可贴，保护针眼 24 小时。

5. 典型病例　患者秦某，女，36 岁，石家庄人。患风湿性心脏病多年，有二尖瓣关闭不全，经常发病。临床症状有胸闷、心悸、呼吸困难，严重时口唇发绀、咳嗽、咳血，经医院诊断为风湿性心脏病，长期对症用药治疗，病情不见好转。2009 年到门诊埋线治疗：选 $T_{3\sim5}$，配膻中、内关、中庭等，埋线 2 次后病情大为好转，咳嗽减轻，不咳血了，能做较轻工作；埋线 6 次后，病情比以前更好，基本上能坚持工作；埋线 1 年后，症状基本好转。

五、高血压

（一）疾病概况

高血压是指以体循环动脉血压［收缩压和（或）舒张压］增高为主要特征（收缩压 ≥ 140mmHg，舒张压 ≥ 90mmHg)，可伴有心、脑、肾等器官的功能或器质性损害的临床综合征。高血压是最常见的慢性病，也是心脑血管病最主要的危险因素。正常人的血压随内外环境变化在一定范围内波动。在整体人群，血压水平随年龄逐渐升高，以收缩压更为明显，但 50 岁后舒张压呈现下降趋势，脉压也随之加大。近年来，人们对心血管病多重危险因素的作用以及心、脑、肾靶器官保护的认识不断深入，高血压的诊断标准也在不断调整，目前认为同一血压水平的患者发生心血管病的危险不同，因此有了血压分层的概念，即发生心血管病危险度不同的患者，适宜血压水平应有不同。血压值和危险因素评估是诊断和制定高血压治疗方案的主要依据，不同患者高血压管理的目标不同，医生面对患者时在参考标准的基础上，根据其具体情况判断该患者最合适的血压范围，采用针对性的治疗措施。

（二）病因

1. 遗传因素 大约 60% 的高血压患者有家族史。目前认为是由多基因遗传所致，30% ~ 50% 的高血压患者有遗传背景。

2. 精神和环境因素 长期的精神紧张、激动、焦虑、受噪声或不良视觉刺激等因素也会引起高血压的发生。

3. 年龄因素 发病率有随着年龄增长而增高的趋势，40 岁以上者发病率高。

4. 生活习惯因素 膳食结构不合理，如过多的钠盐、低钾饮食，大量饮酒，摄入过多的饱和脂肪酸均可使血压升高。吸烟可加速动脉粥样硬化的过程，为高血压的危险因素。

5. 药物的影响 避孕药、激素、消炎止痛药等均可影响血压。

6. 其他疾病的影响 肥胖、糖尿病、睡眠呼吸暂停低通气综合征、甲状腺疾病、肾动脉狭窄、肾脏实质损害、肾上腺占位性病变、嗜铬细胞瘤、其他神经内分泌肿瘤等。

（三）分类

临床上高血压可分为两类。

1. 原发性高血压 原发性高血压是一种以血压升高为主要临床表现而病因尚未明确的独立疾病，占所有高血压患者的 90% 以上。

2. 继发性高血压 又称为症状性高血压。在这类疾病中病因明确，高血压仅是该种疾病的临床表现之一，血压可暂时性或持久性的升高。

（四）临床表现

高血压的症状因人而异。早期可能无症状或症状不明显，常见的是头晕、头痛、颈项僵硬、疲劳、心悸等。仅仅会在劳累、精神紧张、情绪波动后发生血压升高，并在休息后恢复正常。随着病程延长，血压明显持续升高，逐渐会出现各种症状，此时被称为缓进型高血压病。缓进型高血压病常见的临床症状有头痛、头晕、注意力不集中、记忆力减退、肢体麻木、夜尿增多、心悸、胸闷、乏力等。高血压的症状与血压水平有一定关联，多数症状在紧张或劳累后可加重，清晨活动后血压可迅速升高，出现清晨高血压，导致心脑血管事件多发生在清晨。

当血压突然升高到一定程度时甚至会出现剧烈头痛、呕吐、心悸、眩晕等症状，严重时会发生神志不清、抽搐，这就属于急进型高血压和高血压危重症，多会在短期内发生严重的心、脑、肾等器官的损害和病变，如中风、心肌梗死、肾衰竭等。症状与血压升高的水平并无一致的关系。

继发性高血压的临床表现主要是有关原发病的症状和体征，高血压仅是其症状之一。继发性高血压患者的血压升高可具有其自身特点，如主动脉缩窄所致的高血压可仅限于上肢；嗜铬细胞瘤引起的血压增高呈阵发性。

（五）埋线治疗

1. C_2、C_6 0 号线，1cm，注线直刺。

2. 中医辨证分型埋线治疗

（1）阴虚阳亢型：患者眩晕，耳鸣，急躁易怒，失眠健忘，腰膝酸软，舌红苔薄白，脉弦。配曲池、足三里，1 号线，1.5cm，注线。肾俞、内关，0 号线，1.5cm，注线。

（2）痰湿中阻型：患者眩晕头重，胸闷恶心，体重多痰，肢麻或水肿，舌苔厚腻或厚黄，脉濡滑。曲池、丰隆、足三里，1 号线，1.5cm，注线。降压沟，3/0 号线，0.5cm，埋线平刺。

（3）肝郁化火型：患者眩晕，头目胀痛，急躁，面红目赤，口苦咽干，大便秘结，舌质红或绛，脉弦大。曲池、阳辅，1 号线，2cm，注线。内关、太冲，2-0 号线，1cm，埋线平刺。

操作：常规消毒后，0 号线 1cm 穿入 9 号针中，对 C_2、C_6 病根穴进行直刺埋入，曲池、丰隆、阳辅、足三里穴等用 1 号线 1.5cm 穿入 11 号针中，斜刺埋入。内关、太冲穴用 2-0 号线 1cm 穿入 8 号针斜刺埋线，耳背沟穴平刺埋入。贴好创可贴，保护针眼 24 小时。

（六）典型病例

患者赵某，男，50 岁，石家庄人。患高血压几年，血压平均在 160/90mmHg 水平，经常头晕，胸闷，痰多，身体倦怠，舌质淡红，苔白腻，脉濡滑。经埋线治疗：C_2、C_6，配星状神经节、肺俞穴、丰隆穴、肾俞穴、三阴交穴等，埋线 2 次后血压平均在 140/78mmHg 水平，头不晕了，浑身有劲了，咳痰也少了。埋线 5 次后，血压保持平稳，不再吃药，身体症状良好。

六、高脂血症

1. 疾病概况　血脂异常是一类较常见的疾病，是人体内脂蛋白的代谢异常，主要包括总胆固醇和低密度脂蛋白胆固醇、三酰甘油升高和（或）高密度脂蛋白胆固醇降低等。血脂异常是导致动脉粥样硬化的重要因素之一，是冠心病和缺血性脑卒中的独立危险因素。在我国血脂异常的发生率高，还有逐渐上升的趋势，这与我国人民的生活水平明显提高、饮食习惯发生改变等原因有密切关系。

血脂异常除少数是由于全身性疾病所致的继发性血脂异常外，绝大多数是因遗传基因缺陷或与环境因素相互作用引起的原发性血脂异常。

2. 病因

（1）遗传因素：原发性血脂异常是由遗传基因缺陷或与环境因素相互作用引起的。

（2）生活方式：包括暴饮暴食、嗜酒、偏食、饮食不规律等不良饮食习惯及缺乏体力活动、精神紧张、生活不规律等。

（3）药物作用：长期服用某种药物，如噻嗪类利尿药、β 受体阻滞药、肾上腺皮质激素、口服避孕药等。

（4）继发性因素：由于各种疾病继发引起的，如糖尿病、甲状腺功能减退、肾病综合征、肾移植、胆道阻塞等。

3. 分类和分型

（1）分类：①继发性高脂血症：指由于全身系统性疾病所引起的血脂异常。可引起血脂升高的系统性疾病主要有糖尿病、肾病综合征、甲状腺功能减退症，其他疾病有肾衰竭、肝脏疾病、系统性红斑狼疮、糖原累积症、骨髓瘤、脂肪萎缩症、急性卟啉病、多囊卵巢综合征等。此外，某些药物如利尿药、β 受体阻滞药、糖皮质激素等也可能引起继发性血脂升高；②原发性高脂血症：在排除了继发性高脂血症后，即可诊断为原发性高脂血症。已知部分原发性高脂血症是由于先天性基因缺陷所致，而另一部分原发性高脂血症的病因目前还不清楚。

（2）分型：①高脂蛋白血症分型：世界卫生组织（WHO）制定了高脂蛋白血症分型，共分为 6 型，如 Ⅰ、Ⅱa、Ⅱb、Ⅲ、Ⅳ和Ⅴ型。这种分型方法对指导临床上诊断和治疗高脂血症有很大的帮助，但也存在不足之处，其最明显的缺点是过于繁杂；②临床分型：从实用角度出发，血脂异常可进行简易的临床分型，主要有单纯血清胆固醇升高的高胆固醇血症；单纯血清三酰甘油升高的高三酰甘油血症；血清胆固醇、三酰甘油均升高的混合型高脂血症。此外，还有血清高密度脂蛋白胆固醇水平过低的低高密度脂蛋白血症；③基因分型：随着分子生物学的迅速发展，人们对高脂血症的认识已逐步深入到基因水平。已发现有相当一部分高脂血症患者存在单一或多个遗传基因的缺陷。由于基因缺陷所致的高脂血症多具有家族聚积性，有明显的遗传倾向，故临床上通常称为家族性高脂血症。

4. 临床表现

（1）黄色瘤：脂质在真皮内沉积所引起的黄色瘤。患者可出现扁平黄色瘤、掌皱纹黄色瘤、肌腱黄色瘤及结节性黄色瘤。

（2）冠心病和周围血管病等症状：脂质在血管内皮沉积所引起的动脉粥样硬化，产生冠心病和周围血管病等。

由于血脂异常时黄色瘤的发生率并不十分高，动脉粥样硬化的发生和发展则需要相当长的时间，所以多数血脂异常患者并无任何症状和异常体征。而患者的血脂异常则常常是在进行血液生化检验（测定血胆固醇和三酰甘油）时被发现的。

5. 埋线治疗

（1）T_6、T_8、T_9、T_{10}，0 号线，2cm，平刺埋入。

（2）L_1，0 号线，2cm，直刺埋入。

（3）脾俞透胃俞；肝俞透胆俞；肺俞透风门，0 号线，2cm，透线法。

（4）肾俞、三焦俞，0 号线，2cm，注线直刺。足三里、阳陵泉、三阴交，2-0 号线，2cm，注线。

操作：常规消毒后，0 号线穿入 9 号针中，对 $T_{6\sim9}$、T_{10} 病根穴进行平刺埋入，脾俞透胃俞、肝俞透胆俞、肺俞透风门等穴用 0 号线穿入 9 号针中，透刺埋入。足三里、阳陵泉、三阴交等穴用 2-0 号线穿入 8 号针斜刺埋线，肾俞、三焦俞穴斜刺埋入。贴好创可贴，保护针眼 24 小时。

6. 典型病例 患者张某，男，36 岁，河南省驻马店人。因患有肾病综合征，长期使用激素药物治疗，造成高脂血症，并有动脉粥样硬化。2017 年进行埋线治疗：选 T_6、T_8、T_9、T_{12}，配脾俞透胃俞、肝俞透胆俞、肾俞、三阴交、奇穴三黄穴等，埋线 5 次后症状好转。

第六节　泌尿、生殖系统疾病

一、慢性前列腺炎

1. 疾病概况　慢性前列腺炎是一种常见的泌尿生殖系统疾病，主要包括慢性细菌性前列腺炎和非细菌性前列腺炎两部分。慢性前列腺炎是一种发病率非常高且让人十分困惑的疾病，接近 50% 的男子在其一生中的某个时刻会遭遇到前列腺炎症状的影响。由于其病因、病理改变、临床症状复杂多样，并对男性的性功能和生育功能有一定影响，严重地影响了患者的生活质量，使他们的精神与肉体遭受极大的折磨。

2. 病因　慢性前列腺炎的病因学十分复杂，尽管对其众多的发病机制有了相当程度的认识，但均没有突破性进展。目前认为慢性前列腺炎可能是由于前列腺及其周围组织器官、肌肉和神经的原发性或继发性疾病，甚至在这些疾病已经治愈或彻底根除后，它（们）所造成的损害与病理改变仍然在独立持续地起作用，其病因的中心可能是感染、炎症和异常的盆底神经肌肉活动的共同作用。

3. 临床表现　慢性前列腺炎的症状复杂多样，有时易与单纯神经衰弱混淆，在治疗效果上不很满意，治疗标准不统一。从临床表现上患者可有尿道刺激征，尿频、尿急、尿道灼痛等症状，清晨尿道口有黏液、黏丝或脓性分泌物，尿混浊或大便后尿道口有白色液体流出，后尿道、会阴及肛门不适，有时阴茎、睾丸及腹股沟部疼痛，伴有射精痛、血精、早泄、阳痿以及乏力、头晕、失眠和忧郁等自主神经功能紊乱的症状。

（1）排尿不适：可出现膀胱刺激征，如尿频、排尿时尿道灼热、疼痛并放射到阴茎头部。清晨尿道口可有黏液等分泌物，还可出现排尿困难的感觉。

（2）局部症状：后尿道、会阴和肛门处坠胀不适感，下蹲、大便及长时间坐在椅凳上会感到胀痛加重。

（3）放射性疼痛：慢性前列腺炎的疼痛并不局限在尿道和会阴，还会向其附近放射，以下腰痛最为多见。另外，阴茎、精索、睾丸阴囊、小腹、腹股沟区（大腿根部）、大腿、直肠等处均可受累。

（4）性功能障碍：慢性前列腺炎可引起性欲减退和射精痛，射精过早症等，还能影响精液质量，在排尿后或大便时还可以出现尿道口流白，合并精囊炎时可出现血精。

（5）其他症状：慢性前列腺炎可合并神经衰弱症，表现出乏力、头晕、失眠等；长期持久的前列腺炎症甚至可引起身体的超敏反应，出现结膜炎、关节炎等病变。

（6）症状鉴别：慢性前列腺炎引起的腰痛与骨科原因引起的腰痛，如肌筋膜炎、腰肌劳损等易混淆，但后者多在系皮带处附近，比前列腺炎引起的腰痛位置偏高。

此症属于中医学的"淋证""精浊"范畴。其病因是肾气不足、肝郁气滞、膀胱气化无力所致。

4. 埋线治疗

（1）$T_{11\sim12}$、$L_{1\sim2}$，1号线，2cm，注线。

（2）膀胱俞穴、肾俞，0号线，1.5cm，注线。

（3）湿热下注，配天枢、阳陵泉，0号线，1.5cm，注线；脾气虚，配脾俞透胃俞、中脘穴；下元亏虚，配肾俞、关元；气滞血瘀，配太冲、血海，0号线，1.5cm，注线。

操作：常规消毒后，1号线穿入11号针中，对 $T_{11\sim12}$ 病根穴进行平刺埋入；对 $L_{1\sim2}$ 病根穴进行直刺埋线；脾俞透胃俞穴等用0号线穿入9号针中，透刺埋入；天枢、关元、血海、阳陵泉、中脘，用0号线穿入9号针斜刺埋线；肾俞、膀胱俞斜刺埋入。贴好创可贴，保护针眼24小时。

二、泌尿系统感染

1. 疾病概况 泌尿系统感染是由细菌感染而引起的尿路、膀胱等尿道感染的病变，亦称下尿路感染。尿路感染的临床表现比较广泛，根据感染部位不同，可分为肾盂肾炎、膀胱炎、尿道炎；根据有无尿路功能或器质上的异常，又有复杂性和非复杂性尿路感染之别；根据炎症的性质不同，又可分为急性和慢性尿路感染。但尿路感染仍有它的共同表现。

2. 临床表现

（1）血常规可能有白细胞升高。

（2）尿常规检查可有白细胞、红细胞，甚或蛋白质。

（3）全身中毒症状，如发热、寒战、头痛等。主要见于上尿路感染患者，特别是急性尿路感染及伴有尿路梗阻的患者尤为多见。

（4）尿路刺激征，即尿频、尿急、尿痛、排尿不适等症状。这些症状，不同的患者表现轻重程度不一。急性期炎症患者往往有明显的尿路刺激征；但在老年人、小儿及慢性尿路感染患者，通常尿路刺激症状较轻，如轻度的尿频，或尿急，或排尿不适等。

（5）疼痛以排尿时尿道热痛、灼痛、刺痛及下腹痛、耻骨上部钝痛等为主，严重时可放射至两腹股沟及会阴处。尿道炎多在排尿开始时出现症状，膀胱炎多在排尿终末时出现症状。

（6）多有大小便、性交、饮酒及刺激性食物等诱因。

3. 埋线治疗

（1）$T_{11\sim12}$、L_1，0号线，2cm，注线。

（2）关元、水道、中极，1号线，1.5cm，注线。

（3）归来穴，0号线，2cm，注线。

操作：常规消毒后，1号线穿入11号针中，对 $T_{11\sim12}$ 病根穴进行平刺埋入；对 L_1 病根穴进行直刺埋线，1 号线穿入 11 号针中；对关元、水道、中极穴用 1 号线直刺埋线；对归来穴用 0 号线 2cm 斜刺埋入。贴好创可贴，保护针眼 24 小时。

三、阳痿

1. **疾病概况** "阳痿"是"勃起功能障碍（ED）"的曾用名。1992 年，经有关专家讨论，美国国立卫生院（NIH）决定用勃起功能障碍一词代替阳痿一词。勃起功能障碍（ED）是指过去 3 个月中，阴茎持续不能达到和维持足够的勃起以进行满意的性交；ED 是男性最常见的性功能障碍之一，尽管 ED 不是一种危及生命的疾病，但与患者的生活质量、性伴侣关系、家庭稳定密切相关，也是许多躯体疾病的早期预警信号。

2. **病因** 引起阳痿的病因如下。

（1）器质性疾病：①血管源性：包括任何可能导致阴茎海绵体动脉血流减少的疾病，如动脉粥样硬化、动脉损伤、动脉狭窄、阴部动脉分流及心功能异常等，或有妨碍静脉回流、闭合机制的阴茎白膜、阴茎海绵窦内平滑肌减少所致的阴茎静脉漏；②内源性损伤：神经源性中枢、外周神经疾病或损伤均可以导致阳痿；③手术与外伤：大血管手术，前列腺癌根治术，腹、会阴、直肠癌根治术等及骨盆骨折、腰椎压缩性骨折或骑跨伤，可以造成阴茎勃起有关的血管和神经损伤，导致阳痿；④内分泌疾病：因内分泌疾病引起阳痿的病例很多，主要见于糖尿病、下丘脑 - 垂体异常及原发性性腺功能不全。据国外报道，有 23%～60% 的男性糖尿病患者继发不同程度的阳痿。其发生机制主要与阴茎海绵体上的自主神经纤维病变、阴茎血管狭窄、内分泌异常及精神因素等有关。

（2）阴茎本身疾病：如阴茎硬结症、阴茎弯曲畸形、严重包茎和包皮龟头炎。

（3）泌尿生殖器畸形：先天性阴茎弯曲、双阴茎、小阴茎、阴茎阴囊移位、膀胱后翻、尿道裂、先天性睾丸缺失或发育不良、阴茎海绵体纤维瘢痕形成、精索静脉曲张等而不能勃起。

（4）泌尿生殖器疾病：泌尿生殖器慢性炎症继发阳痿者较为常见，如睾丸炎、附睾炎、尿道炎、膀胱炎、前列腺炎等，其中以慢性前列腺炎继发阳痿者最为多见。

（5）其他因素：放射线照射、重金属中毒等。慢性病和长期服用某些药物也可以引起阳痿。

（6）心理性病因：紧张、压力、抑郁、焦虑和夫妻感情不和等精神心理因素也可造成的阳痿。

3. **埋线治疗**

（1）$T_{10}^{1、2、3}$，1 号线，2cm，注线。

（2）$L_1^{1、3}$，1 号线，2cm，注线。$S_{3\sim4}$，1 号线，2cm，注线平刺。

（3）大赫、肾俞，0 号线，1.5cm，注线。

（4）关元、三阴交，0 号线，1.5cm，注线。

（5）阳痿穴（肾俞上 2.5 寸，督脉旁开 1 寸），0 号线，2cm，注线。

操作：常规消毒后，1 号线穿入 11 号针中，对 T_{10} 病根穴的 1、2、3 号穴进行平刺埋线，对 L_1 病根穴的 1、3 号穴左右进行直刺埋线。0 号线穿入 9 号针中，对大赫、肾俞、关元、三阴交用 0 号线直刺埋线，阳痿穴用 0 号线 2cm 平刺埋入，贴好创可贴，保护针眼 24 小时。

四、遗精症

1. 疾病概况 遗精是在没有性生活时发生射精，常见于青少年男性，一般是正常生理现象。按照遗精发生时间，分为梦遗和滑精。发生于睡眠做梦过程时叫梦遗，发生在清醒时叫滑精。

遗精一般发生于男性性成熟后，12 岁以前的男性罕见，到 14～20 岁时发生率较高，一般是正常生理现象，进入青春期后，男性内生殖器也逐渐成熟，睾丸不断产生精子。附睾、前列腺和精囊腺等附属性腺分泌物构成精浆，精子和精浆储存到一定程度就需要排除体外。

2. 病因病机 遗精次数过少或过多都会引起年轻人烦恼，健康未婚男子，每月遗精 1～2 次属正常现象。有时未婚男子一个月遗精 4～5 次也是常有的事。次数分布可以不均匀，有些人在一段时间里 1～2 周遗精一次，但在另一段时间里却连续几次遗精也是正常的。若遗精太频繁，一周数次或一夜数次，甚至清醒时也会出现遗精，就要寻找原因了。

如果性生活规律时经常遗精，一周多次甚至一夜多次，或者有性欲就出现遗精，则是病理性遗精。病理性遗精可能有以下原因导致：心理因素，表现为缺乏性知识，过度关注性问题，使大脑皮质处于持续性兴奋状态而诱发遗精；过度疲劳，如果体力或脑力劳动过度，也可诱发遗精；炎症刺激，如包皮炎、精囊炎或前列腺炎等炎症刺激也可导致遗精；局部刺激，如衣裤过紧、睡眠时被褥沉重刺激外生殖器也可诱发遗精等。

中医把精液看得十分宝贵，主张"十滴髓生一滴血，十滴血生一滴精""损失精液，大伤元气"，但是中医也不主张只有藏而不泄，才能使人健康，延年益寿。正常的夫妻生活是必须的。

梦遗有虚有实，有先实而后虚。病程日久以虚证为多见，或虚实夹杂。虚又分阳虚与阴虚。病位主要在肾，阳虚则精关不固，多由先天不足、自慰过频、早婚、房事不节而致；肾阴虚，阴虚则火旺，精室被扰而遗精。前人认为："遗精不离肾病，但亦当责之于心君。"明代医家戴元礼在《证治备要·遗精篇》中说："有用心过度，心不摄肾，以致失精者；有因思色欲不遂，精色失位，精液而出者……"时至清代，对遗精有云"有梦为心病，无梦为肾病""梦之遗者，谓之梦遗；不梦而遗者，谓之滑精"。又将遗精分为梦遗和滑精，后世医家多沿用至今。临证辨治中很难截然分开，故统称之为遗精。

3. 中医辨证

（1）君相火旺：心烦多梦，梦则遗精，阳事易举，伴头晕耳鸣、心悸怔忡、面赤口苦、小便短赤，舌红苔薄黄或少苔，脉细数。治疗宜清心安神，滋阴降火。

（2）肝火偏旺：梦中遗精，阳事易举，烦躁易怒，伴胸胁不舒、口苦咽干、大便干燥、头晕目眩，舌红苔黄，脉弦数。治法宜清肝泻火。

（3）湿热下注：遗精频作，甚则精滑黏浊，阴囊湿痒，伴小便短赤，淋沥不尽，胸胁苦满、口苦纳呆，大便黏滞不爽，舌红苔黄腻，脉濡数（此证忌用补涩之品）。

（4）脾虚不摄：遗精频作，劳则加重，甚则滑精，精液清稀，伴食少便溏，少气懒言，面色少华，身倦乏力，舌淡苔薄白，脉虚无力。

（5）肾虚不固：久遗不止，甚则滑精，腰膝酸软，伴形寒肢冷，阳痿早泄，夜尿频数或小便不利，面色㿠白，发落齿摇，舌淡苔白，脉沉细无力。治法宜温肾益精，固涩止遗。

（6）瘀血阻滞：遗精日久，少腹及会阴胀痛不适，舌暗红或有瘀斑，脉沉细涩。

4. 埋线治疗

（1）T_{10}、T_{12}、L_1，1号线，2cm，注线。

（2）中极、关元、气海，0号线，1.5cm，注线。

（3）遗精穴（关元穴旁开3寸），0号线，2cm，注线。

（4）三阴交，2-0号线，1.5cm，注线。

（5）肝火旺盛，湿热下注，配肝俞、阳陵泉、水道；脾虚，配脾俞、足三里；肾虚不固，配命门、腰阳关；瘀血阻滞，配血海、三阴交。

操作：常规消毒后，1号线穿入11号针中，对T_{10}、T_{12}病根穴的1、3号穴进行左右平刺埋线；对L_1病根穴的1、3号穴左右进行直刺埋线，0号线穿入9号针中；对中极、肾俞、关元、气海等用0号线直刺埋线；遗精穴用0号线2cm直刺埋入；三阴交用2-0号线1.5cm直刺埋线，贴好创可贴，保护针眼24小时。

第七节 内分泌系统疾病

一、甲状腺功能亢进症

（一）疾病概况

甲状腺功能亢进症简称"甲亢"，是由于甲状腺合成释放过多的甲状腺激素，造成机体代谢亢进和交感神经兴奋，引起心悸、出汗、进食、便次增多和体重减少的病症。多数患者还常常同时存在突眼、眼睑水肿、视力减退等症状。

（二）病因

甲亢病因包括弥漫性毒性甲状腺肿（也称 Graves 病）、炎性甲亢〔亚急性甲状腺炎、无痛性甲状腺炎、产后甲状腺炎和桥本（慢性淋巴细胞性甲状腺炎）甲亢〕、药物致甲亢（左甲状腺素钠和碘致甲亢）、HCG 相关性甲亢（妊娠呕吐性暂时性甲亢）和垂体 TSH 瘤甲亢。

临床上 80% 以上甲亢是由 Graves 病引起的，Graves 病是甲状腺自身免疫病，患者的淋巴细胞产生了刺激甲状腺的免疫球蛋白 –TSI，临床上我们测定的 TSI 为促甲状腺素受体抗体 TRAb。

Graves 病的病因目前并不清楚，可能和发热、睡眠不足、精神压力大等因素有关，但临床上绝大多数患者并不能找到发病的病因。Graves 病常常合并其他自身免疫病，如白癜风、脱发、1 型糖尿病等。

（三）临床表现

甲状腺激素可促进新陈代谢，促进机体氧化还原反应，代谢亢进则造成机体增加进食；胃肠活动增强，便次增多；虽然进食增多，但氧化反应增强，机体能量消耗增多，患者表现为体重减少；产热增多，表现为怕热出汗，个别患者出现低热；甲状腺激素增多，刺激交感神经兴奋，临床表现心悸、心动过速、失眠、对周围事物敏感、情绪波动，甚至焦虑。

甲亢患者若长期没有得到合适治疗，会引起消瘦和甲亢性心脏病。患者消瘦，常常容易患急性传染病感染致残或死亡。甲亢性心脏病引起心脏扩大、心律失常、心房纤颤和心力衰竭，患者丧失劳动力，甚至死亡。

（四）诊断

甲亢诊断并不困难，只要考虑到甲亢，进行甲状腺功能检查即可诊断。

甲状腺分泌的 T_3、T_4、FT_3、FT_4 明显升高，由于甲状腺和垂体轴的反馈作用，TSH

常常降低。如果一个患者的 T_3、T_4、FT_3、FT_4 升高，同时伴 TSH 下降，那只有一种可能，即甲状腺功能亢进。

由于甲亢多数是 Graves 病，是甲状腺自身免疫病，所以常常伴随甲状腺自身抗体升高，甲状腺球蛋白抗体和甲状腺过氧化物酶抗体升高，Graves 病患者是由于滤泡细胞产生了一种刺激甲状腺功能的免疫球蛋白 –TSI，所以临床检验促甲状腺素（TSH）受体抗体 –TRAb 阳性。

有些甲亢患者可以只表现 T_3 和 FT_3 升高、T_4 和 FT_4 正常，但 TSH 下降，我们称其为"T_3 甲亢"。"T_3 甲亢"多见于老年甲亢患者或毒性功能自主热结节患者。

（五）鉴别诊断

临床上还有一些炎性甲亢（或称破坏性甲亢），是由于甲状腺炎性反应导致甲状腺滤泡细胞膜通透性发生改变，滤泡细胞中大量甲状腺激素释放入血，引起血液中甲状腺激素明显升高和 TSH 下降，临床表现和生化检查酷似甲亢。炎性甲亢包括亚急性甲状腺炎甲亢期、无痛性甲状腺炎的甲亢期、产后甲状腺炎的甲亢期和碘致甲亢。鉴别 Graves 病和炎性甲亢十分重要，因为前者需要积极治疗，后者不需治疗。两者最大的区别是甲状腺摄 ^{131}I 率检查，前者甲状腺摄 ^{131}I 率是升高或正常的，后者是被抑制的；此外前者的 TRAb 是阳性的，后者是阴性的；前者合并甲状腺相关性眼病，后者不合并甲状腺相关性眼病。

（六）埋线治疗

1. 取穴原则和方法

（1）重点使用星状神经节、甲状腺、喉返神经、膻中穴。

（2）因此证治则为滋阴平肝潜阳，软坚散结，故选肾俞、肝俞、胆俞、三阴交。

（3）上肢病症可选"臂六针"即 $C_{6\sim7}$、T_1，也可加 C_5，下肢病症可加 L_5、S_1。

（4）针对突眼性肌病，除以上外，可选"头颈穴"C_2、C_3，"胸二穴"T_1、T_2，配攒竹、鱼腰、太阳、阳白、太冲。

（5）奇穴三皇穴、三重穴、三黄穴、肾关等具有调理肝胆、肾功能之效，化瘀散结之能，可配合使用。

2. 埋线治疗方案

（1）选星状神经节位置，0 号线，2cm，平透刺埋线。

（2）选喉返神经位置，0 号线，1.5cm，平刺埋线。

（3）选甲状穴位置，2-0 号线，1cm，平刺埋线。

（4）针对突眼性肌病，除以上外，可选"头颈穴"（C_2、C_3），2-0 号线，1cm，注线；"胸二穴"（T_1、T_2），0 号线，2cm，注线；配攒竹、鱼腰、太阳、阳白、太冲等穴，3-0 号线，1cm，注线。

（5）配穴：内关、神门、三阴交等穴，2-0 号线，1.5cm，注线。

（6）奇穴三皇穴、三重穴、三黄穴、肾关穴，用 2-0 号线 2cm 注线。

操作：常规消毒后，0 号线穿入 9 号针中，对星状神经节、喉返神经病根穴进行平透刺埋入，对甲状腺穴病根穴用 2-0 号线进行平刺埋线。2-0 号线 1cm 穿入 8 号针中，对

$C_{2\sim3}$进行埋线直刺；内关、神门、三阴交，奇穴三皇穴、三重穴、三黄穴等用2-0号线直刺埋线，贴好创可贴，保护针眼24小时。

二、甲状腺功能减退

（一）疾病概况

甲状腺功能减退简称甲减，是由于甲状腺激素合成及分泌减少，或其生理效应不足所致机体代谢降低的一种疾病。按其病因分为原发性甲减、继发性甲减及周围性甲减三类。

（二）病因

甲状腺功能减退病因较复杂，以原发性者多见，其次为垂体性者，其他均属少见。

（三）临床表现

1.全身症状 面色苍白，眼睑和颊部虚肿，表情淡漠，痴呆，全身皮肤干燥、增厚、粗糙多脱屑，非凹陷性水肿，毛发脱落，手脚掌呈萎黄色，体重增加，少数患者指甲厚而脆裂。

2.神经精神系统 记忆力减退，智力低下，嗜睡，反应迟钝，多虑，头晕，头痛，耳鸣、耳聋、眼球震颤，共济失调，腱反射迟钝，跟腱反射松弛期时间延长。重者可出现痴呆、木僵，甚至昏睡。

3.心血管系统 心动过缓，心输出量减少，血压低，心音低钝，心脏扩大，可并发冠心病，但一般不发生心绞痛与心力衰竭，有时可伴有心包积液和胸腔积液。重症者发生黏液性水肿性心肌病。

4.消化系统 厌食、腹胀、便秘。重者可出现麻痹性肠梗阻。胆囊收缩减弱而胀大，半数患者有胃酸缺乏，导致恶性贫血与缺铁性贫血。

5.运动系统 肌肉软弱无力、疼痛、强直，可伴有关节病变如慢性关节炎。

6.内分泌系统 女性月经过多，久病闭经，不孕症；男性阳痿，性欲减退。少数患者出现泌乳，继发性垂体增大。

7.甲减危象 病情严重时，由于受寒冷、感染、手术、麻醉或镇静剂应用不当等应激可诱发黏液性水肿昏迷或称"甲减危象"。表现为低体温（T < 35℃），呼吸减慢，心动过缓、血压下降，四肢肌力松弛，反射减弱或消失，甚至发生昏迷、休克、心肾衰竭。

8.呆小病 表情呆滞，发音低哑，颜面苍白，眶周水肿，两眼距增宽，鼻梁扁塌，唇厚流涎，舌大外伸，四肢粗短、鸭步。

9.幼年型甲减 身材矮小，智慧低下，性发育延迟。

（四）辅助检查

1.甲状腺功能检查 血清TT_4、TT_3、FT_4、FT_3低于正常值。

2.血清TSH值 ①原发性甲减症：TSH明显升高同时伴游离T_4下降。亚临床型甲减症血清TT_4、TT_3值可正常，而血清TSH轻度升高，血清TSH水平在TRH兴奋剂试验后，反应比正常人高；②垂体性甲减症：血清TSH水平低或正常或高于正常，对TRH兴奋试验无反应。应用TSH后，血清TT_4水平升高；③下丘脑性甲减症：血清TSH水平低或正常，对 TRH 兴奋试验反应良好；④周围性甲减（甲状腺激素抵抗综合征）：中枢性抵抗者 TSH 升高，周围组织抵抗者 TSH 低下，全身抵抗者 TSH 有不同表现。

3. X 线检查　心脏扩大，心搏减慢，心包积液，颅骨平片示蝶鞍可增大。

4. 心电图检查　示低电压，$Q–T$ 间期延长，ST–T 异常。超声心动图示心肌增厚，心包积液。

5. 血脂、肌酸磷酸激酶　活性增高，葡萄糖耐量曲线低平。

（五）诊断及鉴别诊断

1. 诊断　根据病因、临床表现及实验室检查即可做出诊断。

2. 鉴别诊断　应与肾性水肿、贫血、充血性心力衰竭等相鉴别。根据 rT_3 及患者的原发病表现，与低 T_3 综合征鉴别，甲减症状和溢乳症状应与泌乳素瘤鉴别。

（六）埋线治疗

1. 选穴原则

（1）甲状腺穴、腺外穴、喉返神经、星状神经节，这些都是治疗甲状腺病的病根秘穴主穴。

注：甲状腺穴定位：位于喉结与天突穴连线的上 1/3 处旁开 0.1 寸，为进针点，用 2-0 号肠线 1cm，向喉结旁的人迎穴方向埋线送线。星状神经节：位于第 7 颈椎旁，是甲状腺疾病的第 1 病根穴。颈交感 1 干位于 $C_{4～5}$ 椎旁，长头肌和颈长肌之前，颈动脉鞘和椎前筋膜之后，上至乳突下，下至第 1 肋骨，具有上、中、下三个交感神经节。颈上神经节（$C_{2～3}$ 椎旁）是颈部最大的神经节，约位于第 3 颈椎横突水平，颈动脉鞘之后。颈中神经节位置不定，多在第 6 颈椎横突水平，甲状腺下动脉附近。颈下神经节常于第 1 胸椎神经节相连，形成星状神经节，位于第 7 颈椎横突与第 1 肋骨颈之间，椎动脉之后。星状神经节埋线：位于第 7 颈椎棘突下 1 寸处左右，用注线针在督脉中心线位置向两侧斜刺埋线，角度 45°，进针深度 2～2.5cm，长度应在第 7 颈椎棘突下 1 寸左右（3～4cm）位置。

（2）$C_{6～7}$、T_1 病根秘穴，属于颈下神经节周围，故作为重点使用。

（3）病根秘穴"胸二穴"，这是调理头面部的血管汗腺的病根秘穴，重点使用。

（4）甲减证属于中医学中的"虚劳"范畴，由先天禀赋不足，胎中失养，体质不强，肾阳亏虚，久病不愈，脾肾失养，阳气不足所致，故调理全身脏腑为要素。选脾俞、膈俞、肝俞、肾俞、命门、三阴交、阳陵泉等穴。

（5）奇穴三重穴、三黄穴、三皇穴、外三关、肾关穴等，具有散结化瘀、调理肝胆、肾功能的疗效。

（6）配穴引气归元（中脘、下脘、气海、关元）、膻中、足三里、曲池等有提高免疫、提升正气之效。

2. 治疗方法

方法一：①选 C_7，0 号线，2cm，注线；②选甲状腺穴，2-0 号线，1cm，平刺埋线；③选喉返神经位置，2 号或 0 号线，2cm，平刺埋线；④三阴交穴，2 号或 0 号线，

1.5cm，注线；⑤引气归元、足三里，0号线，1.5cm，注线。

方法二：①选星状神经节位置，0号线，2cm，注线平透刺埋线；②肝俞、肾俞、膈俞、命门，0号线，2cm，注线平刺埋线；③选甲状腺穴，2-0号线，1cm，注线平刺；④选三黄穴、三重穴，2-0号线，2cm，注线埋线。

操作：常规消毒后，0号线2cm穿入9号针中，对 C_7 病根穴进行直刺埋线；对喉返神经、星状神经节病根穴进行平刺埋入；对甲状腺穴病根穴用2-0号线进行平刺埋线，0号线穿入9号针中；对引气归元穴、足三里穴直刺埋线；对肝俞、肾俞、命门进行平透刺埋线；三阴交穴等用2-0号线直刺埋线，2-0号线穿入8号针中；对三黄穴、三重穴进行斜刺埋线，贴好创可贴，保护针眼24小时。

三、单纯性甲状腺肿

（一）疾病概况

单纯性甲状腺肿是甲状腺功能正常的甲状腺肿，是以缺碘致甲状腺肿物质或相关酶缺陷等原因所致的代偿性甲状腺肿大，不伴有明显的甲状腺功能亢进或减退，故又称非毒性甲状腺肿，其特点是散发于非地方性甲状腺肿流行区，且不伴有肿瘤和炎症，病程初期甲状腺多为弥漫性肿大，以后可发展为多结节性肿大。

（二）病因

大多数单纯性甲状腺肿患者没有明显的病因，部分患者的发病可能与下列因素有关。

1.碘缺乏 碘是合成甲状腺激素的必须元素，碘元素不足，机体不能合成足够的甲状腺激素，反馈刺激垂体 TSH 升高，升高的 TSH 促使甲状腺增生，引起甲状腺肿。我国是碘缺乏严重的国家，国家推行的"全民加碘盐"政策是防止碘缺乏病的最有效的措施。

2.酶缺陷 甲状腺激素合成过程中某些酶的先天性缺陷或获得性缺陷可引起单纯性甲状腺肿，如碘化物运输酶缺陷、过氧化物酶缺陷、去卤化酶缺陷、碘酪氨酸耦联酶缺陷等。

3.药物 碘化物、氟化物、锂盐、氨基比林、氨鲁米特、磺胺类、保泰松、胺碘酮、磺胺丁脲、甲巯咪唑、丙基硫氧嘧啶等药物可引起单纯性甲状腺肿。这些药物通过不同的机制，干扰或抑制甲状腺激素合成过程中的各个环节，最终影响甲状腺激素合成，反馈引起 TSH 升高，导致甲状腺肿。

4.吸烟 可引起单纯性甲状腺肿，因为吸入物中含硫氰酸盐，这是一种致甲状腺肿物质，吸烟者血清甲状腺球蛋白水平要高于非吸烟者。

5.遗传因素 Brix（1999）曾对非地方性甲状腺肿流行地区的5000多例单卵双生和双卵双生的同性别孪生子进行研究，发现单纯性甲状腺肿的遗传易感性占82%，18%归因于环境因素，该研究结果是散发性甲状腺肿可由遗传因素引起的重要证据。目前发现与散发性甲状腺肿发病有关的遗传因素有14q、多结节性甲状腺肿基因 –1、3q26、Xp22、甲状腺球蛋白基因等。流行病学资料表明，甲状腺肿常常有家族聚集性。

6.其他疾病 皮质醇增多症、肢端肥大症及终末期肾脏疾病患者可发生单纯性甲状腺肿。

（三）临床表现

1. 甲状腺肿大或颈部肿块 甲状腺肿大是非毒性甲状腺肿特征性的临床表现，患者常主诉颈部变粗或衣领发紧。甲状腺位于颈前部，一旦肿大容易被患者本人或家人发现，有时甲状腺肿可向下延伸进入胸腔，这可能是由于胸廓内负压和肿瘤重量下坠所致；偶见甲状腺肿发生于迷走甲状腺组织。

病程早期为弥漫性甲状腺肿大，查体可见肿大甲状腺，表面光滑，质软，随吞咽上下活动，无震颤及血管杂音，随着病程的发展，逐渐出现甲状腺结节性肿大，一般为不对称性、多结节性，多个结节可聚集在一起，表现为颈部肿块。结节大小不等、质地不等、位置不一。甲状腺肿一般无疼痛，如有结节内出血则可出现疼痛。如体检发现甲状腺结节质硬活动度欠佳，应警惕恶变可能。

2. 压迫症状 压迫症状是非毒性甲状腺肿最重要的临床表现，压迫症状在病程的晚期出现，但胸骨后甲状腺肿早期即可出现压迫症状。

（1）压迫气管：轻度气管受压通常无症状，受压较重可引起喘鸣、呼吸困难、咳嗽。胸骨后甲状腺肿引起的喘鸣和呼吸困难常在夜间发生，可随体位改变而发生（如患者上肢上举）。

（2）压迫食管：食管位置较靠后，一般不易受压，如甲状腺肿向后生长并包绕食管，可压迫食管引起吞咽不畅或困难。

（3）压迫喉返神经：单纯性甲状腺肿很少压迫喉返神经，除非合并甲状腺恶性肿瘤，肿瘤浸润单侧喉返神经可引起声带麻痹、声音嘶哑，双侧喉返神经受累还可引起呼吸困难。出现喉返神经受压症状时，要高度警惕恶变可能。

（4）压迫血管：巨大甲状腺肿，尤其是胸骨后甲状腺肿可压迫颈静脉、锁骨下静脉甚至上腔静脉，引起面部水肿，颈部和上胸部浅静脉扩张。

（5）压迫膈神经：胸骨后甲状腺肿可压迫膈神经，引起呃逆，膈膨升。膈神经受压较少见。

（6）压迫颈交感神经链：胸骨后甲状腺肿可压迫颈交感神经链，引起 Horners 综合征。

（四）辅助检查

1. 血清 TSH、T_3、T_4 检测 单纯性甲状腺肿患者血清 TSH、T_3、T_4 水平正常。

2. ^{131}I 摄取率 ^{131}I 摄取率正常或升高。

3. 血清 TPOAb、TgAb 一般为阴性，少数可轻度升高，提示其将来发生甲减的可能性较大。

4. 细针穿刺细胞学检查 对于 B 超显示为低回声的实质性结节、钙化结节直径 ≥ 1mm 的结节、质地较硬结节或生长迅速的结节应行细针穿刺细胞学检查，细针穿刺细胞学检查是术前评价甲状腺结节良恶性最有效的方法，敏感性为 65% ～ 98%，特异性为 72% ～ 100%。

5. 颈部 X 线检查　对病程较长，甲状腺肿大明显或有呼吸道梗阻症状或胸骨后甲状腺肿的患者应摄气管 X 线片，以了解有无气管移位、气管软化，并可判断胸骨后甲状腺肿的位置及大小。

6. 颈部超声检查　颈部 B 超是诊断甲状腺肿方便、可靠的方法。B 超能检测出 2 ～ 4mm 的小结节，因此 B 超能发现体检触不到的结节，通常体检发现成人甲状腺结节的发生率为 4% ～ 7%，而 B 超检查发现成人近 70% 有甲状腺结节。

彩色多普勒检查时，可发现正常甲状腺血流信号无明显增加，呈散在的少许血流信号。

7. 核素显像　可以评价甲状腺形态及甲状腺结节的功能。弥漫性甲状腺肿可见甲状腺体积增大，放射性分布均匀，结节性甲状腺肿可见热结节或冷结节。

8. 颈部 CT 和 MRI　颈部 CT 或 MRI 并不能提供比 B 超更多的信息且价格较高，但对于胸骨后甲状腺肿有较高的诊断价值。

9. 呼吸功能检测　巨大甲状腺肿或胸骨后甲状腺肿应行肺功能检测以对气道受压情况做出功能性评价。

（五）诊断

非地方性甲状腺肿流行区域的居民，甲状腺弥漫性肿大或结节性肿大，在排除甲亢、甲减、桥本甲状腺肿、急性甲状腺炎、亚急性甲状腺炎、无痛性甲状腺炎、甲状腺癌等疾病后可诊断为单纯性甲状腺肿。

诊断非毒性甲状腺肿必须证实甲状腺功能处于正常状态及血清 T_3、T_4 水平正常。甲状腺功能状态有时在临床上难以评价，因为有些甲亢患者，尤其是老年人临床表现轻微或不典型。

（六）埋线治疗

1. 病根穴　以囊肿两侧的阿是穴为主。

2. 操作方法

（1）明确囊肿位置、质地、范围和性质，排除恶性肿瘤。

（2）取 2-0 号肠线 1.5cm 两根，局部消毒局部麻醉后，将肠线穿入 8 号针中，抓住皮下组织，将线平刺埋入囊肿内，拔出针后挤出少量血，消毒后贴好创可贴，保护针眼 24 小时。

四、糖尿病

（一）疾病概况

糖尿病是内分泌系统的一种常见的新陈代谢障碍性疾病，隶属中医学的"消渴"范畴，以多饮、多食、多尿、消瘦、尿糖和血糖升高为特征，可分为原发性和继发性。原发性又为 1 型和 2 型（非胰岛素依赖性），继发性不多，糖尿病发病机制主要由于胰岛素绝对或相对不足，导致糖代谢的紊乱，使尿糖、血糖升高，进而使脂肪和蛋白质代谢紊乱。

（二）分型

糖尿病可分成 4 型。

1. 1 型属于胰岛素功能完全丧失，临床称为胰岛素依赖型。

2. 2 型属于胰岛素功能相对丧失，临床称为非胰岛素依赖型。

3. 此型属于妊娠型，属于女性妊娠时血糖暂时升高的，大部分可以恢复。

4. 此型属于临床上使用激素药物导致的糖尿病。

（三）诊断

诊断标准如下。

1. 年龄　1 型在 40 岁以下人群，20 岁的青少年患病的都属于 1 型的。2 型大多在 40 岁以上人群，为中老年人。

2. 起病时体重　发病时肥胖或超重人群，大多数是 2 型的；1 型的发病时一般是正常体重或偏瘦人群。

3. 临床症状　1 型糖尿病有明显的多饮、多尿、多食"三多"症状；2 型糖尿病无明显的"三多"症状。

4. 1 型糖尿病　只有注射胰岛素才能控制血糖，吃口服药无效；2 型糖尿病通过饮食控制和适当的运动、治疗可获得一定的效果。

（四）中医对糖尿病的辨证

中医学认为，此病是因为饮食不节、过食肥甘、精神创伤、七情过用，或先天不足，五脏虚弱，使体内阴虚燥热，导致本病。烦渴多饮是上消，大渴引饮，随饮随渴，舌边尖红，苔薄黄，脉洪数或滑数，其病主要是责之于肺脏。中消以多食善饥为主，饮食倍增，不为肌肤，日见消瘦，舌尖红苔黄，脉弦数或滑数有力。其病主要责之于脾胃。下消主要是尿量多，尿如脂如膏，面黑耳焦，腰酸腿软，甚则阳痿，舌尖红少苔，脉细数，这是阴虚火旺之象。其病主要责之于肾。

病因：禀赋不足，过食肥甘，情志失调，劳逸过度。

病机：阴精亏损，燥热过度。

病位：肺、胃、肾，尤以肾为关键。

病性：虚证。阴虚为本，燥热为标。

（五）2 型糖尿病的综合调理方法

在临床上，根据中医理论可将糖尿病分为肺热津伤型、胃热炽盛型、肾阴亏损型和阴阳两虚型。那么，对各型糖尿病应如何进行治疗呢？

采用病根秘穴埋线为主，脏腑推拿整合调理为辅，继运用刺血拔罐、足部刺激贴敷等保健手法，综合复合性治疗一体化，能有效调理 2 型糖尿病。

1. 病根秘穴埋线　病根秘穴埋线是用埋线针具将医用胶原蛋白线埋入人体的病源之处或经验腧穴里，起到长效刺激的作用，根灶同治，直达病位，并在埋线的长期刺激调理下，提高患者的免疫功能和抗病能力，对 2 型糖尿病具有很好的调理作用。经临床实践观察，埋线选 $T_{6\sim9}$、甲状腺穴、星状神经节、肺俞、胰俞、脾俞、肝俞、肾俞、足三里、三阴交等腧穴，3～6次后，患者的血糖有明显的降低，有部分患者经埋线后，后期血糖基本能保持平稳。

2. 脏腑点穴疗法 本疗法是以中医学的经络学说为理论指导，在继承前人按摩术的基础上，经过实践、总结而发展起来的一种脏腑腹部按摩手法。本疗法是以按摩腹部为主，按摩躯体其他部位、经络、腧穴为辅的一种方法，适应证比较广泛，但主要适应内伤疾病的治疗。

此法对人体的新陈代谢、呼吸、消化、循环和神经系统均有很大影响，能提高人体的免疫功能和调整人体系统的功能状态。它能调整人体阴阳气血平衡，达到扶正祛邪、推陈致新的目的。因此，对治疗"三高"人群，尤其是2型糖尿病均有好的疗效。

3. 中医整脊的治疗原理 ①正骨整复，纠正解剖位置异常；②舒筋通络，解除软组织痉挛与粘连；③活血祛瘀，促进局部组织修复；④改变人体系统内能；⑤平衡阴阳，调整脏腑功能。

胰腺的交感神经发自 $T_{6\sim10}$ 的脊髓侧角，经腹腔丛，在脾旁分为胃十二指肠支和胰十二指肠支，支配胰腺血管收缩及抑制分泌。平时坐姿不正引起胸椎关节错位和紊乱，尤其是滑脱式错位可骨性压迫椎体周围的软组织，造成劳损、挛缩而损害刺激脊髓周围神经，如长期得不到纠正，可致胰岛素分泌下降，血糖持续升高。不少血糖高的患者经多次整脊调整后，血糖有所下降。因此，埋线后用整脊调整法调治后对治疗糖尿病有重要作用。

4. 刺血拔罐疗法 本疗法是传统中医常用的一种治疗疾病的疗法。这种疗法可以逐浊祛湿、疏通经络、祛除瘀滞、行气活血、消肿止痛、拔毒泻热，具有调整人体的阴阳平衡、解除疲劳、增强体质的功能，从而达到扶正祛邪，治愈疾病的目的。配合埋线整脊再施以刺血拔罐对调理2型糖尿病具有清热泻毒、行气活血的作用。

综上所述，病根秘穴埋线用长效刺激方法，根灶同治，调理脏腑阴阳平衡，提高机体免疫功能；脏腑点穴，调整机体气分，针对中医辨证，施治手法，调整脏腑功能；整脊整合可调理错位的脊柱，促进组织修复，改变机体组织功能；刺血拔罐有泻热行气通络作用；综合施治，调理2型糖尿病具有很好的疗效，值得推广。

（六）埋线治疗

1. 埋线取穴的原则与方法

（1）按照病根秘穴取穴原则，选 T_5、T_7、T_8、T_{10}、T_{12}、星状神经节、甲状腺穴。

（2）此证因是阴虚内热，五脏失衡，气阴两虚，肝肾亏虚，脾胃虚弱。选肺俞、胰俞、脾俞、肝俞、肾俞、引气归元、足三里、曲池、三阴交、阳陵泉、命门等穴。

（3）按经验穴选董氏奇穴的三皇穴、上肢穴、肾关穴等。

2. 埋线方案选取

第1次埋线：①选 $T_{7\sim8}$，1号线，2cm，注线；②脾俞穴透胃俞穴、肝俞穴透胆俞穴、肺俞穴，0号线，2cm，透线；③引气归元，0号线，2cm，注线；④足三里、三阴交，2-0号线，1.5cm，注线。

第 2 次埋线：① T_5、T_{10}，1 号线，2cm，注线；②胰俞、肾俞、脾俞，0 号线，2cm，注线；③引气归元，0 号线，2cm，注线；④上肢穴（三阴交上 1 寸），2-0 号线，1.5cm，注线。

第 3 次埋线：① T_6、T_9、T_{12}，1 号线，2cm，注线；②肝俞、肾俞，0 号线，2cm，注线；③引气归元，0 号线，2cm，注线；④选奇穴三皇穴，2-0 号线，注线。

操作：常规消毒后，1 号线 2cm 穿入 11 号针中，对 $T_{5\sim10}$ 病根穴进行平透刺埋线；对脾俞透胃俞、肝俞透胆俞进行透刺埋线；对降糖穴、肺俞用 1 号线 2cm 进行透刺埋线。0 号线穿入 9 号针中，对肾俞、阳陵泉、足三里、引气归元等穴等直刺埋线，三阴交、气海、关元、奇穴三皇穴等用 2-0 号线直刺埋线，贴好创可贴，保护针眼 24 小时。

15 天埋线 1 次，3～4 次有效。后期可 20～25 天埋线 1 次，还可结合刺血拔罐辅助治疗。重点穴位：大椎、肺俞、胰俞。刺血在 10～20mL，2～3 天做 1 次，5 次为 1 个疗程。

（七）典型病例

患者刘某，女，40 岁，空腹血糖 8.5mmol/L 以上，体重 92.5 千克，埋线 3 次，空腹血糖降到 6.5mmol/L。埋线方案：T_6、T_9、T_{10}、降糖穴、肺俞、脾俞、胃俞、肾俞、三阴交。

第八节　妇科疾病

一、月经失调证

（一）疾病概况

月经失调也称月经不调，是妇科常见疾病，表现为月经周期或出血量的异常，可伴月经前、经期时的腹痛及全身症状。病因可能是器质性病变或是功能失常。

（二）病因

1. 情绪异常引起月经失调　情绪异常，如长期的精神压抑、精神紧张或遭受重大精神刺激和心理创伤，都可导致月经失调或痛经、闭经。这是因为月经是卵巢分泌的激素作用于子宫内膜后形成的，卵巢分泌激素又受垂体和下丘脑释放激素的控制，所以无论是卵巢、垂体还是下丘脑的功能发生异常，都会影响到月经。

2. 寒冷刺激引起月经过少甚至闭经　妇女经期受寒冷刺激，会使盆腔内的血管过分收缩，可引起月经过少甚至闭经。因此，妇女日常生活应注意经期防寒避湿。

3. 节食引起月经不调　少女的脂肪至少占体重的 17%，方可发生月经初潮，体内脂肪至少达到体重 22%，才能维持正常的月经周期。过度节食，由于机体能量摄入不足，造成体内大量脂肪和蛋白质被消耗，致使雌激素合成障碍而明显缺乏，影响月经来潮，甚至经量稀少或闭经。因此，追求身材苗条的女性，切不可盲目节食。

4. 嗜烟酒引起月经失调　香烟中的某些成分和酒精可以干扰与月经有关的生理过程，引起月经失调。在吸烟和过量饮酒的女性中，有 25% ～ 32% 的人因月经失调而到医院诊治。每天吸烟 1 包以上或饮高度白酒 100mL 以上的女性中，月经失调者是不吸烟、不喝酒妇女的 3 倍。故妇女应禁吸烟，少饮酒。

（三）临床表现

月经失调证表现为月经周期或出血量的紊乱有以下几种情况。

1. 不规则子宫出血　这是一个临床症状，具体包括：月经过多或持续时间过长或淋漓出血。常见于子宫肌瘤、子宫内膜息肉、子宫内膜异位症等疾病情况或功能失调性子宫出血。

2. 功能失调性子宫出血　该症指内外生殖器无明显器质性病变，而由内分泌调节系统失调所引起的子宫异常出血，是月经失调中最常见的一种，常见于青春期及围绝经期。分为排卵性和无排卵性两类，约 85% 病例属无排卵性功能失调性子宫出血。

3. 闭经　闭经是妇科疾病中常见的症状，可以由各种不同的原因引起。通常将闭经分为原发性和继发性两种。凡年过 18 岁仍未行经者称为原发性闭经；在月经初潮以后，正常绝经以前的任何时间内（妊娠或哺乳期除外），月经闭止超过 6 个月者称为继发性闭经。

4. 绝经 绝经意味着月经终止，指月经停止 12 个月以上，但围绝经期常有月经周期和月经量的改变。表现为月经周期缩短，以滤泡期缩短为主，无排卵和月经量增多。

（四）辅助检查

1. B 超检查 反映子宫、卵巢及盆腔情况。

2. 细胞学检查 脱落细胞检查，以检查卵巢功能及排除宫颈恶性病变。

3. 活组织检查 确定病变的性质，多用于肿瘤的诊断。

4. 内分泌测定 目前可以测定卵泡刺激素、黄体生成素、泌乳素、雌激素、孕激素、睾酮、三碘甲腺原氨酸、四碘甲腺原氨酸、促甲状腺激素等下丘脑、卵巢、甲状腺及肾上腺皮质分泌的激素。临床常用以了解卵巢功能的简易方法有阴道涂片、宫颈黏液、基础体温及子宫内膜活检等。

5. X 线检查 子宫碘油造影可了解子宫内腔情况，有无黏膜下肌瘤或息肉。蝶鞍正侧位断层可了解有无垂体肿瘤。

6. 宫腔镜或腹腔镜检查 观察子宫腔及盆腔器官的病变。

7. 其他 酌情做肝、肾功能及血液系统的检查。必要时做染色体检查。

（五）诊断

主要依据病史、体格检查和辅助检查做出诊断。诊断过程中需要重点除外全身或女性生殖器病理原因引起的出血，如血液病、肝肾衰竭、甲状腺功能异常、妊娠及相关疾病、生殖道损伤、感染和肿瘤等。

（六）中医辨证

1. 血热证

阳盛血热证：经期提前，量多，色紫红，心烦胸闷，面色红赤，渴喜冷饮，大便干，小便短赤，舌红，苔黄，脉滑数。治则：清热凉血。

肝郁血热证：经期提前，量多或少，经色紫红，有块，经前乳房胸胁胀满，口干口苦，舌红，苔黄，脉弦数。治则：疏肝清热、调经。

阴虚血热证：经期提前，量少，手足心热，咽干口燥，舌红，苔少。脉细数。治则：滋阴清热、调经。

2. 气虚证

脾气虚弱证：经期提前，兼量多，色淡质稀，神疲肢倦，气短懒言，纳少便溏，舌淡红，苔薄白，脉缓弱。治则：健脾益气，固冲摄血。

肾气不固证：经期提前，量少，色淡暗，质清稀，腰膝酸软，头晕耳鸣，面色有暗斑，舌淡暗，苔薄白，脉沉细。治则：补肾益气固冲。

（七）埋线治疗

1. 月经失调先期 血热型：病根穴选"妇六针"即 $T_{10 \sim 12}$ 位置，1 号线，2cm，注线平刺。

（1）阳盛血热：配曲池、血海、地机穴，0号线，1.5cm，注线。

（2）肝郁血热：配阳陵泉、期门、太冲穴，0号线，1.5cm，注线。

（3）阴虚血热：配三阴交、血海、行间穴，0号线，1.5cm，注线。

2. 月经过多　经血较常量明显增多，称为月经过多。

（1）病因病机：多由气虚摄纳无权，冲任不能制约经血，或血热热伏冲任，迫血妄行，以致阴血流溢失常所致。①气虚：脾虚气弱，经血失于统摄，冲任不固而致经多。或流产、手术损伤肾气，以致脾肾气虚，冲任失固所致；②血热：肝郁化火，热伏冲任，迫血妄行，血流散溢；③血瘀：表现为经行量多，与血瘀系列症状相似。治则：活血化瘀，固冲止血。

（2）辨证论治：以月经周期、色质为主，参合其他脉诊证辨其虚实，辨证中注意疾病的转化。血热证阳盛者，病程日久可致气随血耗，出现血热兼气虚征象；素体阴虚者，失血日久，气阴两虚，常出现气阴两虚夹血热征象。宜于经期服药，以止血为主，急则治标，务在减少经量。治则：益气摄血或凉血止血。

（3）埋线方案：选病根秘穴"妇六针"即$T_{10\sim12}$、L_1，1号线，2cm，注线埋线。①气虚型：选配血海、气海、地机、子宫穴（中极穴旁开3寸），0号线，1.5cm，注线埋线；②血热型：选配三阴交、血海、曲池，0号线，1.5cm，注线；③血瘀型：选配曲池、三阴交、血海、水道穴，0号线，1.5cm，注线。

3. 月经量少　本病主要是精血亏少，冲任不足，或寒凝瘀阻，冲任气血不畅，血海满溢不多而致。有肾虚、血虚、血寒、血瘀型。选病根秘穴"妇六针"即$T_{10\sim12}$、L_1，1号线，2cm，注线埋线。

（1）肾虚：配肾俞、三阴交、气海、关元，0号线，1.5cm，注线埋线。

（2）血虚：配地机、血海、脾俞、三阴交，0号线，1.5cm，注线埋线。

（3）血寒：配曲池、血海、太冲、地机，0号线，1.5cm，注线埋线。

（4）血瘀：配太冲、血海、气海、蠡沟（内踝骨高点上5寸），0号线，1.5cm，注线埋线。

4. 闭经

（1）病根穴选T_{12}、L_1、S_4，1号线，2cm，注线。

（2）选肾俞、血海、三阴交、关元、中极等穴，0号线，1.5cm，注线。

（3）气血亏虚：加脾俞、足三里，0号线，2cm，注线；痰湿：加足三里、丰隆，0号线，2cm，注线；血寒凝滞：加中脘；气滞：加太冲穴；阴虚内热：加行间穴，0号线，1.5cm，注线。

（4）足三里，0号线，2cm，注线。

5. 月经后期　月经周期每月推后八九天，甚至四五十天一潮，连续2个周期以上称为月经后期。病因病机：多由于机体营血不足，血海空虚，不能按时满溢而致；或肾精不足，无精化血，冲任不盈，血海届时不满；或先天肾气不足，血海不能按时施泄所致。亦有因寒凝、气滞、痰阻致气血运行不畅，经脉迟滞，冲任受阻而致。虚证中有血虚、脾虚、肾虚；实证有寒凝、气滞、痰阻。

辨证要点：根据月经量色质、全身症状、形气色脉，辨其寒热虚实。论治原则：实证：活血行滞，温经散寒；虚证：养血为主，佐以健脾益气或补肾益精。肾虚型：经期错后，出现肾虚腰酸软等症状。血虚型：经期错后，出现面色萎黄，身体倦怠等血虚证状。实寒型：经期错后，出现怕冷，手足不温等实寒的症状。气滞型：经期错后，面色晦暗，两胁胀满，情绪不稳等。

（1）选病根秘穴"妇六针"即 $T_{10\sim12}$，1号线，2cm，注线平刺。

（2）选 L_1，配秩边穴，1号线，2cm，注线。肾虚型：配肾俞、命门、关元等穴，0号线，1.5cm，注线埋线；血虚型：配三阴交，2-0号线，1.5cm，注线；血海、足三里、地机穴，0号线，1.5cm，注线；实寒型：配足三里、命门、腰阳关穴，0号线，1.5cm，注线；气滞型：配血海、三阴交、外三关，0号线，1.5cm，注线。

6. 月经先后期紊乱 多因肝郁、肾虚所致。七情不调则伤肝，急躁、暴怒则肝气横逆。月经先期：抑郁、压抑则肝气郁结，疏泄不及；月经后期：肾气不足，房事不节，肾失封藏，损伤冲任，血海溢蓄，导致月经错乱。

（1）选病根秘穴"妇六针"，即 $T_{10\sim12}$（两侧），1号线，2cm，注线平刺埋线。

（2）选 L_1（两侧），配血海，1号线，2cm，注线。

（3）经乱：配肾俞、膈俞、气海、关元、足三里等穴，0号线，2cm，注线。25天月经不来加秩边穴。

7. 功能失调性子宫出血 该病是由内分泌失调引起的子宫内膜异常出血，简称功血，俗称崩漏。临床上以阴道不规则流血，甚至出现贫血为特征。多因内分泌功能障碍、全身性疾病或生殖器官疾病引起。属中医学"崩漏"范畴。

临床表现：①无排卵性功血患者可有各种不同的表现，最常见是月经周期紊乱，长短不一，出血量时多时少，有时大量出血，有时有数周或数月停经，然后出现阴道不规则出血，血量较多。持续2～3周甚至更长时间，不易自止。有的表现为正常月经周期出血，出血期无下腹疼痛或其他不适，出血时间长并伴有贫血。②有排卵性月经失调较无排卵性功血患者少见，多见于生育年龄妇女。患者虽有排卵功能，但黄体功能异常，常见有以下两种情形：①黄体功能不足，表现为月经周期缩短，但月经频发；②子宫内膜不规则脱落，表现为月经间隔时间正常，但经期延长，出血量较多。

崩漏主要是冲任损伤，经血失去制约而非时妄行。常见病因有血热、血瘀及脾肾两虚等类型。

（1）选病根秘穴"妇六针"即 $T_{10\sim12}$，1号线，2cm，注线。

（2）配气海、关元穴，0号线，1.5cm，注线。

（3）血热、血瘀证：配血海、曲池、大椎、大敦、太冲穴，0号线，1.5cm，注线。

（4）脾肾两虚证：配脾俞、肾俞、三阴交、足三里等穴，0号线，1.5cm，注线。

8. 围绝经期综合征 多见于50岁左右的妇女，由于卵巢功能衰退，雌性激素分泌减少而引起的自主神经系统功能失调的综合征，也叫更年期综合征。临床表现为出汗多，胸闷气短，心悸，眩晕，血压时高时低，易激动，紧张，抑郁，有时好哭或皮肤异常等。

中医学认为，妇女在绝经前后，肾气渐衰，冲任二脉虚衰，生殖功能逐渐减退而丧失，脏腑功能也在衰退，机体阴阳失衡，而导致此病。肾虚是致病之本，有肾阴虚和肾阳虚两种，早期以肾阴虚为主，后期以肾阳虚为主。肾阴虚主要表现为月经先期或不定期，经色鲜红，量多或量少，头昏耳鸣，失眠多梦，烘热汗出，五心烦热，腰膝酸软，舌红苔少，脉细数。肾阳虚主要是月经量多，闭经，月经有瘀块，腰膝酸软，形寒肢冷，便溏，尿频，舌淡，苔薄，脉沉细。

（1）选病根秘穴"妇六针"即 $T_{10\sim12}$，1 号线，2cm，注线。

（2）选肾俞、脾俞、肝俞，0 号线，2cm，埋线透刺。

（3）配中脘、关元，0 号线，1.5cm，注线。

（4）肾阴虚：配血海、曲池、三阴交，0 号线，1.5cm，注线；肾阳虚：配命门、足三里、天枢，0 号线，1.5cm，注线。

中医妇科专家认为，食用温热食物有助于血液运行通畅，而食用生冷寒性食物，则不利于消化，并且还会损伤人体阳气，导致血液流通不畅，易出现月经不调、经血量少，还易出现痛经、闭经等经期问题，而且在经期中食用清淡的饮食，有助于消化和吸收。埋线治疗可配合以下食疗方法进行辅助治疗：①黑糯米粥：主料：大枣 30g，桂圆 10 粒，黑糯米 100g。配料：红糖适量。制作方法：大枣洗净待用；桂圆去皮洗净待用；黑糯米洗净，加入大枣、桂圆、适量水煮成粥状，依口味加入适量红糖即可。这款食疗的功效是可以温肾健脾，补血调经。大枣味甘性温，入脾、胃经。温以补脾经不足，甘以缓阴血、和阴阳、调营卫、生津液。大枣中含有蛋白质、糖类、有机酸、多种维生素及钙、铁、磷等微量元素。桂圆肉味甘平质润，能养血安神，补心益脾。黑糯米味甘性温，入脾、胃、肺经，能补中益气；②莲藕木耳老鸭煲：主料：鲜莲藕 500g，黑木耳 60g，老鸭 1 只。配料：精盐、鸡精、生姜、黄酒、适量。制作方法：莲藕洗净，切块待用；黑木耳温水泡发，择洗干净，待用；老鸭洗净加生姜、黄酒熬汤至八成熟后，放入莲藕、黑木耳煮熟后，放入适量精盐、鸡精即可。功效：滋阴清热，凉血止血。莲藕为干涩性凉，入心、肝、胃经，能化瘀止血。黑木耳凉血止血，利肠通便。老鸭味甘性寒，滋阴养胃，含蛋白质、脂肪、碳水化合物、钙、铁、磷、核黄素、尼克酸等营养物质。常喝此煲对于月经量多且阴虚内热体质者，效果尤佳。可以滋阴清热，调整月经周期，减少出血。

（八）典型病例

患者张某，女，35 岁，经前期已有 3 年，血色暗而量少，平时心情烦躁，腰膝酸软，用埋线方法，取病根秘穴"妇六针" $T_{10\sim12}$，取穴气海、关元、三阴交、脾俞透胃、肝俞透胆俞、肾俞等穴治疗 3 次，经期基本正常。

二、痛经

（一）疾病概况

凡经前、经期及经后发生下腹及腰骶部剧烈疼痛，影响日常生活及工作者，称为痛经。痛经分原发性及继发性两类，本节仅叙述原发性痛经。

（二）病因

1. 原发性痛经的发生主要与行经时子宫内膜前列腺素含量增高有关。$PGF_{2\alpha}$ 含量升高是造成痛经的主要原因。$PGF_{2\alpha}$ 含量高可引起子宫平滑肌过强收缩，血管痉挛，造成子宫缺血、缺氧状态而出现痛经。

2. 血管加压素、内源性缩宫素以及 β – 内啡肽等物质的增加。

3. 精神、神经因素。

中医学认为，痛经的病因为气滞、血瘀、寒凝。

（三）临床表现

1. 原发性痛经在青春期多见，常在初潮后 1～2 年发病。

2. 疼痛多自月经来潮后开始，最早出现在经前 12 小时，以行经第 1 日疼痛最剧烈，持续 2～3 日后缓解。疼痛常呈痉挛性，位于下腹部耻骨上，可放射至腰骶部和大腿内侧。

3. 可伴有恶心、呕吐、腹泻、头晕、乏力等症状，严重时面色发白、出冷汗。

4. 妇科检查无异常发现。

（四）诊断

根据月经期下腹坠痛，妇科检查无阳性体征，临床即可诊断。需与子宫内膜异位症、子宫肌腺病、盆腔炎性疾病引起的继发性痛经相鉴别。

（五）治疗

痛经在女性中是常见的症状，部分有原发性痛经的少女长大后特别是婚后生育过后，痛经自然会缓解或消失，可不必治疗，个别情况除外。但是痛经的疼痛时间长达 3 天者应当予以治疗。原发性痛经的治疗，主要是对症治疗，以止痛、镇静为主。近年来大都采用综合治疗，包括精神疏导、中药、西药与针灸埋线治疗。

1. 一般治疗　①重视心理治疗，消除紧张和顾虑；②足够的休息和睡眠，规律而适度的锻炼，戒烟；③疼痛不能忍受时辅以药物治疗。

2. 药物治疗　①应用前列腺素合成酶抑制剂治疗，常用的药物有布洛芬、酮洛芬、甲氯芬那酸、双氯芬酸等；②口服避孕药适用于要求避孕的痛经妇女，有效率达 90% 以上。

（六）埋线治疗

1. T_{10}、T_{12}　1 号线，2cm，注线平刺。

2. $L_{1\sim3}$　1 号线，2cm，注线。

3. 分型

（1）气滞血瘀：配气海、天枢、血海、三阴交、归来等穴，0 号线，1.5cm，注线。肾虚加肾俞，配合温灸。

（2）寒凝：配脾俞、肾俞，0 号线，2cm，透线。温灸关元穴。

（3）实证：配中极、地机，0 号线，注线埋线；S_1、S_2，1 号线，2cm，平刺埋入；温灸 S_2、S_3。虚证：配关元、大赫、命门，0 号线，2cm，注线。肾虚：加肾俞，温灸肾俞。

三、急性乳腺炎

1. 疾病概况 急性乳腺炎是乳腺的急性化脓性感染，是乳腺管内和周围结缔组织炎症，多发生于产后哺乳期的妇女，尤其以初产妇更为多见。有文献报道，急性乳腺炎初产妇患病率达 50%，初产妇与经产妇之比为 2.4 ∶ 1。哺乳期的任何时间均可发生，但以产后 3～4 周最为常见，故又称产褥期乳腺炎。

2. 病因 产褥期乳腺炎是产褥期的常见病，常常继发于乳头皲裂、乳房过度充盈、乳腺管阻塞。

（1）乳头皲裂：通常是由于哺乳姿势不正确，婴儿未将乳头及大部分乳晕含吮在口内，且固定于一侧的哺乳时间过长所致。

（2）乳腺管阻塞：常见于继发性的乳汁淤积，不完全吸空乳房、不规律性经常哺乳及乳房局部受压是其主要原因。乳汁淤积也多见于乳头发育不良者（如乳头凹陷），影响了哺乳的进行。另外，初产妇的乳汁中含有较多的脱落上皮细胞，更容易引起乳腺管的阻塞，使乳汁淤积加重。

（3）细菌入侵：急性乳腺炎主要的病原菌是金黄色葡萄球菌，少见于链球菌。

（4）乳汁淤积：初产妇哺乳无经验，乳汁多，婴儿往往不能把乳汁吸尽，致使有多余的乳汁淤积在腺小叶中，有利于细菌生长繁殖。

3. 临床表现

（1）淤积性乳腺炎：发生于产褥初期（常在产后 1 周左右）。由于初产妇缺乏喂哺乳儿经验，易致乳汁淤积，未按时排空所致。

（2）化脓性乳腺炎：多由于葡萄球菌或链球菌通过破裂的乳头感染所致。

患侧乳房结节、肿胀、疼痛、压痛明显，表面皮肤红、热、搏动样疼痛、发热、寒战等。临床上分淤乳期、浸润期和脓肿期。

4. 埋线针疗 在未形成化脓之前可用埋线治疗。

（1）选 $T_{4～5}$（患侧），选 0 号线，2cm，注线法平刺。

（2）选肩井穴，选 0 号线，2cm，注线法平刺。

（3）阿是区，选 2～3 个位置，选 2-0 号线，2cm，注线平刺，针眼多放血，在针眼加小火罐拔 3～5 分钟。

（4）耳尖埋线后放血，3/0 号线，0.2cm，注线法。

5. 典型病例 患者孙某，女，30 岁，急性乳腺炎。表面皮肤红、热、疼痛，采用 $T_{4～5}$（患侧），选 0 号线，2cm，注线法；肩井穴，0 号线，2cm，平刺；阿是穴，用 3/0 号线，2cm，注线法平刺，针眼拔火罐多出血，埋线 1 次后治愈。

四、乳腺增生症

1. 疾病概况 乳腺增生症是指乳腺上皮和纤维组织增生，乳腺组织导管和乳小叶在结构上的退行性病变及进行性结缔组织的生长，其发病原因主要是由于内分泌激素失调。乳腺增生症是女性最常见的乳房疾病，其发病率占乳腺疾病的首位。近些年来，该病发病率呈逐年上升的趋势，年龄也越来越低龄化。据调查有 70% ~ 80% 的女性有不同程度的乳腺增生，多见于 25 ~ 45 岁的女性。

2. 病因　乳腺在内分泌激素，特别是雌 / 孕激素的作用下，随着月经周期的变化，会有增生和复旧的改变。由于某些原因引起内分泌激素代谢失衡，雌激素水平增高，可以出现乳腺组织增生过度和复旧不全。经过一段时间以后，增生的乳腺组织不能完全消退，就形成乳腺增生症。

3. 临床表现　在不同年龄组有不同特点，未婚女性、已婚未育、尚未哺乳的妇女，其主要症状为乳腺胀痛，可同时累及双侧，但多以一侧偏重。月经前乳腺胀痛明显，月经过后即见减轻并逐渐停止，下次月经来前疼痛再度出现，整个乳房有弥漫性结节感，并伴有触痛。35 岁以后妇女主要症状是乳腺肿块、乳疼和触痛较轻，且与月经周期无关。用手触摸乳房可摸到大小不等、扁圆形或不规则形、质地柔韧的结节，边界不清楚，与皮肤及深部组织无粘连，可被推动。45 岁以后常表现为单个或多个散在的囊性肿物，边界清楚，多伴有钝疼、胀痛或烧灼感。绝经后妇女乳房腺体萎缩，囊性病变更为突出。乳房疼痛的严重程度与结节的有无及范围无相关性，疼痛可向腋下、肩背部放散。少数患者可伴发乳头溢液。由于病因来自身体内分泌功能紊乱，故除乳房方面的症状外同时还可出现月经不规律，脾气不好，爱着急爱生气、爱出汗等症状。

4. 诊断　就乳腺增生症的临床表现而言无特异性，很多乳腺良、恶性疾病都可以出现乳房疼痛及乳腺结节，鉴别诊断很重要。乳腺增生症可以并发乳腺肿瘤，包括乳腺癌。故此，乳腺增生症的诊断应首先除外乳腺良、恶性肿瘤。

5. 埋线治疗

（1）选 $T_{4 \sim 5}$（患侧），1 号线，2cm，注线法平刺。

（2）选肩井穴，选 0 号线，2cm，注线平刺。

（3）阿是穴：找准囊穴或肿痛的结节 2 ~ 3 个，选 2-0 号线，1.5cm，注线平刺。

（4）膻中穴，选 1 号线，2cm，平刺。

（5）肝俞穴，选 0 号线，2cm，透线法。

6. 典型病例

病例 1：患者王某，女，42 岁，患乳腺增生已有几年，双乳有大小结节十几个，月经前加重，肿胀疼痛。经埋线：T_4、T_5（患侧）、肝俞、肩井、阿是区，埋线 1 次后，结节便软化变小了，埋线 3 次，小结节消失，大结节变软变小，现已基本痊愈。

病例 2：患者单某，女，32 岁，患有乳腺增生两年，左乳有大小结节几个。2008 年来治疗，经埋线：T_4、T_5、膻中穴、阿是穴，埋线 1 次就好了。2012 年右乳房又有了结节，经埋线：T_5、肩井、肝俞、三阴交，1 个月后结节变小变软，半年后好转。两年后回访无复发。

五、盆腔炎

1.疾病概况 盆腔炎即盆腔炎症，是指女性盆腔生殖器官、子宫周围的结缔组织及盆腔腹膜的炎症。慢性盆腔炎症往往是急性期治疗不彻底迁延而来的，其发病时间长，病情较顽固。细菌逆行感染，通过子宫、输卵管而到达盆腔。但在现实生活中，并不是所有的妇女都会患上盆腔炎，发病只是少数。这是因为女性生殖系统有自然的防御功能，在正常情况下，能抵御细菌的入侵，只有当机体的抵抗力下降，或由于其他原因使女性的自然防御功能遭到破坏时，才会导致盆腔炎的发生。

2.病因

（1）产后或流产后感染：分娩后产妇体质虚弱，宫颈口因有恶露流出，未及时关闭，宫腔内有胎盘的剥离面，或分娩造成产道损伤，或有胎盘、胎膜残留等，或产后过早有性生活，病原体侵入宫腔内，容易引起感染；自然流产、药物流产过程中阴道流血时间过长，或有组织物残留于宫腔内，或人工流产手术无菌操作不严格等均可以发生流产后感染。

（2）宫腔内手术操作后感染：如放置或取出宫内节育环、刮宫术、输卵管通液术、子宫输卵管造影术、宫腔镜检查、黏膜下子宫肌瘤摘除术等，由于术前有性生活或手术消毒不严格或术前适应证选择不当，手术后急性感染发作并扩散；也有的患者手术后不注意个人卫生，或术后不遵守医嘱，同样可使细菌上行感染，引起盆腔炎。

（3）经期卫生不良：若不注意经期卫生，使用不洁的卫生巾和护垫，经期盆浴、经期性交等均可使病原体侵入而引起炎症。

（4）邻近器官的炎症直接蔓延：最常见的是阑尾炎、腹膜炎时，由于它们与女性内生殖器官毗邻，炎症可以通过直接蔓延，引起盆腔炎症；患慢性宫颈炎时，炎症也可通过淋巴循环，引起盆腔结缔组织炎。

（5）其他：慢性盆腔炎的急性发作等。

3.分类

（1）输卵管积水与输卵管卵巢囊肿：输卵管发炎后，伞端粘连闭锁，管壁渗出浆液性液体，潴留于管腔内形成输卵管积水；有时输卵管积脓的脓液吸收后，也可形成输卵管积水；如果同时累及卵巢则形成输卵管卵巢囊肿。

（2）输卵管炎：是盆腔炎中最为常见的；输卵管黏膜与间质性炎症破坏，使输卵管增粗、纤维化而呈条索状或进而使卵巢、输卵管与周围器官粘连，形成质硬而固定的肿块。

（3）慢性盆腔结缔组织炎：炎症蔓延到宫旁结缔组织和子宫骶韧带处最多见；局部组织增厚、变硬、向外呈扇形散开直达盆壁，子宫固定不动或被牵向患侧。

4.临床表现 盆腔炎症有急性和慢性两类。

（1）急性盆腔炎症：其症状是下腹痛、发热、阴道分泌物增多，腹痛为持续性，活动或性交后加重。若病情严重可有寒战、高热、头痛、食欲缺乏。月经期发病者可出现经量增多，经期延长，若盆腔炎包裹形成盆腔脓肿可引起局部压迫症状，压迫膀胱可出现尿频、尿痛、排尿困难；压迫直肠可出现里急后重等直肠症状。急性盆腔炎进一步发展可引起弥漫性腹膜炎、败血症、感染性休克，严重者可危及生命。

（2）慢性盆腔炎症：本症是由于急性盆腔炎未能彻底治疗或患者体质较差，病程迁延所致，慢性盆腔炎症的症状是下腹部坠胀、疼痛及腰骶部酸痛，常在劳累、性交后及月经前后加剧。其次是月经异常，月经不规则。病程长时部分妇女可出现精神不振、周身不适、失眠等神经衰弱症状。往往经久不愈，反复发作，导致不孕、输卵管妊娠，严重影响女性的健康。

5. 埋线治疗

（1）L$_{1\sim3}$：1号线，2cm，注线。

（2）S$_{3\sim4}$：1号线，2cm，平刺。

（3）配关元、气海、中极等穴：0号线，1.5cm，注线。

（4）配归来穴：1号线，2cm，注线。

操作：常规消毒后，1号线2cm穿入11号针中，对S$_{3\sim4}$病根穴进行平刺埋线，对L$_{1\sim3}$病根穴进行直刺埋线。0号线穿入9号针中，对关元、气海、中极等直刺埋线，归来穴等用1号线直刺埋线，贴好创可贴，保护针眼24小时。

六、带下症

1. 疾病概况　古有五色带之名，尤以白带为多见。中医又称"带下症"，多因脾虚湿热，或寒湿困脾而致冲任不固，带脉失约所致。常见症状以阴道分泌物量多为主，带下色白等。带下的量、色、质、味发生异常，或伴全身、局部症状。本病可见于现代医学的阴道炎、子宫颈炎、盆腔炎、卵巢早衰、闭经、不孕、妇科肿瘤等疾病引起的带下增多或减少。

2. 病因病机　病因：脾胃虚弱，水湿内盛；肝郁化火，情志抑郁；素体肾虚，下元亏损；湿毒之邪，损伤胞宫冲任，致带下。病机：任脉损伤，带脉失约。病位：病变在前阴、胞宫。病性：以脾虚湿困，肾阳不足为主。

带下病的主要病因以湿邪为主，主要病机是任带两脉损伤、失约或失养。治疗上重在调理任带二脉。由于带下病以湿邪为患，故其病缠绵，反复发作，不易速愈，且常并发月经不调、闭经、不孕等疾病，是女性患者中仅次于月经病的常见病。

带下过多的主要病因是湿邪，湿邪有内生与外感之别。外湿指外感之湿邪逢经期、产后乘虚内侵胞宫，以致任脉损伤，带脉失约，引起带下病。内湿的产生与脏腑气血功能失调有密切的关系，譬如脾虚运化失职，水湿内停，下注任带；肾阳不足，气化失常，水湿内停；素体阴虚，感受湿热之邪，伤及任带等。总之，"夫带下俱是湿症"（《傅青主女科》），脾肾功能失常是发病的内在条件，任脉损伤、带脉失约是带下过多的基本病机。临床常见分型有脾虚湿困、肾阳虚、阴虚挟湿、湿热下注、湿毒蕴结5种。

带下过少的主要病因是肝肾亏损、血枯瘀阻，主要病机是任带失养。临床常见分型有肝肾亏损、血枯瘀阻两种。

3. 临床表现

（1）病史：患者多有经期紊乱、产后不洁，手术后感染、手术切除双侧卵巢、盆腔放疗、肿瘤化疗、产后大出血等病史。

（2）症状：带下过多者表现为带下量较平时明显增多，色、质、味异常，或伴有外阴、阴道瘙痒、灼热、疼痛等局部症状。带下过少者表现为带下量较平时明显减少，阴道干涩、痒痛或萎缩，部分患者伴有性欲低下、性交疼痛，月经量少或月经延后，甚至闭经、不孕等。

4. 埋线治疗

（1）选病根秘穴"妇六针"，即 $T_{10\sim12}$、S_4：1 号线，2cm，注线埋线。

（2）配带脉、关元、三阴交等穴：0 号线，2cm，注线。

（3）分型：①脾虚型：配脾俞、气海、中极、足三里，0 号线，2cm，注线；②肾虚型：配肾俞、气海、命门，0 号线，2cm，注线；③湿毒型：配肝俞透胆俞、中极、阳陵泉，0 号线，2cm，注线。

操作：常规消毒后，1 号线 2cm 穿入 11 号针中，对 S_4、$T_{10\sim12}$ 病根穴进行平刺埋线，0 号线穿入 9 号针中，对关元、气海、中极、带脉穴等直刺埋线，足三里穴、阳陵泉等用 0 号线直刺埋线，贴好创可贴，保护针眼 24 小时。

第九节 皮肤科疾病

一、慢性荨麻疹

1. 疾病概况 荨麻疹是一种常见的皮肤病，由各种因素致使皮肤黏膜血管发生暂时性炎症性充血与大量液体渗出，造成皮肤局部水肿性的损害，常找不到疾病的原因，患者常不定时的在身上、脸上或四肢起一块块红肿且很痒的皮疹块，越抓越痒，越抓越肿。发作次数从每天数次到数天一次不等。中医学认为，风邪、湿邪、热邪、血虚、虫淫等为致病的主要原因，以疏风祛湿、清热解毒、养血润燥、活血化瘀为原则，以达到祛邪扶正止痒治愈之功效。

气虚血热型荨麻疹常见皮肤瘙痒起疹，时隐时发，小如麻点，大如豆粒，为扁平硬节，高出皮肤，一旦搔破，则连接成片，舌暗苔白，脉弦。治则：益气滋阴，祛风泻火。

2. 病因 慢性荨麻疹常见病因有以下几种：

（1）饮食：食物以鱼、虾、蟹、蛋类常见；部分香料、调味品也可引起。

（2）药物：药物可引起本病。青霉素、磺胺类、痢特灵、血清疫苗等，通过免疫机制引发荨麻疹。而阿司匹林、吗啡、阿托品、维生素 B_1 等药物为组胺释放物，能直接使肥大细胞释放组胺引发荨麻疹。

（3）感染：包括病毒（如上感病毒、肝炎病毒）、细菌（如金黄色葡萄球菌）、真菌和寄生虫（如蛔虫等）。

（4）生物因素：动物及植物因素，如昆虫叮咬或吸入花粉、羽毛、皮屑等。

（5）物理因素：冷、热、日光、摩擦和压力等都可引起。

（6）其他因素：胃肠疾病、代谢障碍、内分泌障碍和精神因素也可引起。

3. 分类 急性荨麻疹在所有荨麻疹中约占 1/3。起病较急，皮损常突然发生，为局限性红色大小不等的风团，皮损大多持续半小时至数小时自然消退，自觉剧烈瘙痒、灼热感。部位不定，可泛发全身或局部。

慢性荨麻疹发病约占荨麻疹的 2/3。风团反复发作，时多时少，常经年累月不愈，可达 2 个月以上。在病程中时轻时重，如晨起或临睡前加重，有的无一定规律，全身症状一般较轻，大多数患者找不到病因。

4. 临床表现 在风疹块出现前，局部皮肤发痒或有麻刺感，迅速出现皮疹。部分患者在风疹块出现数小时或 1～2 日出现全身症状，如食欲不好、全身不适、头痛或发热。风疹块表现为扁平发红或苍白色的水肿性斑块，边缘有红晕。风疹块呈环形者可称环状荨麻疹，几个相邻的环形损害可以相接或融合而成地图状，可称为图形荨麻疹。风疹块中有水疱时称为水疱性荨麻疹。

风疹块常在数小时或 1～2 日自然消失，其他部位又有新的皮损陆续出现，风疹块消失处在 24 小时内不再发生新的损害。风疹块消失后，皮肤恢复正常。风疹块的大小及数目不定，可出现在任何部位的皮肤、黏膜。风疹块引起剧痒、针刺或灼热感，各人的程度不同。严重时有头痛、发热等全身症状，尤其急性荨麻疹患者可发热达 40℃左右，血压可降低甚至发生昏厥和休克。大多数患者只有发痒的风疹块而无其他症状。

风疹块的病程不定，有的在一日之内发生数次皮疹，经过数日或数周停止发作，称为急性荨麻疹。不少患者天天发生皮疹，或是断断续续地屡次出现或加重、缓解或消失，可达数月或数年之久，称为慢性荨麻疹及特殊类型荨麻疹。

5. 辅助检查 慢性荨麻疹组织病理检查：系单纯限局性水肿，乳头及真皮上层有浆液性渗出，乳头水肿，血管周围有少量淋巴细胞浸润，浸润也可致密并混杂有嗜酸性粒细胞。

6. 诊断 根据病史、临床表现及检查可做出诊断。

7. 埋线治疗

（1）病根穴星状神经节、T_5：1 号线，2cm，注线平刺。

（2）肺俞、胃俞、肾俞：0 号线，2cm，注线。

（3）曲池、阳陵泉：1 号线，2cm，注线。

操作：常规消毒后，1 号线 2cm 穿入 11 号针中，对 T_5、星状神经节等进行平刺埋线，对曲池、阳陵泉用 1 号线直刺埋入。0 号线穿入 9 号针中，对肺俞、胃俞等透刺埋线，对肾俞穴等用 0 号线直刺埋线，贴好创可贴，保护针眼 24 小时。

二、银屑病

1. 疾病概况

银屑病又称牛皮癣，是一种以丘疹、斑块上覆以银白色鳞屑为主，冬季加重的常见皮肤病。导致本病的原因很多，大致认为有如下几种：①感染；②季节因素；③内分泌；④外伤；⑤遗传；⑥精神因素；⑦饮食；⑧代谢；⑨免疫等多方面的复杂因素。

2. 临床表现

（1）异常型银屑病：为红色丘疹或斑块，基底浸润，其上覆以银白色鳞屑。

（2）脓疱型银屑病：掌跖脓疱银屑病，在掌跖部出现针尖至粟粒大小的脓疱。

（3）关节型银屑病：除银屑病损害外，还可以见到大小关节尤其是肢端小关节受累等。

3. 埋线治疗

（1）取穴原则和方法

1）根据皮肤损害部位按病根穴取穴：头部选 C_2、C_3、C_5；肩背部选 $T_{2～5}$；上肢选 $C_{6～7}$、T_1；腰背部选 T_{10}、T_{12}、L_1；下肢选 $L_{3～5}$、S_1；颈部病根穴选 2-0 号线，其他部位

选 0-1 号线，1.5 ～ 2cm，注线埋线。

2）提高免疫功能选穴：星状神经节、甲状腺、膻中、肺俞、肝俞、脾俞、肾俞等穴；选 0 号线，2cm，注线埋线。

3）选曲池、阳陵泉、三阴交、血海、足三里等穴：0 号线，1.5 ～ 2cm，注线埋线。

2. 埋线方法

方一：①选 $T_{7～8}$，1 号线，2cm，注线；选曲池、阳陵泉，1 号线，2cm，用注线法；②阿是区：选 2 ～ 3 个，3-0 号线，2cm，皮下层注线法平刺。

方二：①主穴：肺俞、胃俞、膻中、肾俞，选 0 号肠线，2cm，用注线法；②阿是区：选 2 ～ 3 个，3-0 号线，2cm，皮下层注线法平刺。

将方一与方二 15 天交替埋线 1 次，连用 4 次。不管全身的，还是局部的，都能见到显效，能保持 3 ～ 6 个月。

4. 典型病例 患者任某，女，20 岁，四肢散发型牛皮癣 2 ～ 5 年，按常规治疗无效。于 1986 年经埋线 1 次，同时用秘方药膏配合治疗 1 个月后，恢复正常，直到 1998 年未见复发。

三、神经性皮炎

1. 疾病概况 神经性皮炎又称慢性单纯性苔藓，是以阵发性皮肤瘙痒和皮肤苔藓化为特征的慢性皮肤病。为常见皮肤病，多见于成年人，儿童一般不发病。中医学中属顽癣等范畴，系一种皮肤神经功能失调所致的肥厚性皮肤病。

2. 临床表现

（1）本病是神经功能障碍引起的慢性炎症性皮肤病。

（2）确切病因不明，与精神紧张、局部摩擦刺激或进食辛辣食物等有关。

（3）多见于青壮年，好发于颈后、肘后、骶尾部和外阴等处，大多对称分布。

（4）基本损害是多角形扁平丘疹，局部皮沟加深，皮嵴突起，皮肤增厚、粗糙、浸润、苔藓化，表面可有抓痕、血痂和色素沉着，面积大小不等。

（5）慢性病程，剧烈瘙痒，时轻时重，反复发作。

3. 埋线治疗

方一：①根据部位选病根穴：颈部选 C_2、C_3、C_5；肘部选 C_7、T_1；膝部选 $L_{3～4}$；骶尾部选 $S_{4～5}$；②颈部选 2-0 号线，其他部位选 0-1 号线，2cm，注线；③阿是穴，3-0 号线，2cm，平刺透线；④曲池、阳陵泉、血海、膈俞，0 号线，2cm，注线。血虚加足三里、三阴交；肝郁化火加肝俞、太冲，0 号线，1.5cm，注线。

方二：根据所在病灶部位和面积大小，制定埋线处方：①病变部位在头、面、颈部的埋线处方；②病根穴：C_3，0 号线，2cm，用注线法平刺；③曲池：选 0 号线，2cm，用注线法；④阿是穴：选 2-0 号线，2cm，用注线法平刺；⑤病根穴：C_4，0 号线，2cm，用注线法平刺；⑥阿是区：任选 2 ～ 4 穴，2cm，用注线法平刺。

任选方一或方二 15 天 1 次，2 次为 1 个疗程，观察 2 周，以后视具体情况而定。

病变部位在下半身的神经性皮炎处方：①外阴部位的病根穴：S_3^2，1号线，2cm，用注线法平刺；②大腿部分的病根穴：L_1，0号线，用注线法；③阿是穴：选2-0号线，2cm，用注线法平刺。

四、黄褐斑

黄褐斑又叫蝴蝶斑，是发生在面部的常见的色素沉着病。

1. 病因 可能与以下四方面有关：生理反应（如妊娠时黄体酮和雌激素增加）、症状性（如月经不调、慢性肝功能不全、慢性肾功能不全、慢性酒精中毒、结核病等）、药物性（如口服避孕药者20%可发生黄褐斑、长期服用冬眠灵、苯妥英钠亦可诱发本病）、其他因素（包括日光、热刺激、化妆品、外用药等也可为促发因素）。大多黄褐斑是找不出可疑诱因的。

2. 分型 临床按照累及部位分三型，中央型皮损主要分布在前额、颊、上唇、鼻和颏部，约占60%；面颊型皮损主要累及双侧颊和鼻部，约占20%；下颌部除累及下颌神经支配区外，还可累及上胸部。也有分为蝶形型、面上部型、面下部型、泛发型四型的。伍氏灯根据色素的深浅将黄褐斑分为表皮型、真皮型、混合型、不确定型。

3. 临床表现 多见于中青年女性。皮损为淡褐色至深褐色斑片，两颊对称出现，呈蝶形，亦可见于额、眉、颧、鼻、口周等处，边界清楚，无自觉症状。日晒后皮损颜色加深，有些女性患者月经前偶见颜色加深。

4. 埋线治疗

方一：①病根穴：T_1，0号线，2cm，用注线法；②胃俞、脾俞：选1号线，2cm，用注线法透刺；③曲池、阳陵泉，1号线，2cm，注线法。

方二：①病根穴：T_2，0号线，2cm，用注线法平刺；②选膻中：选2号线，2cm，用注线法；三阴交：选2-0号线，1.5cm，用注线法；③选甲状腺穴，2-0号线，1cm，用注线法。

方三：①病根穴：$C_{2\sim3}$，0号线，1cm，用注线法；②足三里、关元：选0号线，2cm，用注线法；③选$T_{1\sim2}$，配翳风，选0号线，1cm，用注线法；④计划穴：将以上配方7天1次轮换治完为1个疗程，以后视具体情况而定。

特别说明：每次取穴埋线时，要多放些血，不但能提高疗效，而且远期疗效更佳。

五、痤疮

痤疮是一种毛囊皮脂腺的慢性炎症，多发生于青春期男女，中医学称之为粉刺。

1. 病因 现代医学认为，本病多因肺热或血热郁滞肌肤所致。或过食辛辣、厚味、脾胃积热上蕴皮肤所致。

2. 埋线治疗

方一：①选"头颈穴"即$C_2^{1、3}$，C颈椎$_3^{1、3}$，配甲状腺穴；②配穴：曲池、阳陵泉、三阴交、灵台、合谷、大椎等穴；③操作：用注线法。用1号肠线穿入11号注线针中，注线直刺入穴位。配穴每次选 2 ～ 4 个穴位，用注线法注入穴位，用 0 ～ 1 号肠线，甲状腺穴用 2-0 号线，针眼处贴上创可贴保护针眼 24 小时，10 天埋线一次，3 次为一个疗程。

方二：①取穴：肺俞、曲池、阳陵泉、三阴交、脾俞透胃俞、足三里等穴；②操作：用 0 号肠线穿入 9 号注线针中，对曲池、阳陵泉、三阴交、足三里等穴用注线直刺，肺俞穴用 1 号肠线注线法透刺埋入肌层；脾俞透胃俞用 0 号肠线埋线透刺，针眼处贴上创可贴，保护针眼 24 小时，10 天埋线一次，3 次 1 个疗程。

3. 典型病例 患者刘某，女，19 岁，学生。2004 年 8 月来门诊治疗，面部长满红色丘疹，并有脓疱，埋线治疗："头颈穴"即 C_2、C_3，配甲状腺穴、肺俞、足三里、灵台、合谷、曲池，埋线 4 次，症状基本缓解。

六、扁平疣

扁平疣是指由人类乳头瘤病毒Ⅲ型和Ⅴ型所致皮损表面增厚和角化过度。多发生于颜面及手背部，以青少年为多，所以有人称之为青年扁平疣。

1. 临床表现 常见于青年人面部、手背及前臂，其他部位少见。皮疹为粟粒至绿豆大小的扁平隆起的丘疹，表面无鳞屑、光滑，呈青色或稍带棕色，微痒，搔抓后可出现串球状排列。

2. 埋线治疗 选配穴位原则：按患病部的神经分布。

（1）如面部扁平疣取穴：① C_2，0 号线，1.5cm，用注线法；②翳风穴：选 0 号线，0.5cm，用注线法；③耳穴：神门、皮质下，选 4-0 号线，0.1cm，用注线法。

（2）手背扁平疣选穴：①神门：选 3-0 号线，0.5cm，用注线法；②手三里：选 1 号线，1cm，用注线法。在注线针上加电针治疗仪，通电时能使手背或掌指有传导感，一般通电 5 分钟左右，取下电针，将注线针内的肠线注入穴位。

以上方法：10 天 1 次，连做 2 ～ 3 次后，扁平疣一般可自行消失。

4. 典型病例 患者岳某，男，25 岁，军区干部。面部扁平疣已半年多，一侧脸部约有 40 多个。经用埋线加电针配合治疗 2 次，1 个月后扁平疣痊愈。

七、白癜风

白癜风是一种常见的后天性局限性或泛发性皮肤色素脱失病。由于皮肤的黑素细胞功能消失引起，但机制还不清楚。全身各部位可发生，常见于指背、腕、前臂、颜面、颈项及生殖器周围等。女性外阴部亦可发生，青年妇女居多。

1. 病因 本病发病原因尚不清楚。近年来研究认为与以下因素有关。

（1）遗传学说：白癜风可以出现在双胞胎及家族中，说明遗传在白癜风发病中有重要作用。研究认为，白癜风具有不完全外显率，基因上有多个致病位点。

（2）自身免疫学说：白癜风可以合并自身免疫病，如甲状腺疾病、糖尿病、慢性肾上腺功能减退、恶性贫血、风湿性关节炎、恶性黑色素瘤等。血清中还可以检出多种器官的特异性抗体，如抗甲状腺抗体、抗胃壁细胞抗体、抗肾上腺抗体、抗甲状旁腺抗体、抗平滑肌抗体、抗黑素细胞抗体等。

（3）精神与神经化学学说：精神因素与白癜风的发病密切相关，大多患者在起病或皮损发展阶段有精神创伤、过度紧张、情绪低落或沮丧。白斑处神经末梢有退行性变，也支持神经化学学说。

（4）黑素细胞自身破坏学说：白癜风患者体内可以产生抗体和 T 淋巴细胞，说明免疫反应可能导致黑素细胞被破坏。而细胞本身合成的毒性黑素前身物及某些导致皮肤脱色的化学物质对黑素细胞也可能有选择性的破坏作用。

（5）微量元素缺乏学说：白癜风患者血液及皮肤中铜或铜蓝蛋白水平降低，导致酪氨酸酶活性降低，因而影响黑色素的代谢。

（6）其他因素：外伤、日光曝晒及一些光感性药物亦可诱发白癜风。

2. 临床表现　性别无明显差异，各年龄组均可发病，但以青少年好发。皮损为色素脱失斑，常为乳白色，也可为浅粉色，表面光滑无皮疹。白斑境界清楚，边缘色素较正常皮肤增加，白斑内毛发正常或变白。病变好发于受阳光照射及摩擦损伤部位，病损多对称分布。白斑还常按神经节段分布而呈带状排列。除皮肤损害外，口唇、阴唇、龟头及包皮内侧黏膜也常受累。本病多无自觉症状，少数患者在发病前或同时有患处局部瘙痒感。白癜风常伴其他自身免疫病，如糖尿病、甲状腺疾病、肾上腺功能不全、硬皮病、异位性皮炎、斑秃等。具体分型如下。

（1）局限型：①局灶型：一处或多处白斑局限在一个区域，但不呈节段分布；②单侧型（节段型）：一处或多处白斑呈节段分布，在中线处突然消失；③黏膜型：仅累及黏膜。

（2）散在型：①寻常型：广泛且散在分布的白斑；②面部肢端型：分布于面部和四肢；③混合型：节段型、面部肢端型和（或）寻常型混合分布。

（3）泛发型：全部或几乎全部色素脱失。

90% 以上的白癜风是散在型，剩余的白癜风中局限型比泛发型更多。

据病损处色素脱失情况又可将该病分为完全型与不完全型两种。前者对二羟苯丙胺酸（DOPA）反应阴性，黑素细胞消失，治疗反应差。后者对 DOPA 反应阳性，黑素细胞未消失，仅为数目减少，治愈概率大。

3. 鉴别诊断

（1）贫血痣：自幼发病，多见于颜面，为浅色斑，刺激摩擦局部不发红，而周围皮肤发红。

（2）白色糠疹：可能和皮肤干燥及日晒有关，表现为色素减退斑，边缘不清楚，表面有少量白色鳞屑。

（3）色素痣：在出生时或生后不久发病，皮损为局限性淡白斑，边缘呈锯齿状。

（4）花斑癣：损害发生于躯干、上肢，为淡白色圆或椭圆形斑，边界不清，表面有细鳞屑，真菌检查阳性。

（5）白化病：为先天性非进行性疾病，常有家族史，周身皮肤、毛发缺乏色素，两眼虹膜透明，脉络膜色素消失，易和白癜风鉴别。

（6）麻风白斑：为不完全性色素减退斑，边界不清，表面感觉消失，有麻风的其他症状。

（7）二期梅毒白斑：发生于颈项，不呈纯白色，梅毒血清反应阳性。

（8）其他：还应与盘状红斑狼疮、黏膜白斑等鉴别。

4. 埋线治疗

（1）曲池、阳陵泉、肾俞等穴：0号线，2cm，注线法。

（2）肺俞、膻中：1号线，2cm，注线法。

（3）按照病变部位选病根穴：颈部病变选C_3、C_4，T_1、T_2；小腿部位病变选L_4、L_5；背部病变选T_2、T_4、T_6、T_8；背阔肌部位选T_7、T_9；尾骶部病变选S_3、S_4：选2-0号线，2cm，注线平刺。阿是区部位病变，选2-0号线，2cm，平刺埋线。

操作：局部麻醉消毒后，用0号肠线2cm穿入9号注线针端中，对曲池、阳陵泉、肾俞用注线直刺，肺俞、膻中用1号肠线注线透法埋入肌层，颈部埋线选0号或2-0号线直刺埋入，腰椎埋线选0-1号线直刺埋线，胸椎、尾骶部位选0-1号线平刺埋线，针眼处贴上创可贴，保护针眼24小时，10天埋线1次，3次为1个疗程。

八、皮肤瘙痒症

皮肤瘙痒症是一种仅有皮肤瘙痒而无原发性皮肤损害的皮肤病。根据皮肤瘙痒的范围及部位，一般分为全身性和局限性两大类。

1. 病因

（1）全身性瘙痒症：常为许多全身性疾病的伴发或首发症状，如尿毒症、胆汁性肝硬化、甲状腺功能亢进或减退、糖尿病、恶性肿瘤及神经精神性瘙痒等。全身性瘙痒症的外因与环境因素（包括湿度、季节、工作环境中的生物或化学物质刺激）、外用药物、碱性强的肥皂以及患者皮肤的皮脂腺与汗腺分泌功能减退致皮肤干燥等有关。

（2）局限性瘙痒症：病因有时与全身性瘙痒相同，如糖尿病。肛门瘙痒症多与蛲虫病、痔核、肛瘘等有关。女阴瘙痒症多与白带、阴道滴虫病、阴道真菌病、淋病及宫颈癌有关。阴囊瘙痒症常与局部皮温高、多汗、摩擦、真菌感染有关。瘙痒的发生主要是由化学递质如组胺、P物质、激肽和蛋白酶等的释放所引起。

2. 临床表现

（1）急性瘙痒症：多见于成人，瘙痒常从一处开始，逐渐扩展到全身。常为阵发性，尤以夜间为重，严重者呈持续性瘙痒伴阵发性加剧，饮酒、咖啡、茶、情绪变化、辛辣饮食刺激、机械性搔抓、温暖被褥，甚至某种暗示都能促使瘙痒的发作和加重。常继发抓痕、血痂、色素沉着，甚至出现湿疹样变、苔藓样变、脓皮病以及淋巴管炎和淋巴结炎。①老年性瘙痒症：多发于老年人，常以躯干最痒，多因皮脂腺功能减退、皮肤干燥等因素所致，女性患者可能是绝经后综合征的一种表现；②冬季瘙痒症：多见于成年人，儿童也可发病。多发生于秋末和冬季气温急剧变化时，患者常在进入温暖的室内或睡前脱衣时，便开始瘙痒；③夏季瘙痒症：常以湿热为诱因而引起瘙痒，夏日汗液增多可使瘙痒加重。

（2）局限性瘙痒症：①肛门瘙痒症：多见于中年男性，患蛲虫病的儿童也可患病。瘙痒一般局限于肛门及其周围皮肤，有时可蔓延至会阴、女阴和阴囊。因经常搔抓肛门皮肤肥厚，亦可呈苔藓样变或湿疹样变等继发性损害；②阴囊瘙痒症：瘙痒主要局限于阴囊，有时也可累及阴茎、会阴和肛门。由于不断搔抓，引起苔藓样变、湿疹样变及继发感染等；③女阴瘙痒症：瘙痒常发生于大、小阴唇。因不断搔抓，阴唇部常有皮肤肥厚及浸渍，阴蒂及阴道黏膜可有红肿及糜烂。

3. 诊断及鉴别诊断

（1）诊断：根据初发时仅有瘙痒，而无原发性皮损即可确诊。为寻找病因，应详细询问病史，做全面的体格检查和必要的实验室检查。

（2）鉴别诊断：本病需与湿疹、虫咬皮炎、虱病、疥疮、异位性皮炎、神经性皮炎和结节性痒疹等病鉴别。

4. 治疗 寻找病因，加以避免是防治的关键。避免用搔抓、摩擦及热水烫洗等方法止痒。生活应规律，衣着松软，不要沐浴过勤。避免饮酒、喝浓茶及食用辣椒、胡椒及芥末等辛辣刺激食品。精神紧张及情绪不安的患者应注意休息，改变不良的生活环境。

5. 埋线治疗

（1）上肢病症选 C_3、C_5：2-0 号线，1.5cm，注线；下肢选 $L_{2\sim3}$，0 号线，2cm，注线。

（2）曲池、阳陵泉：0 号线，2cm，注线。

（3）经验穴：肺俞、膻中，1 号线，2cm，注线平刺。

（4）耳穴：耳尖、神门，4-0 号线，0.2cm，注线。

操作：局部麻醉消毒后，用 0 号肠线 2cm 穿入 9 号注线针端中，对曲池、阳陵泉、肺俞、膻中用 1 号肠线注线透法埋入肌层，颈部埋线选 2-0 号线直刺埋入，腰椎埋线选 0 号线直刺埋线，耳尖选 4-0 号线平刺埋线，针眼处贴上创可贴，保护针眼 24 小时，15 天埋线 1 次，3 次为 1 个疗程。

九、湿疹

湿疹是一种常见的由多种内外因素引起的表皮及真皮浅层的炎症性皮肤病。其特点为自觉剧烈瘙痒，皮损多形性，对称分布，有渗出倾向，慢性病程，易反复发作。

1. 临床表现 可发生于任何部位，常见于面部、耳后、四肢屈侧、乳房、手部、阴囊等处，对称分布。根据皮损特点可分为急性、亚急性和慢性湿疹。三者并无明显界限，可以相互转变。湿疹可发生在任何部位，常对称分布。急性期好发于头面、耳、手、足、前臂、小腿等暴露部位，严重时扩展至全身；慢性期好发于手、足、小腿、肘窝、股部、乳房、外阴。湿疹的病因很复杂，与遗传、免疫、环境、生理、药理均有关系，其表现形式绵延不断，此起彼落，自体散播，甚至可遍及全身，但湿疹并不传染，如果经久不愈，多数可自体扩展。

湿疹临床症状变化多端，根据发病过程中的皮损表现不同，分为急性、亚急性和慢性三种类型。①急性、亚急性湿疹：急性湿疹的损害多形性，初期为红斑，自觉灼热、瘙痒。继之在红斑上出现散在或密集的丘疹或小水疱，搔抓或摩擦之后，搔破而形成糜烂、渗液面。日久或治疗后急性炎症减轻、皮损干燥、结痂、出现鳞屑，而进入亚急性期；②慢性湿疹：是由急性、亚急性反复发作演变而来，或是开始时即呈现慢性炎症，常以局限于某一相同部位经久治疗不愈为特点，表现为皮肤逐渐增厚、皮纹加深、浸润、色素沉着等，主要症状是剧烈瘙痒。

湿疹虽有上述的共同临床表现，但不同部位的湿疹，其皮损形态也有一定差异。如外耳道湿疹易伴发真菌感染，乳房湿疹常见于哺乳期妇女，常有皲裂而伴疼痛。肛门、阴囊湿疹常因搔抓、热水皂洗而至急性肿胀或糜烂。小腿部湿疹常致溃烂，不易愈合等。除上述以外，在临床上还有部分表现寻常的特殊型湿疹，如继发于中耳炎、溃疡、瘘管及褥疮等细菌性化脓性皮肤病的传染性湿疹样皮炎、对自体内部皮肤组织所产生的物质过敏而引发的自体敏感性湿疹。婴儿湿疹好发于满月后婴幼儿期，常对称发生在手背、四肢伸侧及臀部，皮损形状似钱币的钱币状湿疹。

2. 诊断　主要根据病史及临床表现特点，诊断较容易。急性湿疹皮疹表现为多形性、对称分布，倾向渗出；慢性型皮损呈苔藓样变；亚急性损害介于上述两者之间。自觉瘙痒剧烈；容易复发。对特殊型湿疹应注意其独特临床症状，诊断也不困难。慢性湿疹需同神经性皮炎鉴别，神经性皮炎先有瘙痒后发皮疹，苔藓样变明显，皮损干燥、一般无渗出、无色素沉着，好发于颈项、骶部及四肢伸侧，可耐受多种药物及化学物质的刺激。

3. 治疗

（1）寻找病因，隔绝过敏源，避免接触，禁食酒类及易过敏、辛辣刺激性食物，避免过度疲劳和精神过度紧张，注意皮肤卫生，不用热水烫洗皮肤，不乱用刺激性较强的药物，积极治疗全身性疾病。

（2）全身治疗：西药以止痒抗过敏为主，可选用抗组胺类药物，钙剂。草本治疗以清热利湿、疏风清热、养血疏风润燥为主。

4. 埋线治疗

（1）C_3、C_5：2-0 号线，1.5cm，注线；下肢选 $L_{2\sim5}$：0 号线，2cm，注线。

（2）曲池、阳陵泉：1 号线，1.5cm，注线。

（3）湿热型：选水分、水道、足三里、血海等穴：0 号线，2cm，注线。

（4）夹杂型：选丰隆、三阴交、足三里、脾俞：0 号线，2cm，注线。

操作：局部麻醉消毒后，用 1 号肠线 1.5cm 穿入 11 号注线针端中，对曲池、阳陵泉穴注线直刺埋入，用 0 号肠线 2cm 穿入 9 号注线针中，对水分、水道、足三里、血海等穴注线直刺埋入肌层，颈部埋线选 2-0 号线直刺埋入，腰椎埋线选 0 号线直刺埋线，针眼处贴上创可贴，保护针眼 24 小时，15 天埋线 1 次，3 次为 1 个疗程。

第十节 五官科疾病

一、鼻窦炎

（一）疾病概况

一个或多个鼻窦发生炎症称为鼻窦炎，累及的鼻窦包括上颌窦、筛窦、额窦和蝶窦，这是一种在人群中发病率较高的疾病，影响患者生活质量。鼻窦炎可分为急性、慢性鼻窦炎两种。急性鼻窦炎多由上呼吸道感染引起，细菌与病毒感染可同时并发。慢性鼻窦炎较急性者多见，常为多个鼻窦同时受累。

（二）病因

鼻窦炎可分为急性、慢性鼻窦炎两种。急性鼻窦炎病程＜12周，主要表现为持续的较重的上呼吸道感染症状，包括鼻堵、脓涕、头痛等。慢性鼻窦炎的病程＞12周。

1. 急性鼻窦炎 多由上呼吸道感染引起，细菌与病毒感染可同时并发。常见细菌菌群是肺炎链球菌、溶血性链球菌和葡萄球菌等多种化脓性球菌，其次为流感嗜血杆菌和卡他莫拉菌属，后者常见于儿童。其他的致病菌还有链球菌类、厌氧菌和金黄色葡萄球菌等。由牙病引起者多属厌氧菌感染，脓液常带恶臭。真菌及过敏也有可能是致病因素。

急性鼻窦炎的感染常来自窦源性感染、鼻腔源性感染、邻近组织源性感染、血源性感染、创伤源性感染，全身因素和中毒因素。

2. 慢性鼻窦炎

（1）由急性鼻窦炎转变而来：多因对急性鼻窦炎治疗不当，或对其未予彻底治疗以致反复发作，迁延不愈，使之转为慢性。此为本病之首要病因。

（2）阻塞性病因：鼻腔内的阻塞性疾病，如鼻息肉、鼻甲肥大、鼻腔结石、鼻中隔偏曲、鼻腔肿瘤、鼻腔填塞等阻碍鼻腔鼻窦通气引流，是本病的重要病因。

（3）致病菌毒力强：某些毒力较强的致病菌，如患猩红热时的乙型溶血性链球菌，其所致的急性鼻窦炎，极易转为慢性。

（4）牙源性感染：因上列磨牙的牙根与上颌窦底部毗邻，若牙疾未获根治，易成为牙源性慢性上颌窦炎。

（5）外伤和异物：如外伤骨折、异物存留或血块感染等，导致慢性鼻窦炎。

（6）鼻窦解剖因素：由于各个鼻窦特殊的或异常的解剖构造，不利于通气引流，亦为不可忽略的自身因素。

（7）全身性因素：包括各种慢性疾病、营养不良、疲劳过度而导致的机体抵抗力低下。同时，还有各种变应性因素及支气管扩张所诱发的病因。

（三）临床表现

1. 急性鼻窦炎

（1）好发群体：所有人群均易发生，低龄、年老体弱者更多见。

（2）全身症状：常在急性鼻炎病程中患侧症状加重，继而出现畏寒发热、周身不适、精神不振、食欲缺乏等，以急性牙源性上颌窦炎的全身症状较剧。儿童发热较高，严重者可发生抽搐、呕吐和腹泻等全身症状。

（3）局部症状：①鼻阻塞：因鼻黏膜充血肿胀和分泌物积存，可出现患侧持续性鼻塞；②脓涕：患侧鼻内有较多的黏脓性或脓性分泌物擤出，初起时涕中可能带少许血液，牙源性上颌窦炎者脓涕有臭味；③局部疼痛和头痛：急性鼻窦炎除发炎导致鼻部疼痛外常伴有较剧烈的头痛，这是由于窦腔黏膜肿胀和分泌物潴留压迫或分泌物排空后负压引发，刺激三叉神经末梢而引起；④嗅觉下降。

2. 慢性鼻窦炎

（1）好发群体：所有人群均易发生，低龄、年老体弱者更多见。

（2）局部症状：①脓涕：鼻涕多为脓性或黏脓性，黄色或黄绿色，量多少不定，可倒流向咽部，单侧有臭味者，多见于牙源性上颌窦炎或真菌感染；②鼻塞：轻重不等，多因鼻黏膜充血肿胀和分泌物增多所致；③嗅觉障碍：鼻塞和炎症反应可导致嗅觉障碍；④头痛：慢性鼻窦炎一般无明显局部疼痛或头痛；⑤其他：由于脓涕流入咽部和长期用口呼吸，常伴有慢性咽炎症状，如痰多、异物感或咽干痛等。

（3）其他症状：眼部有压迫感，亦可引起视力障碍，但少见。头部沉重压迫感，或仅有钝痛或闷胀痛。

（4）全身症状：症状较轻缓或不明显，一般可有头昏、易倦、精神抑郁、萎靡不振、纳差、失眠、记忆力减退、注意力不集中、工作效率降低等症状。极少数病例若已成为病灶者，可有持续低热。

（四）鉴别诊断

1. 急性鼻窦炎　主要与引起头痛的其他疾病相鉴别，如偏头痛、颅内肿瘤；因有鼻塞，要与鼻腔鼻窦肿瘤相鉴别，如鼻腔内翻性乳头状瘤、鼻腔鳞癌等，病理诊断可以明确。

2. 慢性鼻窦炎　主要与引起头痛的其他疾病相鉴别，如偏头痛、颅内肿瘤；因有鼻塞，要与鼻腔鼻窦肿瘤相鉴别，如鼻腔内翻性乳头状瘤、鼻腔鳞癌等，病理诊断可以明确之。

（五）并发症

1. 急性鼻窦炎　该病影响患者的生活质量，可能会导致下呼吸道感染，严重者有可能引起眼眶、颅内并发症。

2. 慢性鼻窦炎　影响患者的生活质量，加重患者的呼吸道感染症状，严重者有引起颅、眼、肺并发症的可能，导致视力改变，甚至感染加重而死亡。

（六）埋线治疗

1.鼻旁沟穴，适用于各类鼻疾。该穴部位：该穴位从迎香穴起（向上鼻环穴、鼻穿穴到上迎香）至下泪囊内侧 0.5cm 的鼻旁沟内，以迎香穴为进针点（图 8-20）。

埋线鼻旁沟是治疗各种鼻疾的病根穴。

2.在迎香穴处局部消毒局部麻醉，常用盐酸利多卡因 1mL，首先打出皮丘，然后紧贴鼻旁沟向上至泪囊点内侧，注完麻药可见沟内明显隆起，休息 2 ～ 3 分钟，再消毒 1 次，选 2-0 号肠线 1cm 或 1.5cm，用注线平刺埋入鼻旁沟内。

3.埋线位置很重要，偏内偏外都影响疗效，针尖不可刺激泪囊，拔针后多出些血提高疗效，不出血的要挤出一些血，保护针眼 24 小时再洗脸。1 个月后再做第 2 次埋线，多数 2 次埋线显效。

4.配 $T_{1\sim2}$、肺俞透风门、风池等。

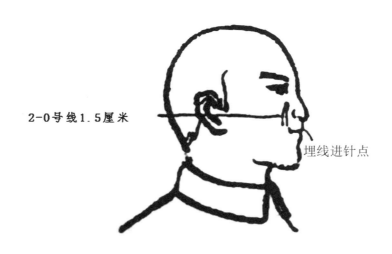

2-0号线1.5厘米

埋线进针点

◆ 图 8-20　鼻旁沟穴埋线的示意图

（七）典型病例

病例 1：王某，女，21 岁，白求恩医学院学生，2004 年 5 月来门诊治疗鼻窦炎，埋线 1 次后，症状明显好转。2004 年 10 月来复诊，用 0 号线 U 线法埋入鼻旁沟双侧，症状基本消除。

病例 2：徐某，男，24 岁，石家庄人，2004 年 9 月来门诊治疗，为过敏性鼻炎，流鼻涕、鼻塞，用 2/0 号线 U 线埋入鼻旁沟，症状好转。11 月又来复诊，用 2 号或 0 号线 U 线再次埋鼻旁沟双侧，症状基本消除。

二、过敏性鼻炎

（一）疾病概况

过敏性鼻炎即变应性鼻炎，是指特应性个体接触变应原后，主要由 IgE 介导的递质（主要是组胺）释放，并有多种免疫活性细胞和细胞因子等参与的鼻黏膜非感染性炎性疾病。其发生的必要条件有 3 个：特异性抗原即引起机体免疫反应的物质；特应性个体即所谓个体差异、过敏体质；特异性抗原与特应型个体两者相遇。过敏性鼻炎是一个全球性健康问题，可导致许多疾病和劳动力丧失。

（二）病因

过敏性鼻炎是一种由基因与环境互相作用而诱发的多因素疾病。过敏性鼻炎的危险因素可能存在于所有年龄段。

1. 遗传因素 过敏性鼻炎患者具有特应性体质，通常显示出家族聚集性，已有研究发现某些基因与过敏性鼻炎相关联。

2. 变应原暴露 变应原是诱导特异性 IgE 抗体并与之发生反应的抗原。它们多来源于动物、植物、昆虫、真菌或职业性物质。其成分是蛋白质或糖蛋白，极少数是多聚糖。变应原主要分为吸入性变应原和食物性变应原。吸入性变应原是过敏性鼻炎的主要原因。

（1）螨：在亚热带和热带地区最主要的螨为屋尘螨、粉尘螨等。屋尘螨变应原包含在其排泄物颗粒中，当沾染的织物被碰动后，这些颗粒便暴露于空气中并能够很快再次沉积下来。空气中的螨变应原浓度与过敏性鼻炎的发病有关。

（2）花粉：风媒花粉由于飘散量巨大且能远距离传输，因而可影响远离花粉源数百千米的人群。

（3）动物皮屑：动物的皮屑及分泌物携带致敏原。猫、狗变应原在室内尘土和家具装饰中广泛存在。

（4）真菌变应原：真菌向室内、外环境中释放变应原性孢子，湿热环境生长迅速。

（5）蟑螂变应原：变应原见于其粪便及甲壳中，颗粒较大，不在空气中播散。

（6）食物变应原：在过敏性鼻炎不伴有其他系统症状时，食物超敏反应少见。另外，在患者多个器官受累的情况下，食物超敏反应常见。对婴儿来说，多数是由牛奶和大豆引起的；对成人来说常见食物变应原包括花生、坚果、鱼、鸡蛋、牛奶、大豆、苹果、梨等。

（三）临床表现

过敏性鼻炎的典型症状主要是阵发性喷嚏、清水样鼻涕、鼻塞和鼻痒。部分伴有嗅觉减退。

1. 打喷嚏 每天数次阵发性发作，每次多于 3 个，多在晨起或者夜晚或接触过敏原后立刻发作。

2. 流鼻涕 大量清水样鼻涕，有时可不自觉从鼻孔滴下。

3. 鼻塞 间歇或持续，单侧或双侧，轻重程度不一。

4. 鼻痒 大多数患者鼻内发痒，花粉症患者可伴眼痒、耳痒和咽痒。

（四）埋线治疗

1. 选鼻旁沟穴：2-0 号线，1～1.5cm，注线平刺。

2. T_1 或 T_2：1 号线，2cm，注线平刺

3. C_4：2-0 号线，1cm，埋线直刺；肺俞穴：1 号线，2cm，注线平刺。

4.气虚弱加足三里；肺脾气虚加脾俞，肺肾两虚加肾俞。0号线，1.5cm，注线。

操作：①在迎香穴处局部消毒局部麻醉，用盐酸利多卡因1mL，首先打出皮丘，然后紧贴鼻旁沟向上至泪囊点内侧，注完麻醉药可见沟内明显隆起，休息2～3分钟，再消毒1次，选2-0号肠线1cm或1.5cm，用注线平刺埋入鼻旁沟内；②选T_2，用1号肠线2cm，穿11号注线针中前端，注线平刺埋入；C_4，选2-0号肠线1cm，穿入9号针中前端，注线直刺埋入颈部肌肉层。肺俞穴、脾俞穴，埋线选0号肠线2cm透刺埋入，肾俞、足三里埋线直刺埋线，保护针眼24小时不洗脸，1个月埋线1次，2～3次有较好疗效。

（五）典型病例

1.王某，女，43岁，患过敏性鼻炎多年，天气转凉，流清涕，打喷嚏。埋线治疗：鼻旁沟、C_4、T_1，埋线3次，症状基本好转，两年后回访无复发。

2.李某，男，38岁，每天数次阵发性发喷嚏，多在晨起或者夜晚或接触过敏原后立刻发作。大量清水样鼻涕，有时可不自觉从鼻孔滴下。有间歇或持续鼻塞现象，单侧或双侧，轻重程度不一。有鼻痒伴眼痒、耳痒和咽痒。选穴：鼻旁沟、C_4、T_1、足三里穴；埋线4次，症状明显好转。

三、慢性咽炎

1.疾病概况 慢性咽炎为咽黏膜、黏膜下及淋巴组织的慢性炎症。弥漫性咽部炎症常为上呼吸道慢性炎症的一部分；局限性咽部炎症则多为咽淋巴组织炎症。本病在临床中常见，病程长，症状容易反复发作。

2.病因 急性咽炎的反复发作是导致慢性咽炎的主要原因。

（1）咽部邻近的上呼吸道病变：如鼻腔、鼻窦、鼻咽部的慢性炎症，可因炎性分泌物经后鼻孔倒流至咽部刺激咽部黏膜；慢性鼻炎、鼻中隔偏曲、慢性鼻窦炎、腺样体肥大、鼾症或鼻腔鼻窦及鼻咽部占位性病变等疾病由于影响鼻腔通气，造成长期张口呼吸，引起咽部黏膜长期过度干燥而导致慢性咽炎；慢性扁桃体炎的慢性炎症可直接蔓延至咽后壁，引起慢性咽炎；口腔炎症如果不能得到及时控制，随着炎症扩散也可导致慢性咽炎。

（2）气候及地域环境变化：温度、湿度的变化、空气质量差、烟酒刺激、辛辣刺激性食物、粉尘、有害气体及放射性照射也是导致慢性咽炎的原因。

（3）职业因素：长期大量用声者如教师、歌唱者及易感体质因素亦可引起本病。

（4）自身因素：如贫血、消化不良、胃食管反流、心脏病（因血液循环障碍影响咽部静脉回流造成咽部局部瘀血）、慢性支气管炎、支气管哮喘、风湿病、肝病、肾病等，也可引发慢性咽炎。内分泌紊乱，自主神经失调，臭鼻杆菌及类白喉杆菌的感染，维生素缺乏及免疫功能紊乱等均与萎缩性及干燥性咽炎相关。

（5）过敏因素：吸入性过敏原（包括季节性与常年性过敏原），药物、工作环境中的化学刺激物及食物过敏原都可以引起变应性咽炎。

3.分类 从病理学上，慢性咽炎可分为以下5类。

（1）单纯性咽炎：此种类型较常见，表现为咽部黏膜慢性充血。病变主要集中在咽部黏膜层，其血管周围有较多淋巴组织浸润，也可见白细胞及浆细胞浸润。黏膜及黏膜下结缔组织增生，可伴有黏液腺肥大，腺体分泌功能亢进，黏液分泌增多且较黏稠。

（2）肥厚性咽炎：又称慢性颗粒性咽炎及咽侧炎，慢性单纯性咽炎迁延不愈可形成慢性肥厚性咽炎，此种类型在临床中也很常见。

（3）萎缩性及干燥性咽炎：临床中较少见。发病初期黏液腺分泌减少，分泌物稠厚而干燥。继因黏膜下层慢性炎症，逐渐发生机化及收缩，压迫腺体与血管，使腺体分泌减少和营养障碍，致使黏膜及黏膜下层逐渐萎缩变薄。咽后壁上可有干痂或脓痂附着，通常伴有臭味。

（4）慢性过敏性咽炎：又称慢性变应性咽炎。慢性过敏性咽炎多伴发于全身过敏性疾病或过敏性鼻炎，亦可单独发病。季节性慢性过敏性咽炎，其症状可有季节性变化。如对食物过敏，可在进食致敏性食物后出现慢性咽炎的相关症状。

（5）慢性反流性咽炎：与胃食管反流相关。胃液由于胃食管反流直接损伤咽部黏膜或通过神经反射引起咽部黏膜及黏膜下的慢性炎症。

4. 临床表现　慢性咽炎多见于成年人，儿童也可出现。全身症状均不明显，以局部症状为主。各型慢性咽炎症状大致相似且多种多样，如咽部不适感、异物感、咽部分泌物不易咯出、咽部痒感、烧灼感、干燥感或刺激感，还可有微痛感。由于咽后壁通常因咽部慢性炎症造成较黏稠分泌物黏附，以及由于鼻、鼻窦、鼻咽部病变造成夜间张口呼吸，常在晨起时出现刺激性咳嗽及恶心。由于咽部异物感可表现为频繁吞咽。咽部分泌物少且不易咳出者常表现为习惯性的干咳及清嗓子咳痰动作，若用力咳嗽或清嗓子可引起咽部黏膜出血，造成分泌物中带血。

（1）单纯性咽炎：检查可见咽黏膜慢性充血，小血管曲张，呈暗红色，表面有少量黏稠分泌物。

（2）肥厚性咽炎：咽部检查可见咽后壁多个颗粒状滤泡隆起，呈慢性充血状，有时融合为一体，在淋巴颗粒隆起的顶部可形成囊状白点，破溃时可见黄白色渗出物，咽侧索淋巴组织可增厚呈条索状。

（3）慢性萎缩性咽炎或慢性干燥性咽炎：咽部附有干痂，伴有口臭。检查见咽黏膜干燥、菲薄，重者呈鳞状、发亮。可覆盖脓性干痂，病变延续到咽鼓管可引起耳鸣、听力减退。蔓延到喉部，可引起声音嘶哑。

（4）反流性咽喉炎：咽部专科查体同慢性单纯性及肥厚性咽炎，咽喉反流可能伴有声带小结、声带息肉而出现声嘶。

上述症状常在用嗓过度、气候突变、环境温度及湿度变化时加重，尤其以萎缩性及干燥性咽炎为著。

5. 埋线治疗

（1）C_4，2-0 号线，1.5cm，注线。

（2）$T_{1\sim2}$，0 号线，2cm，注线平刺。

（3）选天突穴，0 号线，2cm，注线平刺。

（4）选气海、肾俞穴，0号线，1.5cm，注线。

（5）选丰隆穴，0号线，2cm，注线。

埋线操作：局部消毒后，用0号线穿入9号针中前端，对$T_{1～2}$进行平刺埋线，用2-0号线对C_4进行直刺埋线，对天突穴进行平刺埋线，对气海、肾俞、丰隆直刺埋线。保护针眼24小时，贴好创可贴，1个月埋线1次。

四、青光眼

（一）疾病概况

青光眼是指眼内压间断或持续升高的一种眼病，持续的高眼压可以给眼球各部分组织和视功能带来损害，如不及时治疗，视野可以全部丧失而至失明。青光眼是导致人类失明的三大致盲眼病之一，总人群发病率为1%，45岁以后为2%。

（二）病因

青光眼由于眼压增高而引起视盘（曾称视乳头）凹陷、视野缺损，最终可以导致失明的严重眼病。正常人的眼压为10～21mmHg（Schitz眼压计），超过24mmHg为病理现象。眼压增高可以导致视功能损害，视盘出现大而深的凹陷，视野可见青光眼性典型改变。眼压增高持续时间愈久，视功能损害愈严重。青光眼眼压增高的原因是房水循环的动态平衡受到了破坏。少数由于房水分泌过多，但多数还是房水流出发生了障碍，如前房角狭窄甚至关闭、小梁硬化等。

（三）临床表现

青光眼的种类主要有4种：先天性青光眼、原发性青光眼、继发性青光眼、混合型青光眼。各种类型的青光眼的临床表现及特点各不相同，应做到早发现、早治疗。

1. 先天性青光眼 根据发病年龄又可为婴幼儿性青光眼及青少年性青光眼，30岁以下的青光眼均属此类范畴。先天性青光眼形成的原因是胚胎发育过程中眼前房角发育异常，致使房水排出受阻，引起眼压升高。

（1）婴幼儿性青光眼：一般将0～3岁青光眼患儿归为此类，此型是先天性青光眼中最常见者，母体内即患病，出生后立即或缓慢表现出症状。一般是双眼性病变，但却不一定同时起病，部分患儿单眼发病。临床表现为出生后眼球明显突出，颇似牛的眼睛，故称"牛眼"，可有怕光、流泪、喜揉眼、眼睑痉挛、角膜混浊不清、易激动哭闹、饮食差或呕吐、汗多等全身症状。此型的预后关键在于及时正确的诊断，因小儿眼球壁正处于发育阶段，早发现、早治疗有利于患儿的预后。

（2）青少年性青光眼：发病年龄3～30岁，此型临床表现与开角型青光眼相似，发病隐蔽，危害性极大。近年来，此型多发生于近视眼患者，且有发病率不断上升的趋势，90%以上的患者并不表现为典型青光眼症状。

2. 原发性青光眼 根据前房前角的形态及发病缓急，又分为急、慢性闭角型青光眼，开角型青光眼等。

（1）急性闭角型青光眼：急性闭角型青光眼的发生，是由于眼内房角突然狭窄或关闭，房水不能及时排出，引起房水涨满，眼压急剧升高而造成的。多发于中老年人，40岁以上占90%，女性发病率较高，男女比例为1：4，来势凶猛，症状轻剧，发病时前房角狭窄或完全关闭，表现突然发作的剧烈眼胀、头痛、视力锐减、眼球坚硬如石、结膜充血、恶心、呕吐、大便秘结、血压升高，如得不到及时诊治，24～48小时即可完全失明，无光感，此时称"暴发型青光眼"。但临床上有部分患者对疼痛忍受性较强，仅表现为眼眶及眼部不适，甚则眼部无任何症状，而转移至前额、耳部、上颌窦、牙齿等疼痛，急性闭角型青光眼实则是因慢性闭角型青光眼反复迁延而来。

（2）慢性闭角型青光眼：发病年龄30岁以上。此型发作一般都有明显的诱因，如情绪激动、视疲劳、用眼及用脑过度、长期失眠、习惯性便秘、妇女在经期，或局部、全身用药不当等均可诱发，表现为眼部干涩、疲劳不适、胀痛、视物模糊或视力下降、虹视、头昏痛、失眠、血压升高，休息后可缓解。有的患者无任何症状即可失明，检查时眼压可正常或波动，或不太高，20～30mmHg，眼底早期可正常，此型最易被误诊。如此反复发作，前房角一旦粘连关闭，即可形成暴发型青光眼。

早期症状有4种：①经常感觉眼睛疲劳不适；②眼睛常常酸胀，休息之后就会有所缓解；③视物模糊、近视眼或老花眼突然加深；④眼睛经常感觉干涩。

（3）原发性开角型青光眼：多发生于40岁以上的人，25%的患者有家族史，绝大多数患者无明显症状，有的直至失明也无不适感，发作时前房角开放。

3. 继发性青光眼　由眼部及全身疾病引起的青光眼均属此类，病因颇复杂，种类繁多，现仅简述最常见的几种继发性青光眼。

（1）屈光不正（即近视、远视）继发青光眼：由于屈光系统调节失常，睫状肌功能紊乱，房水分泌失衡，加之虹膜根部压迫前房角，房水排出受阻，所以引起眼压升高，此类患者的临床特点是自觉视疲劳症状或无明显不适，戴眼镜无法矫正视力，易误诊。

（2）角膜、结膜、葡萄膜炎等继发青光眼：眼内炎症引起房水混浊，睫状肌、虹膜、角膜水肿，房角变浅或瞳孔粘连，小梁网阻塞，房水无法正常排出引起眼压升高。

（3）白内障继发青光眼：晶体混浊在发展过程中水肿膨大，或易位导致前房相对狭窄，房水排出受阻，引起眼压升高，一旦接受白内障手术，术后很快视神经萎缩而失明。

（4）外伤性青光眼：房角撕裂，虹膜根部断离，或前房积血，玻璃体积血，视网膜震荡，使房水分泌，排出途径受阻，继发青光眼视神经萎缩。

（5）混合型青光眼：两种以上原发性青光眼同时存在，临床症状同各型合并型。

（四）埋线治疗

1. 选"头颈穴"即 $C_{2\sim3}$：2-0号线，1.5cm，注线。

2. 选 $T_{1\sim2}$：0号线，2cm，注线平刺。

3. 配肝俞穴：0号线，2cm，注线透刺埋入。

4. 配睛明、目窗、太阳穴：2-0号线，1cm，注线。

5. 配风池穴：0号线，1.5cm，注线。

6. 配足三里穴：0号线，2cm，注线。

埋线操作：局部消毒后，用0号线穿入9号针中前端，对 $T_{1\sim2}$ 进行平刺埋线，对肝俞穴进行透刺埋线，用2-0号线穿入8号针中，用2-0号线对 $C_{2\sim3}$ 进行直刺埋线，对睛明、目窗、太阳穴平刺埋线。足三里穴用0号线直刺埋线，保护针眼24小时，贴好创可贴，1个月埋线1次。

五、近视

（一）疾病概况

在调节放松的状态下，平行光线经眼球屈光系统后聚焦在视网膜之前，称为近视。近视眼也称短视眼，因为这种眼只能看近不能看远。这种眼在休息时，从无限远处来的平行光经过眼的屈光系折光之后，在视网膜之前集合成焦点，在视网膜上则结成不清楚的像，远视力明显降低，但近视力尚正常。

（二）病因

1. 遗传因素　近视眼已被公认有一定的遗传倾向，对高度近视更是如此。但对一般近视，这一倾向就不很明显。有遗传因素者，患病年龄较早，度数多在600°以上，但也有高度近视眼者，无家族史。高度近视眼属常染色体隐性遗传，一般近视眼属多因子遗传病。

2. 发育因素　婴儿因眼球较小，故均系远视，但随着年龄的增长，眼轴也逐渐加长，至6岁后方发育正常。如发育过度，则形成近视，此种近视称为单纯性近视，多在学龄期开始，一般都低于600°。至20岁左右即停止发展。如幼年时进展很快，至15～20岁时进展更迅速，之后即减慢，这类近视常高于600°，可到2000°～2500°或3000°。这种近视称为高度近视或进行性近视或病理性近视。此种近视到晚年可发生退行性病变，因此视力可逐渐减退，配镜不能矫正视力。但有极少数为先天性的，在出生时就有近视眼。

3. 环境因素　从事文字工作或其他近距离工作的人，近视眼比较多，青少年学生中近视眼也比较多，而且从小学五六年级开始，其患病率明显上升。这种现象说明近视眼的发生和发展与近距离工作的关系非常密切。尤其是青少年的眼球，正处于生长发育阶段，调节能力很强，球壁的伸展性也比较大，阅读等近距离工作时的调节和集合作用，使内直肌对眼球施加一定的压力，眼内压也相应升高，随着作业的不断增加，调节和集合的频度和时间也逐渐增加，睫状肌和眼外肌经常处于高度紧张状态，调节作用的过度发挥可以造成睫状肌痉挛，从而引起一时性的视力减退。但经休息或使用睫状肌糜烂剂后，视力可能改善或完全恢复。因此，有人称这种近视为功能性近视或假性近视。

（三）临床表现

1. 视力　近视眼最突出的症状是远视力降低，但近视力可正常。虽然，近视的度数愈高远视力愈差，但没有严格的比例。一般说，300°以上的近视眼，远视力不会超过0.1；200°者在0.2～0.3；100°者可达0.5，有时可能更好些。

2. 视力疲劳　特别在低度者常见，但不如远视眼者明显。系由于调节与集合的不协调所致。高度近视由于注视目标距眼过近，集合作用不能与之配合，故多采用单眼注视，反而不会引起视力疲劳。

3. 眼位　由于近视眼视近时不需要调节，所以集合功能相对减弱，待到肌力平衡不能维持时，双眼视觉功能就会被破坏，只靠一眼视物，另一只眼偏向外侧，成为暂时性交替性斜视。若偏斜眼的视功能极差，且发生偏斜较早，可使偏斜眼丧失固视能力，成为单眼外斜视。

4. 眼球　高度近视眼，多属于轴性近视，眼球前后轴伸长，其伸长几乎限于后极部。故常表现眼球较突出，前房较深，瞳孔大而反射较迟钝。由于不存在调节的刺激，睫状肌尤其是环状部分变为萎缩状态，处于极高度近视眼时可使晶体完全不能支持虹膜，因而发生轻度虹膜震颤。

5. 眼底　低度近视眼眼底变化不明显，高度近视眼，因眼轴的过度伸长，可引起眼底的退行性改变。

（1）豹纹状眼底：视网膜的血管离开视盘后即变细变直，同时由于脉络膜毛细血管伸长，可影响视网膜色素上皮层的营养，以致浅层色素消失，而使脉络膜血管外露，形成似豹纹状的眼底。

（2）近视弧形斑视盘周围的脉络膜：在巩膜伸张力量的牵引下，从乳头颞侧脱开，使其后面的巩膜暴露，形成白色的弧形斑。如眼球后极部继续扩展延伸，则脉络膜的脱开逐步由乳头颞侧伸展至视盘四周，终于形成环状斑，此斑内可见不规则的色素和硬化的脉络膜血管。

（3）黄斑部：可发生形成不规则的、单独或融合的白色萎缩斑，有时可见出血。此外，在黄斑部附近偶见有变性病灶，表现为一个黑色环状区，较视盘略小，边界清楚，边缘可看到小的圆形出血，称为 Foster-Fuchs 斑。

（4）巩膜后葡萄肿：眼球后部的伸张，若局限于一小部分时，从切片中可以看到一个尖锐的突起，称为巩膜后葡萄肿。这种萎缩性病灶如发生在黄斑处，可合并中心视力的障碍。

（5）锯齿缘部囊样变性：视网膜的边缘便是锯齿缘。是由多层的视网膜与单层睫状体非色素上皮交汇而形成的，表明在平坦部与视网膜之间连接处有网膜残缺现象及囊性病变。

（四）辅助检查

眼部检查包括裸眼视力、矫正视力、眼压测定等，并用电脑验光，散瞳检影，还采用角膜地图仪、角膜测厚仪、裂隙灯等检查角膜、屈光间质、眼底、角膜厚度和曲率半径等。

（五）诊断

通过散瞳、验光可明确诊断近视。

（六）埋线治疗

1. 选 $T_{1\sim2}$，0 号线，2cm，埋线平刺。

2. 配太阳穴，鱼腰穴，2-0 号线，1cm，注线平刺埋入。

3. 配睛明穴，球后穴，4–0 号线，0.3cm，注线平刺。

埋线操作：局部消毒后，用 0 号线穿入 9 号针中前端，对 $T_{1\sim2}$，进行平刺埋线，用 2–0 号线对太阳穴，鱼腰进行透刺埋线，用 4–0 号线 0.3cm 穿入 7 号针中对睛明、球后穴平刺埋线。保护针眼 24 小时，贴好创可贴，1 个月埋线 1 次。

六、慢性扁桃体炎

1. 疾病概况 慢性扁桃体炎多由急性扁桃体炎反复发作转为慢性。患急性传染病（如猩红热、麻疹、流感、白喉等）后可引起慢性扁桃体炎，鼻腔有鼻窦感染也可伴发本病。病原菌以链球菌及葡萄球菌等最常见。临床表现为咽部不适、异物感、发干、发痒、刺激性咳嗽、口臭等症状。

2. 病因 由细菌及分泌物积存于扁桃体窝所致。自身超敏反应也可能是病因。

3. 临床表现

（1）反复发作咽痛：每遇感冒、受凉、劳累、睡眠欠佳或烟酒刺激后咽痛发作，并有咽部不适及堵塞感。

（2）口臭：由于扁桃体内细菌的繁殖生长及残留于扁桃体内的脓性栓塞物，常可致口臭。

（3）扁桃体肿大：多见于儿童，肥大的扁桃体可使吞咽困难，说话含糊不清，呼吸不畅或睡眠时打鼾。

（4）全身表现：扁桃体内的细菌，脓栓常随吞咽进入消化道，从而引起消化不良。如细菌毒素进入体内，可有头痛、四肢乏力、容易疲劳或低热等表现。

4. 辅助检查 检查可见扁桃体慢性充血，扁桃体表面不平，瘢痕，与周围组织有粘连，有时可见隐窝口封闭，呈黄白色小点，其上盖有菲薄黏膜或粘连物。隐窝开口处可有脓性分泌物或干酪样分泌物，挤压时分泌物外溢。舌腭弓及咽腭弓充血。下颌淋巴结肿大。另外，扁桃体激发试验、血清抗链球菌溶血素"O"、抗链激酶和抗透明质酸酶滴度的动态观察等，对诊断有一定的参考意义。

5. 诊断 应根据病史、局部与全身检查等资料，全面分析，相互参证。

6. 鉴别诊断

（1）扁桃体角化症：为扁桃体隐窝口上皮细胞过度角化，形如黄白色角状或尖形砂粒样角化物，触之坚硬，根基牢固，不能拭掉，可无明显自觉症状，或感觉咽部不适或异物感，可同时发生于咽后壁、咽侧束和舌根等处。病程较长，多发生于 30 岁以前的青年。病因尚不明确，一般不需特殊治疗。

（2）扁桃体肿瘤：一侧扁桃体迅速增大或扁桃体肿大而有溃疡，均应考虑肿瘤的可能性。如扁桃体肉瘤，早期可局限于扁桃体黏膜下，表面光滑，主要症状为一侧扁桃体迅速增大，常有颈淋巴结转移，以青年人较多见，活检可确诊。

（3）扁桃体症状性肥大：系某些全身性疾病的局部表现，如患白血病时，扁桃体可呈对称性肿大。有时咽部症状可为其首发症状。根据周围血象及骨髓象进行诊断。

7. 并发症 慢性扁桃体炎，不仅由于炎症蔓延可引起邻近器官的感染，如中耳炎，鼻窦炎，喉、气管、支气管炎等，更重要的是为人体常见的感染病灶之一，与急性肾炎、风湿性关节炎、风湿热、心脏病、长期低热等疾病关系密切。

8. 埋线治疗

（1）选 C_4，0 号线，1.5cm，注线。

（2）配扁桃体穴（位于颈部下颌角直下 5 分处），2-0 号线，1.5cm，注线平刺。

（3）配曲池穴，0 号线，2cm，注线。

（4）配合谷穴，内关穴，2-0 号线，1cm，注线。

埋线操作：局部消毒后，用 0 号线穿入 9 号针中前端，对 C_4 进行斜刺埋线，用 2-0 号线穿入 8 号注线针中，对合谷穴、内关穴进行直刺埋线，用 2-0 号线 1.5cm 穿入 9 号针中对扁桃体穴平刺埋线，用 0 号线 2cm 对曲池穴进行直刺埋线。保护针眼 24 小时，贴好创可贴，1 个月埋线 1 次。

七、耳聋、耳鸣

1. 疾病概况 耳鸣是指患者自觉耳内鸣响，如闻蝉声，或如潮声。耳聋是指不同程度的听觉减退，甚至消失。耳鸣可伴有耳聋，耳聋亦可由耳鸣发展而来。两者临床表现和伴发症状虽有不同，但在病因病机上却有许多相似之处，均与肾有密切的关系。

耳鸣耳聋可作为临床常见症状，常见于各科的多种疾病过程中，也可单独成为一种耳科疾病。西医的耳科病变（如中耳炎、鼓膜穿孔）、多种急性热性传染病（如猩红热、流行性感冒）、颅内病变（如脑肿瘤、听神经瘤）、药物中毒以及高血压、梅尼埃病、贫血、神经衰弱等疾病，均可出现耳鸣耳聋。

3. 辨证分型

（1）风邪外袭：症见卒然耳鸣、耳聋，头痛恶风或有发热，骨节酸痛，或耳内作痒。治宜祛风解表。

（2）肝胆火盛：症见卒然耳鸣、耳聋，头痛面赤，口苦咽干，心烦易怒，或夜寐不安，大便秘结。治宜清肝泻热。

（3）痰火郁结：症见两耳蝉鸣，有时闭塞如聋，胸闷，痰多。治宜化痰清火，和胃降浊。

（4）瘀阻宗脉：症见耳鸣、耳聋如塞，面色黧黑，耳流陈血。治宜通窍活血。

（5）中气不足：症见耳鸣，或如蝉噪，或如钟鼓，或如水激，久则耳聋，面色黄白，倦怠乏力，神疲纳少，大便易溏。治宜益气健脾，升提中气。

（6）阴血亏损：症见耳鸣嘈嘈，甚则耳聋，面色无华，唇甲苍白。治宜补益气血。

（7）肝肾亏损：症见耳鸣、耳聋，兼有头晕目眩，腰酸遗精；或兼有肢软腰冷，阳痿早泄。治宜补益肝肾。

4. 疾病分型

（1）耳鸣分类：由于耳鸣不是一个独立的疾病，造成耳鸣的病因很复杂，医学界尚在讨论中，因此耳鸣的分类很难统一。常用的分类方法有：①根据病变部位分类：外耳、中耳、内耳、听神经、脑干或中枢听觉通路、全身系统性疾病、局部血管或肌肉，即血管性耳鸣与肌源性耳鸣；②按病因分类：机械性、中毒性、感染性、超敏反应；③根据响度分类：可分为七个等级：0级：无耳鸣。1级：耳鸣响度轻微，若有若无。2级：耳鸣响度轻微，但肯定听得到。3级：中等响度。4级：耳鸣较响。5级：耳鸣很响，有吵闹感。6级：耳鸣极响，相当于患者体验过的最响噪声，如飞机起飞时的噪声；④按音调分类：低调：如刮风、火车或机器运转的轰鸣声；中调、高调：如蝉鸣、吹哨或汽笛声；无法识别的音调。

（2）耳聋的分类方式：耳聋的分类方式有很多种，按病变部位及性质可分为三类：①传导性耳聋：外耳、中耳传音机构发生病变，音波传入内耳发生障碍，例如，盯聍栓塞、中耳炎等所致的耳聋；②感音神经性耳聋：指耳蜗螺旋器病变不能将音波变为神经兴奋或神经及其中枢途径发生障碍不能将神经兴奋传入；或大脑皮质中枢病变不能分辨语言，统称感音神经性耳聋。如梅尼埃病、耳药物中毒、迷路、噪声损伤、听神经瘤等；③混合性耳聋：传音和感音结构同时有病变存在。如长期慢性化脓性中耳炎、耳硬化症晚期、爆震性耳聋等。

5. 埋线治疗

（1）选 C_2，0 号线，1cm，注线；选胸椎 $_{10}$，0 号线，2cm，注线平刺。

（2）经验穴：风池穴透完骨穴，2-0 号线，2cm，透线法；选听宫、听会、翳风，2-0 号线，1cm，注线。

（3）风邪外袭加风池穴；肝胆火盛加太冲、肝俞、阳陵泉穴；痰火郁结加脾俞、曲池、足三里；中气不足加肺俞、命门；肝肾亏虚加肾俞、肝俞、三阴交等穴。0 号线，1.5cm，注线。

操作：局部消毒后，用 0 号线 1cm 穿入 9 号针中前端，对 C_2 进行斜刺埋线，对 T_{10} 进行平刺注线，用 2-0 号线穿入 8 号注线针中，对太冲、三阴交等穴进行直刺埋线，对风池透刺完骨穴，对听宫、听会、翳风等穴进行平刺埋线，用 0 号线 1.5cm 穿入 9 号针中对肾俞穴斜刺埋线，用 2cm 肠线对曲池、足三里等进行直刺埋线。对肝俞、命门进行透刺埋线，保护针眼 24 小时，贴好创可贴，1 个月埋线 1 次。

第十一节　儿科疾病

一、小儿遗尿症

1. 疾病概况　小儿遗尿症是指 5 岁以上的小儿不能自主控制排尿，经常睡中小便自遗，醒后方觉的一种病证。临床可分为原发性遗尿和继发性遗尿两种，前者是指持续的或持久的遗尿，其间控制排尿的时期从未超过一年；后者是指小儿控制排尿至少 1 年，但继后又出现遗尿。

小儿遗尿症大多数属于功能性的，其症状与白天疲劳程度、家庭环境、对新环境的适应性等因素有关。合理安排小儿饮水和训练小儿排尿对遗尿症患儿来说十分重要。

2. 病因

（1）免疫系统：易感冒发热，易患各种传染病，直接危害机体。

（2）皮肤关节：皮肤干燥、过敏、皮肤病、盗汗（夜间睡中出汗）、自汗（白天不自主出汗）、手脚易出汗、腰疼、腿软无力，甚或两腿的长短粗细有差异。

（3）心理方面：羞愧、自卑、内疚、胆怯或胆小、恐惧、焦虑，久而久之，引起人格变态，表现为性格内向、孤僻、不合群、神经质或有暴力倾向等。

（4）发育状况：隐睾、隐裂、疝气、包茎、小阴茎、小子宫、囟门愈合晚、走路晚、说话晚、身高体重差，严重危及生长发育。若错过治疗时机，将遗恨终身，还将累及后代。日本厚生省儿童治疗中心 5 年间观察了 1270 例尿床儿童，发现其身高比正常儿童低 $2 \sim 5cm$。

（5）生殖功能：少精、早泄、阳痿、不育等；月经不调、闭经、排卵障碍、围绝经期提前、不孕等，直接影响生育及性功能。

3. 辅助检查　小儿神经性尿频，指非感染性尿频、尿急，是儿科一独立性疾病特点。尿频，每 $3 \sim 19$ 分钟一次，多数患儿每小时 $4 \sim 6$ 次。尿急，小便不能忍耐片刻。年龄一般在 $2 \sim 11$ 岁，病程一般在 20 天至 2 年。

体格检查和尿液常规化验、尿培养均无异常发现，晚上睡觉后尿频、尿急症状消失。小便次数基本正常。由于尿频、尿急，患儿十分苦恼，较大患儿整天为小便而奔跑，较小患儿经常尿湿裤子。尿频及穿湿裤子还可继发尿路感染或阴部湿疹。关于小儿神经性尿频的发病机制尚不清楚，部分学者认为本病可能是一种神经功能性疾病，由于功能失调导致代谢障碍，产生血酸症和尿酸症，长期刺激膀胱三角肌引起尿频尿急的临床症状，化验检查尿常规正常而 pH 偏酸，充分说明尿液是酸性。此病的治疗原则，首先纠正血酸及尿酸症，同时纠正中枢神经的失调，用扩胱缩泉片治疗，使中枢神经系统兴奋性提高，使膀胱逼尿肌松弛，括约肌收缩，从而达到减少排尿次数增加膀胱尿液蓄积作用，故治疗小儿神经性尿频有明显的效果。小儿神经性尿频对患儿食欲影响不大，常被忽视，多半是父母无意中发现，一旦发现到基层医疗单位就诊时，常被误诊为泌尿系感染，而误用抗菌治疗无效。

4.诊断 诊断标准如下。

（1）睡眠较深，不易唤醒，每夜或隔几天发生尿床，甚则一夜尿床数次。

（2）发病年龄在 5 岁以上。

（3）小便常规及尿培养多无异常发现。

（4）X 线摄片检查，部分患儿可发现有隐性脊柱裂，泌尿系 X 线造影可见其结构异常。

5.埋线治疗

（1）选 T_{10}、T_{12}，（1、2、3 号穴）2-0 号线，2cm，注线平刺。

（2）选 $S_{2\sim3}$，（2 号穴）2-0 号线，1.5cm，注线平刺。

（3）配穴关元、膀胱俞、中极，用 2-0 号线，1.5cm，注线。

（4）选三阴交，3-0 号线，1cm，注线。

埋线操作：局部消毒后，用 2-0 号线穿入 9 号针中前端，对 T_{10}、T_{12}、$S_{2\sim3}$ 进行平刺埋线，用 3-0 号线穿入 8 号注线针中，对三阴交进行直刺埋线，用 2-0 号线 1.5cm 穿入 9 号针中对关元穴、膀胱俞、中极直刺埋线，保护针眼 24 小时，贴好创可贴，1 个月埋线 1 次。

注：小儿埋线对疼痛较敏感，建议使用靓紫丝线（PPO）或高分子线较好。

二、小儿消化功能紊乱

消化功能紊乱症是婴幼儿常见的病症，相当于中医的纳呆、呕吐、腹痛、积滞、疳积等病的范畴。

1.病因 消化功能紊乱症虽在临床的主症中表现不一，但病变部位都是在消化道。常见的病因有以下几种。

（1）胃肠道疾病：胃、肠的痉挛、炎症、溃疡、梗阻；急性的或慢性的肝炎；消化道的超敏反应，以及药物过敏、中毒等症状。

（2）全身性疾病：如心脏病、高血压、尿毒症、结核病、胶原病、代谢障碍以及中枢神经系统的炎症、超敏反应病变等症状。

（3）精神因素或调养不当：由于有些儿童长年精神压抑，或溺爱过度、性情娇纵，或体质瘦弱、调养失当所导致的病症。

根据中医理论分析，由于主症、程度的不同，消化功能紊乱症多见呕吐、腹痛、便秘、泄泻以及疳积等症。常见的病因有以下几种：①饮食不节：因过度饥饿，饮食过量，或饥饱失调都可能影响脾胃功能；②感受外邪：过食生冷、黏滑、肥甘厚味，或寒、湿、热、痰等病邪直中肠胃，都可能遏制脾胃功能的正常作用；③情志不遂：因过度恼怒、忧郁，也会遏制肝气，肝失疏泄，横逆克犯脾胃。

以上原因可以导致胃失和降、脾失健运、中焦气机阻滞、升降传导失司，因而可见胃气上逆之呕吐、脾胃失和之厌食、气机郁滞之腹痛、腹气不通之胀满、肠气壅滞之便秘、水迫肠中之泄泻等症。

2. 诊断

（1）诊断的标准：①患有消化功能紊乱症的主要症状表现为厌食、呕吐、腹痛、腹胀、便秘、泄泻等以及相应兼症；②还有可能导致消化功能紊乱症的消化系统或其他系统病症的，以及其他可导致此病症的原因，如喂养失当、情志不遂等。

（2）两大类辨证分型：根据中医的辨证理论，可导致病症原因、机制不同的有以下两大类型：①实证型：此病的起因大多由于饮食积滞、感受外邪、情志不遂等所致。病发时大多时间较短，患儿体质尚好。如厌食的情况下进食多而易呕，呕吐声大且吐之有力。有腹痛现象的则多疼痛较剧，并且为阵发，而拒按。有腹胀现象的大多表现为时胀时止，胀时较鼓，矢气则舒。有便秘情况的大多与胀痛相伴，便质多干。有泄泻现象的大多是量多、杂质、气臭，并大多伴有手足心热、睡眠不安、苔厚脉实等症；②虚证型：此病的起因多因素体虚弱或久病元气耗伤，病发时间大多较长，患儿体质较弱。如呕吐时，大多声低而吐之无力。腹痛多为绵绵作痛、隐隐作痛，痛而喜按。泄泻时大多量少、质稀、无臭。全身可见消瘦无力、面黄羸弱、精神倦怠、舌淡脉虚等症。

3. 埋线治疗

（1）T_6、T_8，2-0 号线，2cm，注线平刺。

（2）实证型：配脾俞、中脘、足三里，2-0 号线，1.5cm，注线。

（3）虚证型：配关元、三阴交，3-0 号线，1.5cm，注线。

埋线操作：局部消毒后，用 2-0 号线穿入 9 号针中前端，对 T_6、T_8 进行平刺埋线，用 3-0 号线穿入 8 号注线针中，对三阴交、关元进行直刺埋线，用 2-0 号线 1.5cm 穿入 9 号针中对脾俞、中脘、足三里进行埋线，保护针眼 24 小时，贴好创可贴，1 个月埋线 1 次。

注：小儿埋线对疼痛较敏感，建议使用靓紫丝线（PPO）或高分子线较好。

三、小儿脑性瘫痪

（一）疾病概况

小儿脑性瘫痪又称小儿大脑性瘫痪，俗称脑瘫，是指出生后 1 个月内脑发育尚未成熟阶段期间，由于非进行性脑损伤所致的以姿势和运动功能障碍为主的综合征，是小儿时期常见的中枢神经功能障碍综合征。病变部位在脑，累及四肢，常伴有智力缺陷、癫痫、行为异常、精神障碍及视觉、听觉、语言障碍等症状。

（二）病因

引发小儿脑瘫的原因有很多，具体归纳为以下几点：父母亲吸烟、酗酒、吸毒、母患精神病，孕期患糖尿病、阴道出血、妊娠期高血压疾病、前置胎盘、先兆流产或服用避孕药治疗不孕的药物、服用保胎药等；高产次、早产、流产史、双胎或多胎等，胎儿发育迟缓、宫内感染、宫内窘迫、胎盘早剥、胎盘功能不良、脐带绕颈、产钳分娩、臀位顺产产程长、早产儿、过期产儿、低出生体重儿、生后窒息、吸入性肺炎、缺氧缺血性脑病、核黄疸、颅内出血、感染、中毒及营养不良等。

（三）临床表现

患儿突然僵硬：在某些体位，如在仰卧位时给孩子穿衣，屈曲他的身体或拥抱他时感到困难。松软：婴儿的头颈松软抬不起头来。将他悬空抱时，他的四肢下垂，婴儿很少活动。发育迟缓：学会抬头、坐和运用双手迟于同龄孩子，可能用身体某一部分多于另一部分，如有些患儿常用一只手而不用双手。进食差：吸和吞咽差。舌头常将奶和食物推出，闭嘴困难。异常行为：可能好哭、易激怒、睡眠差，或者非常安静，睡得太多，或者3个月时还不会笑。

1. 早期症状

（1）新生儿或3个月婴儿易惊、啼哭不止、厌乳和睡眠困难。

（2）早期喂养、进食咀嚼、饮水、吞咽困难，以及有流涎、呼吸障碍。

（3）感觉阈值低，表现为对噪声或体位改变易惊，拥抱反射增强，伴哭闹。

（4）生后不久的正常婴儿，因踏步反射影响，当直立时可见两脚交互迈步动作。3个月龄时虽然可一度消退，但到了3个月仍无站立的迹象或迈步者，即要怀疑小儿脑瘫。

（5）过"百天"的婴儿尚不能抬头，4～5个月挺腰时头仍摇摆不定。

（6）一般出生后3个月内婴儿可握拳不张开，如4个月仍有拇指内收、手不张开，应怀疑小儿脑瘫。

（7）正常婴儿应在3～5个月时看见物体会伸手抓，若5个月后还不能者，疑为小儿脑瘫。

（8）一般生后4～6周会笑，认人。痉挛型小儿脑瘫患儿表情淡漠，呈愁眉苦脸的样子。

（9）肌肉松软不能翻身，动作徐缓。触摸小儿大腿内侧，或让小儿脚着床或上下跳动时，出现下肢伸展交叉。

（10）僵硬，尤其在穿衣时，上肢难穿进袖口；换尿布清洗时，大腿不易外展；擦手掌时，以及洗澡时出现四肢僵硬。婴儿不喜欢洗澡。

（11）小儿脑瘫患儿可出现过早翻身，但是属于一种突然的反射性翻身，全身翻身如滚木样，而不是有意识的节段性翻身。痉挛性双瘫的婴儿，坐稳前可出现双下肢僵硬，像芭蕾舞演员那样的足尖站立。

2. 主要症状

（1）运动障碍：运动自我控制能力差，严重的则双手不会抓东西，双脚不会行走，有的甚至不会翻身，不会坐起，不会站立，不会正常地咀嚼和吞咽。

（2）姿势障碍：各种姿势异常，姿势的稳定性差，出生3个月仍不能头部竖直，习惯于偏向一侧，或者左右前后摇晃。孩子不喜欢洗澡，洗手时不易将拳头掰开。

（3）智力障碍：智力正常的孩子约占 1/4，智力轻度、中度不足的约占 1/2，重度智力不足的约占 1/4。

（4）语言障碍：语言表达困难，发音不清或口吃。

（5）视听觉障碍：以内斜视及对声音的节奏辨别困难最为多见。

（6）生长发育障碍：矮小。

（7）牙齿发育障碍：质地疏松、易折。口面功能障碍，脸部肌肉和舌部肌肉有时痉挛或不协调收缩，咀嚼和吞咽困难，口腔闭合困难以及流口水。

（8）情绪和行为障碍：固执、任性、易怒、孤僻，情绪波动大，有时出现强迫、自伤、侵袭行为。

（9）有 39% ～ 50% 的脑瘫儿童由于大脑内的固定病灶而诱发癫痫，尤其是智力重度低下的孩子。

（四）诊断

脑瘫的表现由于病因及分型的不同而各种各样，但早期多见。脑瘫婴儿（6 个月以内）的早期症状如下。

1. 身体发软及自发运动减少　这是肌张力低下的症状，在 1 个月时即可见到。如果持续 4 个月以上，则可诊断为重症脑损伤，智力低下或肌肉系统疾病。

2. 身体发硬　这是肌张力亢进的症状，在 1 个月时即可见到。如果持续 4 个月以上，可诊断为脑瘫。

3. 反应迟钝及叫名无反应　这是智力低下的早期表现，一般认为 4 个月时反应迟钝，6 个月时叫名无反应，可诊断为智力低下。

4. 头围异常　头围是脑的形态发育的客观指标，脑损伤儿往往有头围异常。

5. 营养不良　体重增加不良、哺乳无力。

6. 固定姿势　往往是由于脑损伤使肌张力异常所致，如角弓反张、蛙位、倒 U 字形姿势等。在出生后 1 个月就可见到。

7. 不笑　如果 2 个月不能微笑、4 个月不能大声笑，可诊断为智力低下。

8. 手握拳　如果 4 个月还不能张开，或拇指内收，尤其是一侧上肢存在，有重要诊断意义。

9. 身体扭转　3 ～ 4 个月的婴儿如有身体扭转，往往提示垂体外系损伤。

10. 头不稳定　如 4 个月俯卧不能抬头或坐位时头不能竖直，往往是脑损伤的重要标志。

11. 斜视　3 ～ 4 个月的婴儿有斜视及眼球运动不良时，可提示有脑损伤的存在。

12. 不能伸手抓　4 ～ 5 个月不能伸手抓物，可诊断为智力低下或脑瘫。

13. 注视　6 个月以后仍然存在，可考虑为智力低下。有些脑损伤较轻微，在婴儿早期往往无明显症状，但在婴儿后半期（6 ～ 12 个月）会有此症状。

（五）鉴别诊断

1.进行性脊髓肌萎缩症 本病于婴儿期起病，多于3～6个月后出现症状，少数患者生后即有异常，表现为上下肢呈对称性无力，肌无力呈进行性加重，肌萎缩明显，腱反射减退或消失，常因呼吸肌功能不全而反复患呼吸道感染，患儿哭声低微、咳嗽无力，肌肉活组织检查可帮助确诊，本病不合并智力低下，面部表情机敏，眼球运动灵活。

2.运动发育迟缓 有些小儿的运动发育稍比正常同龄儿落后，特别是早产儿。但其不伴异常的肌张力和姿势反射，无异常的运动模式，无其他神经系统异常反射。运动发育落后的症状，随小儿年龄增长和运动训练后，症状可在短期内消失。

3.先天性肌弛缓 患儿生后即有明显的肌张力低下、肌无力、深腱反射低下或消失，平时常易并发呼吸道感染。本病有时被误诊为张力低下型脑瘫，但后者腱反射一般能引出。

4.智力低下 本病常有运动发育落后，动作不协调，原始反射、vojta姿势反射、调正反应和平衡反应异常，在婴儿早期易被误诊为脑瘫，但其智力落后的症状较为突出，肌张力基本正常，无姿势异常。

（六）治疗

1.综合康复医疗 如运动（体育）疗法，包括粗大运动、精细运动、平衡能力和协调能力训练；如爬行、有目的地指认（鼻、耳等）、训练抓物、持物、起坐、摇摆、扶行（背靠墙、面朝墙）、原地运动（弯腰拾物、抬脚训练、单脚独立、原地起跳）、行、跑；再如物理疗法，包括神经电刺激疗法、温热疗法、水疗法；还有作业疗法即能力训练，但疗效一般。现代医学治疗方法如下：①手术；②矫形器；③水、电、光、声疗法；④语言交流治疗；⑤运动功能的治疗；⑥ADL训练。

2.药物疗法 口服或注射有关药物：脑神经营养药、肌肉松弛药、活血药等。包括构筑和修复脑组织（细胞）的药物，如卵磷脂（包含磷脂酰胆碱、脑磷脂、鞘磷脂等），能修复因外伤、出血、缺氧造成的脑细胞膜损害，保护神经细胞，加快神经兴奋传导，改善学习与记忆功能。还可以选择能促进脑细胞DNA合成，促进脑细胞对氧的利用率，改善脑细胞能量代谢，增强脑功能，供给脑组织修复再生所需的各种氨基酸，调节脑神经活动的药物，如古立西（脑酶水解片）、螺旋藻片（胶囊）；再就是积极补充多种维生素，如21-金维他。有条件的医院的可交替选择如下注射针剂（作用与片剂一样）：脑活素、脑多肽、乙酰谷酰胺、胞二磷胆碱等。

3.中医疗法 包括针刺疗法（肌张力高的脑瘫慎用）、埋线疗法、按摩疗法、中药疗法。

4.小儿脑瘫运动疗法 运动疗法是以运动学和神经生理学为基础，使用器具或者治疗者徒手手技或利用儿童自身的力量，通过主动和被动运动，使全身和局部功能达到恢复和治疗的方法。

（1）儿童脑瘫运动疗法的共同目标：①尽量使用正常方式运动；②使用双侧身体；③在卧、坐、跪和站立时保持伸直位；④日常生活相关的动作和活动；⑤预防畸形。

（2）各型儿童脑瘫的训练目标：①痉挛型：放松僵硬的肌肉，避免痉挛体位的运动，预防畸形；②手足徐动型：用手抓握动作训练以稳定不自主的动作，如果异常体位变化不定，按痉挛型的目标做；③共济失调型：改善跪位、站立位和行走时的平衡能力，稳定地站立和行走，控制不稳定的抖动，尤其是双手。

（七）埋线治疗

方一：①选"头颈穴"即 $C_{2\sim3}$，2-0 号线，0.5cm，注线；②选甲状腺穴，3-0 号线，1cm，埋线平刺；③选 C_5、T_4、L_4、S_2^2，2-0 号线，1cm，平刺；④配足三里、手三里，2-0 号线，1cm，注线。

方二：①C_4、T_5、L_5、S_3^2，0 号线，1cm，平刺；②配三阴交、关元、膻中，2-0 号线，1cm，注线；③配印堂，3-0 号线，0.5cm，平刺埋线。

方三：①$C_{6\sim7}^2$，0 号线，1cm，平刺；②配偏瘫上、中线，3-0 号线，0.5cm，平刺埋线；③配大椎、陶道、身柱、命门、腰阳关，2-0 号线，1cm，平刺埋线。

埋线操作：局部消毒后，用 0 号线穿入 9 号针中前端，对 T_5、T_7、$S_{2\sim3}$ 进行平刺埋线，用 2-0 号线穿入 8 号注线针中，对 $C_{2\sim4}$、$L_{4\sim5}$ 进行直刺埋线，$C_{6\sim7}$ 用 2-0 号线 1cm 穿入 8 号针中对 $C_{6\sim7}$ 平刺埋线；对手三里、足三里、三阴交、关元、膻中直刺埋线，对甲状腺穴进行平刺埋线，用 3-0 号线穿入 8 号针中，对偏瘫上、中线进行平刺埋线，保护针眼 24 小时，贴好创可贴，1 个月埋线 1 次。

注：对小儿脑瘫患者建议使用 0 号靓紫丝线（PPO）埋线较适宜。

肥胖症

一、疾病概况

肥胖可以定义为身体内脂肪过度蓄积以致威胁健康的一种疾病。它不是个人的生理缺陷，肥胖者需要经过长期的治疗和控制才能达到减重并维持减重后的体重的目的。

现代研究认为，肥胖不仅是指体重的增加，而且还指体内过剩的脂肪组织的蓄积状态，即体内脂肪含量在男性超过 25%，女性超过 30%。由于体内脂肪含量的测定困难，临床上常以标准体重进行对肥胖的判定。

尽管肥胖可以被简单看成热量摄入超过消耗，但是肥胖的发病机制涉及遗传、代谢、食欲调节、食物供给、进食行为、体育活动和文化因素等多方面的相互作用，故肥胖症的成因是复杂的。

二、病因

肥胖发生的原因可分为由过食、运动不足引起的原发性肥胖（单纯性肥胖）和某些基础疾病引发的继发性肥胖（症状性肥胖）两类。继发性肥胖相对少见，随着基础疾病的改善，继发性肥胖可以消失。临床上发生率高的是原发性肥胖，其成因是能量摄取超过能量消耗，剩余能量以中性脂肪的形式蓄积在脂肪组织内。原发性肥胖包括肥胖度 > 20% 或体质指数（BMI）> 27（女性为 25）的典型肥胖，以及肥胖度和 BMI 未达上述标准但腹壁皮下脂肪厚度 > 3cm，或腰围 / 臀围比值（W/H）增大的内脏脂肪型肥胖。肥胖评定标准有多种，目前通常使用的肥胖诊断指标是 BMI，BMI ＝体重（kg）/［身高（m）］^{2}。BMI 为 18.5 ～ 25 者属正常，25 以上为超重，30 以上者属于肥胖。

人的胖瘦取决于体内脂肪细胞的数目和脂肪细胞内脂质（包括中性脂肪、磷脂、胆固醇等）含量的多少，即决定于脂肪组织总的数量。小儿期就开始肥胖、成年后仍然肥胖的人，体内脂肪细胞数目明显比一般人多；成年后开始肥胖的人，主要是脂肪细胞的肥大。短时间出现肥胖的，多为脂肪细胞的肥大；而缓慢长期性肥胖的，则脂肪细胞既肥大，数目又多。

肥胖症总体上可分为单纯性肥胖和继发性肥胖两大类。非疾病引起的单纯性肥胖，又分体质性肥胖和过食性肥胖。体质性肥胖即双亲肥胖，是由于遗传、机体脂肪细胞数目增多而造成的，也与 25 岁以前营养过剩有关。这些人物质代谢过程比较慢，合成代谢超过分解代谢，过食性肥胖也称"获得性肥胖"，是由于成年后有意或无意的过多饮食，特别是由于喜好油腻食品，使摄入的热量大大超过身体生长和活动的需要，促进脂肪细胞肥大与脂肪细胞数量增加，形成了脂肪大量堆积。疾病引起的肥胖则称为继发性肥胖。常见的有：丘脑性肥胖、内分泌性肥胖、遗传性肥胖等。

除上述原因外，肥胖症与每个人的生活环境、饮食习惯、年龄、性别、活动量的大小等均有一定关系，精神受刺激、用激素类药物等也可引起肥胖。

三、判断标准

1. 体重指数法（BMI） 目前最流行的方法，经 WHO 认可，体重指数是以体重的千克数除以身高的米平方数得出的。此方法简便易行，使用广泛，具有较强的可比性。根据最新亚太地区肥胖防治指南，将体重指数分级来反映对健康的威胁程度：BMI < 18.5，体重不足；BMI 18.5 ～ 22.9，体重正常；BMI 23 ～ 24.9，超重；BMI 25 ～ 29.9，肥胖；BMI > 30，严重肥胖。

2. 腰围测量法 测量腹部脂肪的分布状况，测量结果与心血管疾病的发生有着密切的联系，这与单纯的体重、BMI 或腰臀围相比，更能说明问题，因为代谢综合征与内脏脂肪堆积密切相关。测量腰围的部位：站立位，末肋的最低点与髂骨之间，腋中线的中部，既不是最粗的地方，也不是过肚脐的地方。

3. 其他方法 标准体重法，即将身高厘米数减去 105 的差乘以 0.9 为标准体重，上浮10% 为超重，20% 则为肥胖。这种方法目前在中国医师中使用较广，但缺乏数据支持，正逐渐被 BMI 和腰围法所代替。

四、肥胖的重要参数

肥胖影响健康与美容几乎成为人们的共识，追求完美体形、匀称身材为当今时尚。理想的体重与肥胖的判断标准及肥胖的类型等问题为广大读者所关心。由于体重与人的年龄、身长、性别有直接关系，故没有理想体重的绝对值。因此，理想体重仅仅是个相对的标准。理想体重可通过计算法得出。常用的公式为：标准体重（kg）＝身高（cm）－ 105（男性）或 100（女性）。超重百分比＝（实测体重－标准体重）/ 标准体重 ×100%。

是否肥胖可根据体重标准、皮下脂肪厚度标准及腰围臀围标准进行判断。超过标准体重20% ～ 30% 为轻度肥胖，超过 30% ～ 50% 为中度肥胖，超过 50% 以上的为重度肥胖。皮下脂肪厚度可通过指捏法获得，即用拇、示指相距 3cm 左右，捏起皮褶，其厚度大致为皮脂厚度，在腹部、臀部检查，超过 2.5cm 为肥胖。有人认为肥胖关键不在于体重增加，而在于腰围和臀围扩大，因为脂肪常常沉积在腹部，故可根据腰、臀围与理想值比较判定是否肥胖。

五、肥胖症的中医辨证

人体是一个有机整体，局部病变可以影响全身病变，从五官、四肢、体表各方面反映出来，通过望色、闻声、问证、切脉等手段，诊查肥胖病各方法症状和体征，了解疾病的原因、性质及其内部联系，从而为肥胖病的辨证论治提供依据。

中医辨证诊断，往往因人、因时、因地制宜，在疾病发展的不同阶段，灵活变通，同病异治、异病同治，同是一个病可以出现不同的证，而不同的病，可以出现相同的证。

1. 中医辨证诊断将肥胖症分为四型

（1）脾虚湿阻型：患者多年龄偏大，主要表现为形体肥胖但超重不明显，水肿，疲乏无力，肢体沉重，尿少，食欲缺乏，腹胀满，大便不爽，脉沉细，舌胖大，舌苔薄腻，舌质淡红或白。

（2）胃热湿阻型：多有肥胖家族史，或由脾虚湿阻，久郁化热所致。表现为肥胖程度较重，头胀眩晕，消谷善饥，肢重怠惰，怕热，汗出较多，口渴喜饮，口臭、便秘溲赤，脉滑略数，舌苔腻微黄，舌质红。

（3）肝郁气滞型：多见于青、中年或围绝经期女性，肥胖多与月经量少或闭经有因果关系，胸胁苦满，胃脘痞满，月经不调，闭经，乳房胀痛，失眠，多梦，脉细弦，舌苔白或薄腻，舌质暗红。

（4）脾肾两虚型：多见于中、老年人或反复恶性减肥并反复反弹者，表现为虚肿肥胖，面色苍白，疲乏无力，嗜睡，畏寒，自汗，腰腿冷痛，性欲降低，脉沉细无力，舌苔薄。

2. 各型的论证及相互关系及辨证施治 任何一种类型肥胖的共性，均表现为脂肪形成旺盛，脂肪堆积于皮肤腠理之间。我们结合肥胖症各种临床表现和中医辨证发现，任何一种类型肥胖的共性是肥胖症的基础代谢能量在同等条件下较正常人低。脂肪代谢异常，即脂肪合成亢进；脂肪分解能力低，即所谓中医脾虚湿阻型肥胖，起因或由饮食不节，暴饮暴食损伤脾胃；或由恣食肥甘、膏粱厚味、膏脂肥腻积蓄体内；或因先天气虚；也可因久居湿地；好静恶动引起，这也是肥胖症进食热量多于人体消耗而以脂肪形式储存体内的中医病因。所以，任何一种类型的肥胖都或多或少有脾虚湿阻的征象，只不过主要矛盾可能是胃热、肝郁、肾虚血瘀等。

（1）脾虚湿阻型：是最常见的一种单纯性肥胖症型，不仅在患者人群中占有较大比例，也可见于包括继发性肥胖症在内的各种类型肥胖病。

脾虚湿阻型肥胖从中医病机学理论角度看，以脾虚湿邪停聚为主要问题，兼有肺失宣降、肾气不足、肝失条达。

脾为气血生化之源，为后天之本，主运化水谷和运化水湿。对于脾虚肥胖人来说，主要是运化水液功能失常，不能及时转至肺和肾，水湿停聚生成痰饮膏脂。

影响脾运化水湿功能的脏腑主要有肺、肾、肝、三焦。在正常生理情况下，人的津液代谢通过胃的摄入，脾的运化、传输，肺的宣发、肃降；肾的蒸腾、气化；以三焦为通道输送全身，经过代谢后津液再转化为尿液，汗液和气排出体外。但如肺失宣降，汗液不能正常排泄，影响水液代谢，肾水不足，水液代谢失常，聚于中而流滞于皮下成为脂肪，肝气不疏，疏泄失常，影响脾的健运，使水液停聚为痰饮膏脂，久则肥胖。

脾虚湿阻型肥胖治疗上以健脾利湿为主，佐以宣肺补肾疏肝。治疗上，以补脾化痰为主，选用脾经、胃经、三焦经以及任脉和膀胱经的腧穴。

（2）胃热湿阻型：此类肥胖多见于 20 ~ 40 岁人群，工作、生活环境优越，精神放松，肥甘过多，食欲旺盛，"心宽体肥"而造成的肥胖。

本型的"湿"非感受湿热之邪所引起，而是内生之湿，多由饮食不节、暴饮暴食、肥甘厚味，损伤脾胃。内湿产生责之于肺、脾、肾三脏，脾、肾虚无力运化水液，久则引起肺气虚，肺失宣降，加重湿邪停聚，脾虚日久累及肾阳，造成水湿无阳化，而肢肿面浮，湿邪泛滥。

内热主要是患者素体阳盛，可因积食、气郁造成，所累及胃、大肠、肝胆，尤以胃为主，胃热则消谷善饥，食欲旺盛而摄入增加，食积郁而化为热，加重热邪，大肠热盛而造成便秘。肝气不舒，横犯脾胃，造成中焦火盛，胆为少阳之火，与胃之浊气相并，上不得越，下不得泄，遂成郁热。

本型关键是脾湿胃热，累及肝、胆、大肠，也可累及肺、肾，以实证为主，或兼有脾虚。治疗上从清热利湿为主，佐以健脾疏肝，或宣肺通腑。

（3）肝郁气滞型：此型患者年龄一般在 30 岁以上，女性多于男性。经常并发其他病变，如痛风、胆囊炎，女性常有月经不调。患者多由脾虚湿阻型或胃热湿阻型转化而来，也可因情志不遂、心情郁闷或精神紧张或工作条件变化而造成肥胖。

气滞和血瘀常同时存在，气滞可由肺、肝、脾、胃功能障碍引起，以肝郁为主，脾胃气滞次之，主要是痰湿、食积，或情志不遂，肝失条达而成气滞，气滞之火，血行缓慢，而成气滞血瘀；有的因精神紧张，引起肝火失于疏泄，运行不畅，造成气滞血瘀，这在肥胖女性中比较多见，由于这种原因，造成"情志不畅→气滞血瘀→肥胖→情志不遂"的恶性循环。

本病关键在肝气郁滞，血瘀阻滞，病位在气血。肝为主，脾次之。病性为虚实夹杂，以实证为主，治疗以行气活血为主，可以燥湿化痰，若有脾虚，可佐以健脾补气。故多选脾经、胆经、肝经和背部膀胱经的腧穴。

（4）脾肾两虚型：多见于中度以上肥胖，尤其以老年患者多见，一般以 40 ~ 60 岁为主。从中医病因来看，脾肾两虚型肥胖由：①凡恣食生冷，过用或误用寒凉药物，均能损伤脾阳；②高龄患者肾阳不足或久病损伤肝气，亦能导致脾阳不足，本型关键在于脾肾两虚，轻则气虚，重则为阳虚，故气虚则以脾为本，阳虚则以肾为本。脾肾两虚型包括脾肾气虚和脾肾阳虚，两者无明显界限，气虚失治日久必引起阳虚。

本型肥胖由脾虚湿阻转化而来。脾虚，运化输布津液功能障碍，水湿痰浊蓄积停滞，聚于皮下而成膏脂，加重脾脏阳气虚，形成恶性循环。脾阳气虚不能化生精微滋养肾阳，致使虚及肾；而肾阳虚即命门火衰、火不能生土，不能温养脾阳，又加重脾阳亏虚。水液代谢中，肾的蒸腾气化是关键，肾阳气的亏虚，会直接影响水湿输布排泄，使水湿停聚而成膏脂。

本型也可由胃热湿阻而来，胃火较盛，喜食生冷，极易伤脾阳；必然影响脾的运化而导致水液不布，痰浊内生，水液滞留于身体各部分而形成肥胖。

本型关键在脾肾两虚，轻则为气虚，重则为阳虚，气虚以脾为本，阳虚以肾为本，治疗上以补益阳气为主，气虚补脾气为主，阳虚则补肾阳为主。

六、治疗

1. 埋线减肥的治疗机制原理 埋线减肥是针灸减肥的延伸和发展，是改良式针灸。埋线疗法能调理人体经络，使人的经络畅通。它是用埋线针具将蛋白质药化线植入相应的穴位，通过线体对穴位产生持续有效的刺激作用（线在体内 15 天至 2 个月自然被溶解吸收，变成二氧化碳和水排出体外），来达到减肥的目的。此法 15 ~ 20 天埋线 1 次，免除了肥胖患者每天"针"一次的麻烦和痛苦，是繁忙现代人首选的减肥法。

随着现代生物医学材料的发展，埋线减肥已经发展到创伤更小的微创埋线减肥阶段。和传统穴位埋线减肥不同的是，微创埋线减肥采用了胶原蛋白线和植物蛋白线，对穴位刺激更加温和持久，避免了传统羊肠线（蛋白线）所带来的过敏和感染等不良反应，在操作方面微创埋线减肥采用了非常精细的一次性专用埋线针，无须麻醉、手术和切口，疗效十分显著，安全可靠，无痛苦，无任何毒副反应，远期疗效好，因此更容易为大众所接受。

埋线减肥是根据患者的个体差异、不同的症状、不同的肥胖机制，进行合理有效的辨证选穴，在相应的穴位和椎体埋入蛋白质药线（以线代针、长效针感），来达到"健脾益气、疏通经络、温中散寒、调整脏腑、平衡阴阳气血"的作用，从而调整了患者的自主神经和内分泌功能。

埋线减肥一方面抑制了患者亢进的食欲，同时也抑制了患者亢进的胃肠消化吸收，从而减少能量的摄入；另一方面它可以刺激患者迟钝的自主神经（交感神经），使其功能活跃，增加能量消耗，促进体内脂肪分解。所以，埋线减掉的是人体的脂肪而不是水分，并能保证减肥过程中人体的健康和精力的旺盛，且反弹率极低，这是绿色埋线减肥的最大优点。

2. 埋线特点

（1）埋植于穴位和椎体内，起到长期刺激穴位的目的，较传统针灸减肥时间持久，效果更好。

（2）传统针灸需要每天都做针灸，这样患者由于工作、生活诸多的原因一般难以坚持疗程，而埋线减肥，埋一次线，穴位刺激时间长达 15 ~ 45 天，节省了患者的时间，提高了疗程效果。

（3）埋线减肥的最大优点是无任何不良反应，保证减肥过程中人体健康和精力旺盛，且反弹率极低；同时能兼治伴随肥胖出现的一些疾病，如痤疮、疲劳综合征、便秘、月经不调（经迟、经早、经乱、月经量过少或闭经）、性功能减退（女性性冷淡、男性阳痿、早泄）、高血压、高血脂、脂肪肝、胆囊炎等。

埋线减肥使用的"蛋白线"不是普通的羊肠线，而是用名贵中药炮制而成的医用胶原蛋白线或靓紫丝线（PPDO），用于减肥的胶原蛋白物质。蛋白线能够直接埋入皮下肌肉层，表面上没有破损口，不痛不痒，深度触摸可以感到有硬硬的压迫感。

　　关系到埋线减肥效果的另一个非常重要的问题，就是防止感染传播疾病。穴位埋线是一种侵入人体的治疗行为，钢针刺入穴位后，很容易碰破血管，如果针具重复使用消毒不严格，很容易传播血液传染病，如艾滋病、乙肝等疾病。建议选择一次无菌穴位埋线包，其中包含塑料托盘、垫布、特殊中草药浸泡的肠线、一次性埋线针、剪刀、镊子、手套、口罩、密封套等。

　　埋线减肥刺激经络穴位、刺激人体相关脏腑功能，使脏腑阴阳平衡，疏通人体经络，改善代谢功能，达到减肥、健身、美容等综合功效，它既治疗肥胖症，又可调节脏腑经络，使人既减肉，又健康精神。埋线减肥简便、安全、可靠、痛苦小。然而，为何一些患者尽管去了正规门诊，还是没有达到目的？这是因为没有了解埋线减肥的一些要领。

七、埋线减肥操作和方案

（一）埋线减肥与埋线治病的操作异同

　　1. 首先根据患者的辨证分型，确定埋线位置，先埋背部，再埋胸部、腹部、四肢等，做好标记，用碘伏消毒 3 遍，选用 12 号或 11 号针，用 2 号、1 号肠线，长 2 ~ 3cm。并准备棉签、碘伏、创可贴、盐酸利多卡因、小镊子、小剪刀、止血钳、小盘、一次性注射器、芦荟胶 1 瓶等埋线辅助器具。

　　2. 肠线用 1–2 号线，从中药液中取出，放在小盘中用 75% 乙醇浸泡 10 分钟后方能使用，最好用生理盐水冲洗一下，用小镊子将肠线放入埋线针的前端备用（注意：靓紫线属于植物蛋白线，取出直接使用，不能放入生理盐水中）。背部埋线要用局部麻醉药 1 ~ 2mL/ 穴，再将肠线平刺埋入肌肉层。

　　3. 腹部埋线要将肉提起，进针 1 ~ 1.2 寸，特别肥胖者，埋线进针甚至达 1.5 ~ 2 寸，因人而异，关键是埋在肌肉层。临床的体会是，抓起腹部肉，进针 1/2 或 2/3，进针埋入后如觉得进针非常容易，应将针往下再扎一点，患者觉得胀痛为好，这就是扎进肌肉层了，埋线疗效会更好。但也不可进针过快、过深，有时会造成肠痉挛。

　　四肢埋线则采用直刺或斜刺即可，腹部和四肢埋线不用局部麻醉药，直接刺入就行，进针正确应该不痛。

　　减肥的部位主要在腹部，其次在背部、四肢。背部是十二经的膀胱经的循行部位，也是调理脏腑的主要位置，如肺俞、脾俞、肝俞、肾俞等，也可运用病根穴埋线，如 T_3、T_5、T_7、T_9、T_{10}、T_{12}，可每次选 2 个，既能调理脏腑，对胸背部的肥胖也有减肥效果。T_3、T_5 管上焦，即心、肺；T_7、T_9 管中焦，即脾、胃、肝胆；T_{10}、T_{12} 管下焦，即肾、膀胱。

　　胸背部的埋线主要是平刺，消毒局部麻醉后，穴位埋线从下向上透入；病根穴埋线从椎体中间向两侧埋入。腹部埋线要将肉提起来，这样才能将肠线埋入肌肉层，四肢埋线可用直刺、斜刺，埋线的深度一般为：腹部 1.2 ~ 1.5 寸，背部 0.5 ~ 0.6 寸，四肢 0.5 ~ 1 寸。肠线埋入后要在针眼挤出一些血，一是针眼不易感染，二是提高刺血效应，增加疗效。

　　针眼先用碘伏消毒，再用棉签压一下，涂点芦荟胶，贴上创可贴。保护针眼 48 小时。埋线 3 ～ 5 天，不能蘸水，不要吃刺激性食物，不宜饮酒，尽量少吃海鲜，不要有性生活。

（二）埋线后的反应和处理

1. 正常反应　埋线后 1 ～ 5 天发生针眼红、肿、胀、痛，属于正常。个别人有体热，食欲缺乏，倦怠也正常。

2. 非正常反应

（1）过敏反应：埋线 1 ～ 3 天，针眼周围红肿瘙痒，属过敏反应；可用抗生素和抗过敏药物处理。

（2）感染：埋线 5 天后针眼红肿疼痛加重，并有溢液渗出，皮肤发热，属感染反应；初期可用抗生素治疗，如已有脓液，要引流排脓，再用抗生素治疗。

（3）埋线部位有结节可者用热敷和按摩解决，也可口服三七片或用新鲜土豆片贴敷，1 个月左右可消失。

（三）埋线易发生感染的因素

1. 埋线的位置太浅，尤其针眼露着肠线或埋在皮下组织内及脂肪层。

2. 埋线后当天就蘸水，针眼易感染。

3. 常规消毒不彻底，尤其在夏季。

4. 肠线处理不好，没按规定处理，或使用过期变质的肠线。

5. 埋线后 3 ～ 5 天大量吃海鲜、刺激性食物、饮酒等。

6. 埋线后 1 ～ 2 天有性生活。

（四）减肥的疗程及疗效标准

1. 疗程　15 ～ 20 天埋线一次，2 ～ 3 个月为 1 个疗程。

2. 疗效标准

（1）疗程结束，体重下降3kg以上为有效。

（2）疗程结束，体重下降5kg以上为显效。

（3）疗程结束，体重下降至标准体重或超重范围内，为疗效好。

（4）疗程结束，体重无下降或达不到3kg的为无效。

（五）埋线减肥的实施方案

1. 埋线减肥第 1 方案

（1）主穴：天枢、中脘、上脘、关元、水道。

（2）脾虚湿阻型：配大横、水分、足三里、上巨虚、阳辅、三阴交、脾俞、肺俞或 T_5、T_{10}。

（3）胃腑积热型：配滑肉门、腹结、曲池、支沟、梁丘、下巨虚、下脘、T_6、T_{10}。

（4）肝郁气滞型：配带脉、水分、血海、曲池、阳陵泉、足三里、气海、太冲、肝俞、膈俞或 T_8、T_9。

（5）脾肾两虚型：配命门、肾俞、脾俞、水分、外陵、阴都、阴陵泉、足三里、三阴交、阳辅，或 $T_{10 \sim 12}$。

2. 埋线减肥第 2 方案

（1）主穴：天枢、中脘、关元、丰隆。

（2）脾虚湿阻型：配水分、气海、水道、梁丘、带脉、足三里、上巨虚、阳陵泉、脾俞、肾俞。

（3）胃腑积热型：配下脘、滑肉门、水分、阳陵泉、下巨虚、曲池、支沟、肺俞、大肠俞、足三里（第 2 次再用）。

（4）肝郁气滞型：配血海、带脉、水分、气海、外陵、足三里、三阴交、肝俞、肾俞、阳陵泉。

（5）脾肾两虚型：配水分、气海、下脘、中脘、脾俞、肾俞、阴陵泉、外陵、阳辅、足三里、三阴交、命门。

3. 埋线减肥第 3 方案

（1）主穴：天枢、中脘、水分、关元、水道。

（2）配穴：①脾虚加大横、气海、滑肉门、足三里、上巨虚；②胃热加滑肉门、曲池、支沟、上巨虚、下巨虚、大肠俞；③肝郁加带脉、血海、滑肉门、曲池、阳陵泉、三阴交。

背部选 T_5、T_{10}、T_{12} 重点埋线，配脾俞、肝俞、肾俞埋线。

4. 根据患者不同肥胖症状选穴

（1）抑制食欲：选中脘、梁门、梁丘等穴。

（2）胃热：选曲池、内庭、上巨虚等穴。

（3）脾虚腹胀：选水分、水道、天枢、中脘等穴。

（4）祛除湿热油腻：选滑肉门、水分等穴。

（5）化瘀祛痰湿：选丰隆、足三里、三阴交等穴。

（6）增加肠蠕动：选天枢、上巨虚、下巨虚、支沟、大肠俞、中脘等穴。

（7）肠燥便结：选天枢、曲池、支沟、大肠俞等穴。

（8）肝阳上亢：选三阴交、太冲、曲池等穴。

5. 局部减肥埋线方案

（1）腰部肥胖：选风市、带脉。

（2）臀部肥胖：选环跳、承扶。

（3）颈部肥胖：选颈颈椎夹脊 $_{2\sim4}$ 节段。

（4）大腿肥胖：选殷门、风市、髀关等穴。

（5）上腹部肥胖：选梁门、滑肉门穴。

（6）中腹部肥胖：选滑肉门、外陵穴。

（7）下腹肥胖：选水道、外陵透石门穴。

八、埋线减肥使用的腧穴

1. 天枢穴（图 **8-21**）

天枢：脐中旁开 2 寸，大肠募穴。

作用：健脾和胃，化痰利湿，通调肠胃，疏导胃气。

主治：便秘、腹痛、泄泻，是减肥中的要穴，腹部明显者使用。

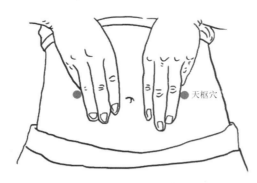

◆ 图 8-21　天枢穴位置图示

埋线深度：直刺 1 ～ 2 寸，重度肥胖的可刺 1.5 ～ 2.5 寸，但要将腹部肌肉提起进行埋线。天枢穴位于脐旁 2 寸，恰为人身之中心，如天地交合之际，升清降浊之枢纽。

人的气机上下沟通，升降沉浮，均通过天枢穴。本穴气血物质来自两方面：①太乙、滑肉门穴传来风之余气；②气冲和外陵穴间各穴传来的水湿之气。

天枢穴主调肠腑，理气行滞，消食，是减肥的最重要的要穴。因本穴气血强盛，向外传输入大肠经所在天部层次，为大肠经气血的主要来源之处，故为大肠募穴。

2. 中脘穴（图 **8-22**）　中脘，位于上脘、下脘之中部，本穴物质为任脉上部经脉的下行经水。本穴有对胸腹体表气血起总领的作用。聚集及传导地部水液，本穴气血为地部经水，与胃经气血同性，可直接调控胃腑气血的阴阳虚实，故为减肥中必不可少之穴。

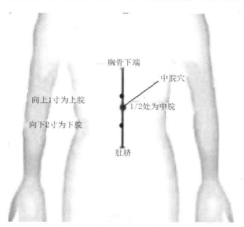

◆ 图 8-22　中脘穴位置图示

中脘：上腹部脐中上 4 寸。属任脉，胃募穴。

主治：腹胀、腹泻、呕吐。

埋线深度：直刺 1 寸，治呕吐、腹胀、泄泻；斜刺 0.6～0.8 寸，适用于减肥，可抑制食欲旺盛。

3. 关元（小肠募、足三阴足阳明任脉之会）

关元，为小肠募、足三阴足阳明任脉之会，任脉气血中的滞重水湿在此关卡不得上行，本穴的物质为中极穴吸热上行的天部水湿之气，此穴在减肥中是重要之穴（图8-23）。

关元：脐中下 3 寸。作用：调理下焦，助气化，利水湿。进针深度：1 寸。

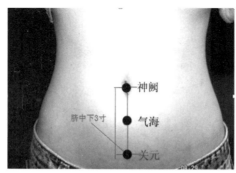

◆ 图8-23　关元穴位置图示

4. 气海穴

气，气态物也；海，大水也。本穴为气血天部大范围的水湿募集小肠经气血，传导任脉水湿的重要之穴。但胃腑积热肥胖者不用此穴（图8-24）。

气海：脐中下 1.5 寸。作用：补气健脾，调理下焦，培元固本。进针深度：1 寸。

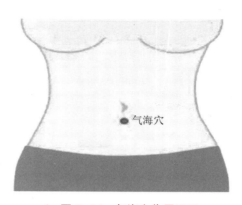

◆ 图8-24　气海穴位置图示

5. 水分穴

脐中上 1 寸，埋线深度为 1～1.2 寸。中腹肥胖者可埋 1.5 寸左右（图8-25）。

水分穴，任脉重要穴之一，大部分循任脉向下流行，小部分散于任脉之外，功能作用是分流水湿。水分：水，地部水液也；分，分开也。该穴名意指任脉的冷降水液在此分流。本穴物质为神阙穴传来的冷降经水及下脘穴传来的地部经水，至本穴后，经水循地部分流而散，故而得名。

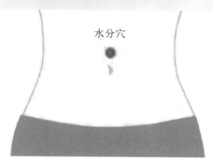

◆ 图8-25　水分穴的位置图示

6.水道穴　属足阳明胃经（图8-26）。水：水液；道：道路。水流通行之道，本穴为胃经水液通行的道路，胃经经水在此循行下流，传输胃经的地部经水，是减肥的重要之穴。穴位深部相当于小肠并靠近膀胱，属下焦，为水道之所出，善治各种水肿病，在下腹部，当脐中下3寸，距前正中线2寸。

作用：利水消肿，调经止痛。主治便秘、下腹部肥胖，还可调理月经不调、痛经、尿潴留症等。

进针深度：0.6～1寸。

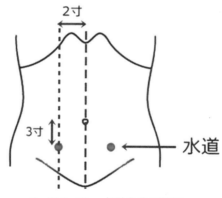

◆ 图8-26　水道穴位置图示

7.外陵穴　脐中下1寸旁开2寸（图8-27）。

作用：调中和胃，通便化痰。主治下腹部肥胖。进针深度：0.8寸。

穴义：胃风吹扬的脾土微粒在此沉降。

外，指本穴气血作用的部位在经脉之外。陵，陵墓也，土丘也。外陵名意指胃经的脾土微粒输送胃经之外。本穴物质为胃经上部太乙、滑肉门、天枢诸穴，胃经下部气冲等穴传来的天部风气及风气中夹带的脾土尘埃，上下风气交会后在本穴形成了一个风气场的驻点，随风气扬散的脾土微粒则随着在本穴的风停气止由天部沉降于地，在穴周外部形成了脾土堆积的土丘，故本穴名为外陵。

功能作用：沉降胃经经气中的脾土尘埃。

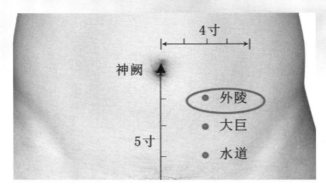

◆ 图 8-27 外陵穴位置图示

8. 滑肉门穴 脐中上 1 寸旁开 2 寸（图 8-28）。

作用：和胃理气，健脾调中。适用于脾虚肥胖者。

进针深度：1 寸。

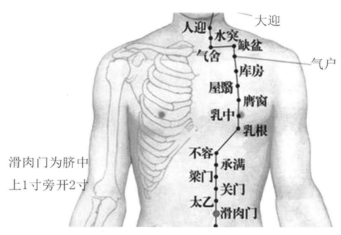

◆ 图 8-28 滑肉门穴位置图示

滑肉门即是取此滑利之意，滑是光滑、滑动；肉是肌肉；门是指出入之处。这个穴在上腹部，当脐中上 1 寸，距前正中线 2 寸。内部是腹膜油脂，外面是腹部松软的肉，深部为小肠，与任脉的水分穴齐平，是一个柔软润滑的地方。那么说到这个穴，有两类人群需要特别关注，这就是中年男性和女士。因为它最大的作用是祛痰湿和减肥，其实这两者联系是很紧密的。中医说胖人多痰湿，痰湿往往是由于饮食过于肥厚、甜腻等伤了脾胃引起的。另外，内分泌失调也很容易形成痰湿。大家都见过痰，黏黏腻腻的不清爽，很难受。人体的痰湿也是这样，黏在身体里面，不好祛除，很多药物都拿它没有办法，它甚至能将这些药物黏住，变成更大的痰团。但是，这恰恰是滑肉门的长处所在，它最大的作用就是润滑，将没用的东西分泌出去。因此，痰湿体质、脾虚、想要减肥的人一定要多利用这个穴。

9. 足三里 犊鼻穴下 3 寸，胃经和穴（图 8-29）。

作用：补益脾胃，助运化滞。与内庭穴合用治疗胃热型肥胖者。

进针深度：0.8寸。足，指穴所在部位为足部，别于手三里穴之名也。三里，指穴内物质作用的范围也。足三里名意指胃经气血物质在此形成较大的范围场。本穴物质为犊鼻穴传来的地部经水，至本穴后，散于本穴的开阔之地，经水大量气化上行于天，形成一个较大气血场范围，如三里方圆之地，故名足三里。胃经合穴。因胃经自厉兑穴起，足三里穴以下各穴的上行之气皆汇合于此，故为胃经合穴。

本穴属土，指本穴物质运行变化表现出的五行属性。本穴气血的主要变化是地部经水气化于天，变为天部经气，物质的运动无风木的横行、火的炎上、水的润下等特征，只有土的长养特性，故本穴属土。

功能作用：燥化脾湿，生发胃气。

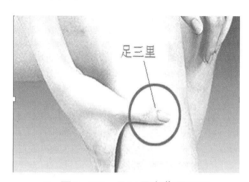

◆ 图8-29　足三里穴位置图示

10. 上巨虚穴　足三里下3寸（图8-30）。

作用：适用于便秘、口臭，治胃热肥胖者。

进针深度：0.8寸。

上巨虚：上，上部也；巨，范围巨大也；虚，虚少也。上巨虚名意指本穴的气血物质处于较低的天部层次，较高的天部层次气血物质虚少。本穴物质为足三里穴传来的气化之气，因其气水湿较多而滞重，至本穴后所处为较低的天部层次，天之上部的气血相对处于空虚之状，故名上巨虚。巨虚上廉等其余穴名之名意与上巨虚同。上廉，指上部气血物质虚少、廉洁之意。

大肠合穴：本穴物质为天之下部的水湿之气，其性及所处层次与大肠经气血相同，故为大肠经合穴。

功能作用：汇聚天部浊气冷降下行。

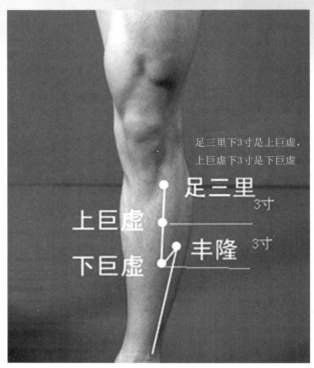

◆ 图8-30 上巨虚穴位置图示

11. 阴陵泉 小腿内侧，胫骨内侧踝后下方凹陷处（图8-31）。

作用：适用于腹胀水肿，小便不利，治脾虚湿阻肥胖者。进针深度：0.8寸。

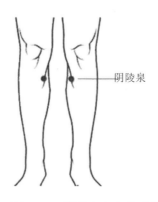

◆ 图8-31 阴陵泉穴位置图示

（1）阴陵泉：阴，水也。陵，土丘也。泉，水泉也。阴陵泉名意指脾经地部流行的经水及脾土物质混合物在本穴聚合堆积。本穴物质为地机穴流来的泥水混合物，因本穴位处肉之陷处，泥水混合物在本穴沉积，水液溢出，脾土物质沉积为地之下部翻扣的土丘之状，故名阴陵泉。

（2）脾经合穴：合，会合也。本穴为脾经气血物质中的脾土微粒会合之处，故为脾经合穴。

（3）本穴属水：所谓属水，指本穴气血物质运行变化所表现出的五行属性。本穴物质为脾经地部的泥水混合物，对外输出的是地部水液，与脾经本身的湿热气血相比，本穴的外传之液体现了水的阴寒润下特性，故其属水。

功能作用：排渗脾湿。

12. 阳陵泉 在腓骨小头下缘，是减肥中治疗肝阳上亢的要穴；是"以肉治肉"的主穴（图8-32）。

阳陵泉：阳，阳气也；陵，土堆也；泉，源源不断也。阳陵泉名意指胆经的地部经水在此大量气化。本穴物质为膝阳关穴飞落下传的经水及胆经膝下部经脉上行而至的阳热之气，二气交会后，随胆经上扬的脾土尘埃吸湿后沉降于地，胆经上部经脉落下的经水亦渗入脾土之中，脾土固化于穴周，脾土中的水湿则大量气化，本穴如同脾土尘埃的堆积之场和脾气的生发之地，故名阳陵泉。筋会：筋，肝胆所主之风也；会，交会也。筋会名意指胆经的天部风气在此汇合。本穴物质为膝阳关穴下传的寒湿风气和胆经膝以下各部上行的阳热风气，在本穴为汇合之状，故名筋会。胆经合穴，合，会合也。本穴为胆经气血会合之处，故为胆经穴。理同筋会名解，本穴属土。属土，指本穴气血运行变化表现的五行属性。本穴物质为胆经上、下两部的天部水湿风气会合而成，在本穴为聚集之状，表现出土的不动之义，故其属土。

功能作用：降浊除湿。

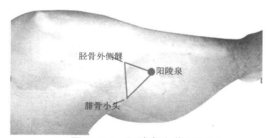

◆ 图8-32 阳陵泉穴位置图示

13. 带脉穴 平脐眼，章门穴下1.8寸（图8-33）。

作用：适用于月经不调、带下病，治气滞血瘀肥胖者。

进针深度：1寸。

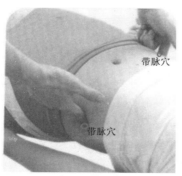

◆ 图8-33 带脉穴位置图示

14. 大横穴 天枢穴旁开 2 寸，脾经穴（图 8-34）。

作用：温中散寒，调理肠胃。适用于中腹部肥胖者。

进针深度：1.2 寸。

穴义：大横：大，穴内气血作用的区域范围大也。横，穴内气血运动的方式为横向传输也，风也。大横名意指本穴物质为天部横向传输的水湿风气。本穴物质为腹结穴传来的水湿云气，至本穴后因受脾部外散之热，水湿云气胀散而形成风气，其运行方式为天部的横向传输，故名大横。

功能作用：转运脾经水湿。

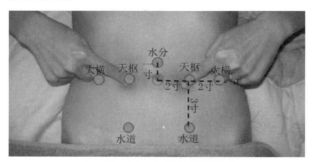

◆ 图 8-34 大横穴位置图示

15. 曲池穴 肘横纹尽处取之（图 8-35）。

作用：清热散风，调和营卫，降逆活络。适用于胃腑积热的肥胖。

进针深度：1 寸。

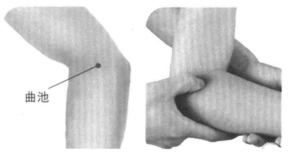

◆ 图 8-35 曲池穴位置图示

穴义：大肠经的湿浊之气聚集于此。

曲池：曲，隐秘也，不太察觉之意；池，水的围合之处、汇合之所。曲池名意指本穴的气血物质为地部之上的湿浊之气。本穴物质为手三里穴降地之雨气化而来，位处地之上部，性湿浊滞重，有如雾露，为隐密之水，故名曲池。

大肠经合穴：合，汇合、聚合也。本穴物质为手三里穴降地之雨气化而来，在本穴处是聚集之状，为大肠经经气最强盛之穴，故为大肠经合穴，本穴属土。属土，指本穴物质表现出的五行属性。本穴物质为地之上部的雾露之气，受脾部之热而气散于天，有土的不动义和对金气的长养之性，故其属土。

功能作用：转化脾土之热，燥化大肠经湿热，提供天部阳热之气。

16. 丰隆 小腿前外侧，外踝尖上 8 寸，距胫骨前缘二横指（图 8-36）。

作用：健脾化痰。适用于痰湿肥胖者。

进针深度：1 寸。

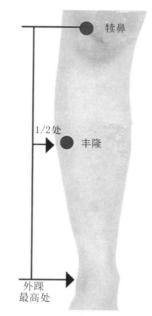

犊鼻

1/2处

丰隆

外踝
最高处

◆ 图 8-36 丰隆穴位置图示

17. 三阴交 内踝尖上 3 寸，三阴经交会穴（图 8-37）。

作用：健脾胃，益肝肾，调经带。调理内分泌失调的肥胖。进针深度：0.8 寸。

三阴，足三阴经也。交，交会也。三阴交名意指足部的 3 条阴经中气血物质在本穴交会。本穴物质有脾经提供的湿热之气，有肝经提供的水湿风气，有肾经提供的寒冷之气，3 条阴经气血交会于此，故名三阴交。

功能作用：将足三阴经气血重组后再行分流。

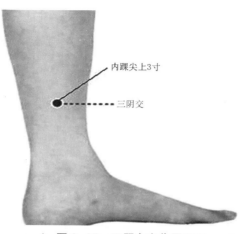

内踝尖上3寸

三阴交

◆ 图 8-37 三阴交穴位置图示

说明：三阴交穴埋线时肠线不要太长，太粗，一般使用2-0号线，1cm长，埋线过深刺中血管易导致深部血肿，应避免。有放电样针感说明刺中了胫神经，不要反复提插，以免损伤神经。

18.梁门穴　脐中上4寸，旁开2寸。属胃经穴，抑制食欲旺盛（图8-38）。

作用：适用于腹胀，胃痛，呕吐。

进针深度：直刺0.8寸。此穴埋线不可向外侧刺入，以免刺伤脾脏及肝脏。

穴义：胃经的地部经水在此被约束。

注：承满与梁门为一组对穴，它是调节中焦水湿的要穴。

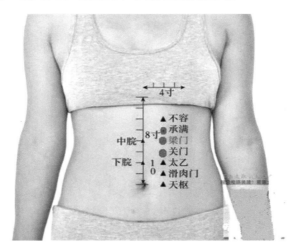

◆ 图8-38　梁门、承满、关门穴位置图示

19.承满　脐中上5寸，旁开2寸。胃经穴（图8-38）。

作用：适用于胃痛、腹胀、抑制食欲旺盛。

进针深度：直刺0.8寸。埋线方法同梁门穴。

20.关门　脐中上3寸，旁开2寸（图8-38）。

作用：适用于腹痛、腹胀、肠鸣、抑制食欲旺盛。

进针深度：直刺0.8寸。埋线方法同梁门穴。

21.支沟　腕背横纹上3寸，三焦经穴（图8-39）。

作用：清热安神。治便秘、肥胖。

进针深度：直刺0.8寸，斜刺0.6～1寸。

（1）支沟：支，树枝的分叉也；沟，沟渠也。支沟名意指三焦经气血在此吸热扩散。本穴物质为外关穴传来的阳热之气，水湿较少，至本穴后又因进一步的吸热而胀散，为高压之气，此气按其自身的阳热特性循三焦经经脉渠道向上、向外而行，扩散之气亦如树枝分叉，故名支沟。

（2）三焦经经穴：经，经过也，动而不居。本穴为三焦经阳气的经过之处，故为三焦经经穴。

（3）属火：本穴属火，指本穴气血运行变化表现出的五行属性。本穴物质为吸热后上行天部的阳热之气,其运行时的上行变化表现出火的炎上特征,故其属火。

功能作用:生风化阳。

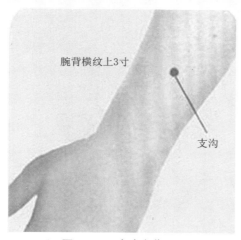

◆ 图8-39 支沟穴位置图示

22. 脾俞 T₁₁棘突下旁开1.5寸,膀胱经穴(图8-40)。

作用:健脾统血,和胃益气,通经活络。

进针深度:透线3cm。

穴义:脾脏的湿热之气由此外输膀胱经。

名解:脾,脾脏也。俞,输也。脾俞名意指脾脏的湿热之气由此外输膀胱经。

功能作用:外散脾脏之热。

23. 胃俞 T₁₂棘突下旁开1.5寸,膀胱经穴(图8-40)。

作用:通经活络。适用于肩背部肥胖。

进针深度:透线2cm。

24. 肝俞 T₉棘突下旁开1.5cm,膀胱经穴(图8-40)。

作用:通经活络。适用于气滞血瘀肥胖。

进针深度:透线2cm,只透右侧。

25. 胆俞 T₁₀棘突下旁开1.5寸,膀胱经穴(图8-40)。

作用:通经活络。适用于气滞血瘀肥胖。

进针深度:透线2cm,只透右侧。

26. 肾俞 L₂棘突下旁开1.5寸,膀胱经穴(图8-40)。

作用:益肾强腰,壮阳利水。适用于体臃肿肥胖者。

进针深度:直刺1寸。

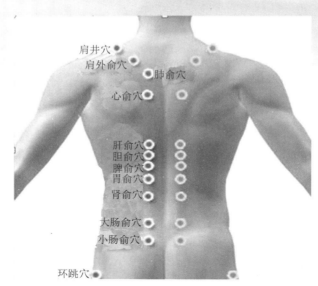

◆ 图8-40 脾俞、胃俞、肝俞、胆俞、肾俞位置图示

27. 命门 L_2 棘突下凹陷中，属督脉（图8-41）。

作用：适用于阳痿、带下症、脾肾两虚肥胖者。

进针深度：斜刺 0.6 ～ 0.8 寸。

穴义：命门：命，人之根本也。门，出入的门户也。命门名意指脊骨中的高温高压阴性水液由此外输督脉。本穴因其位处腰背的正中部位，内连脊骨，在人体重力场中为位置低下之处，脊骨内的高温高压阴性水液由此外输体表督脉，本穴外输的阴性水液有维系督脉气血流行不息的作用，为人体的生命之本，故名命门。

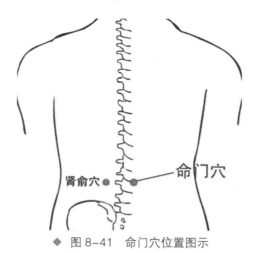

◆ 图8-41 命门穴位置图示

28. 内庭 在足背，第2、第3指间，趾后方赤白肉际处（图8-42）。

作用：清胃肠热。适用于胃热肥胖者。

进针深度：埋线平刺 0.3 ～ 0.5 寸。

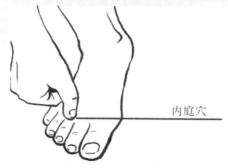

◆ 图8-42 内庭穴位置图示

29. *血海穴* 大腿内侧，髌底内侧端上2寸（图8-43）。

作用：活血补血。

适用于血瘀肥胖者。进针深度：1寸。

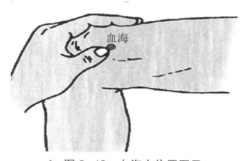

◆ 图8-43 血海穴位置图示

九、肥胖症的饮食和运动调理

现代饮食与营养指南对碳水化合物、脂肪、蛋白质、维生素、矿物质和水分六大类营养素做了较详尽全面的介绍，对"肥胖者"如何去吃，怎样健康地吃也做了较详细的论述。了解饮食与营养知识，合理地安排"瘦身期间及日后生活中"饮食结构，在中医治疗肥胖过程会起到事半功倍的作用，也是每个肥胖者永久告别肥胖的先决条件。

十、认识脂肪真相

1. *脂肪是一种健康必需的营养素* 脂肪是健康必需的营养素，适量的脂肪在体内全方位地履行着各项功能。故没有脂肪，人活不下去，为了健康，必需吃适量的脂肪，至少占总能量15%～20%。脂肪是如何维护人体的健康的？

（1）脂肪是其他营养素的载体，如食品中的维生素A、维生素E、维生素P、维生素K需要溶解在脂肪里，进入血液去滋养身体。

（2）脂肪提供热量，驱动身体和维持生命的各种生理过程，脂肪是浓缩能量，1g脂肪提供9kcal（千卡）能量。

（3）有些脂肪对人体是必需的，如亚油酸和亚麻酸这两种脂肪酸，是人体无法合成的，只能从必需品中摄取。

（4）一定量的脂肪对体内器官还能起到保护的作用。寒冷环境中，皮下脂肪还可以起到保暖作用。

2. 脂肪的分类　实际上，脂肪不是一种。"类脂"是指多种脂类物质，包括脂肪和胆固醇在内，都是不溶于水的。下面逐个介绍。

（1）脂肪：由甘油和脂肪酸形成的一类化合物，脂肪是食物中提供能量的三种营养素之一，并有能储存在体内的特点。大多数体脂是以三酰甘油的形式储存的，三酰甘油是由甘油和脂肪酸所构成的，脂肪酸是脂肪分子的基本单位，脂肪是不同脂肪酸与甘油生成的酯的混合物。脂肪酸分饱和脂肪酸（主要来自动物性食品，常温下是固体）、不饱和脂肪酸（主要来自植物油，常温下为液体）、ω-3脂肪酸（是一类高度多不饱和脂肪酸，主要来自海产食品）。

（2）胆固醇：胆固醇是一种类似脂肪的物质，和脂肪一样，胆固醇经常也有个"坏罪名"，但它却是每个体细胞和某些激素（包括像雌激素一类的性激素）的一部分，又是胆汁化学物质的一部分，胆固醇还能帮助人体消化吸收脂肪。在阳光的帮助下，皮肤中的胆固醇能变成维生素胆固醇，和脂肪一样不能直接进入血液，一定要有脂蛋白与之结合，才能进入血液。到体细胞中，它分为高密度脂蛋白（HDL）胆固醇和低密度脂蛋白（LDL）胆固醇，前者可以将体内的胆固醇带回肝脏做进一步处理（叫作好"胆固醇"），后者是把肝中的胆固醇带到其他组织。在这个过程中，它在动脉和其他血管壁上留下沉淀物，也叫"坏胆固醇"，吃再多的胆固醇，也不能合成脂肪。虽然胆固醇与脂肪混淆，但它却不是能量的来源。

3. 肥胖者的健康建议　几乎所有的食品都有含量不同的脂肪，如食用油、黄油、带皮的猪肉和禽肉，含有的脂肪是一目了然的，而大多数食品如焙烧食品、油炸食品、乳制品、甜点、肉、禽、鱼、坚果、巧克力、色拉调味品等，都有不同量的脂肪，许多人关心饮食中的脂肪量，如何让肥胖症的患者把饮食中的脂肪量降到总热量的30%，后者是一个较科学也足够提供机体所需的数值，你可以采用如下的饮食建议。

（1）尽量食用采用烤、焙、炖、焖、蒸、炒加工方法制作出来的食品，少食油炸物，并且不要打扫菜汤。

（2）要吃瘦肉和去皮禽肉，要瘦不要肥，要精不要多，每日50～75g的肉、禽、鱼，足以满足营养所需。

（3）吃零食不要以含油量大的果实（如瓜子、花生）、油炸膨化（如炸薯片）高糖点心食品为主，它们往往含有很高的脂肪含量，热量也是很惊人的，饮酒会餐时，应该选择多样清淡菜，饮酒后食欲较旺盛，但对"饱"的感知差，吃"饱"了也就吃多了。故针对每天生活在酒桌的肥胖朋友，摄入量应比"饱"少一些。

十一、身体能量供给

(一)碳水化合物

1.碳水化合物是身体的主要能源　糖、淀粉及纤维属于碳水化合物，糖和淀粉这类碳水化合物，是身体的主要能源。糖是由 1 个或 2 个单元构成的，而淀粉和纤维素则由多个单元构成，还有一种多糖，称为糖原，用以身体储存能量。

也许你会感到奇怪，既然淀粉由糖组成，为什么没有甜味？这和分子的大小有关，味蕾只能感觉到一两个单元的糖，不能感觉到大分子的淀粉。当你将含有淀粉的馒头放在嘴里咀嚼时，唾液中的消化酶会将淀粉分解成糖，你就会感觉到有甜味了。

碳水化合物是身体的重要能源，它驱动人体完成每件事，从缓步走动到呼吸，甚至消化食物也离不开消耗能量，而葡萄糖是碳水化合物用作能源的主要形式。由于它在血液中循环，因而常被称为血糖，血糖输送到每一个体细胞，每个细胞又都有它自己的"发电站"来产生能量。

身体不是把血糖在同一时间内全部转成能量。当血糖水平上升到高于正常时，胰岛素会发出信号，让肝、肌肉和其他细胞多储存一些，一部分糖就作为糖原储存在肌肉和肝中。如果摄入的热量超出身体的需要量时，一部分葡萄糖也可能转变成体脂。

无论是糖还是淀粉，1g 碳水化合物都会产生相同的热量，每克都是 4kcal 热量。

2.纤维是体内的清肠夫　纤维是多个糖单元组成的，而纤维的糖链在人体内不能被消化成单糖，它不产生能量。随着科学技术的发展，我们的饮食中远远要比我们祖先少吃了许多纤维。

纤维可分可溶性和不可溶性两类，可溶性纤维能溶于水，不溶性纤维虽然不能溶于水，但进入血液中，能够吸收水。在肠道中不能被消化，却能帮助肠道内的废物移动，使粪便变软和体积增大，促使正常排便，因而有"天然清道夫"的美名。可溶性纤维它能与脂质结合作为废物排出体外，这一特性可以降低血胆固醇水平。可溶性纤维还可调节人体对糖的作用。同时高纤维饮食在糖尿病的防治、心脏的健康、肥胖症的瘦身方面都会起到很好的作用。

(二)蛋白质、维生素、矿物质与水

1.蛋白质　通常指的是一种单一的营养素，但是在食物及体细胞中它是由 20 多种不同的氨基酸组成的。蛋白质有许多功能，其中之一是构成体细胞的一部分，身体的不同器官、组织包括皮肤、肌肉、骨骼及器官构造都是不一样的，是因为组成蛋白质的氨基酸排列方式不同。身体中需要不断地提供蛋白质以修补损坏的体细胞。在婴儿、儿童、青春期及妊娠期间，机体都需要蛋白质来制造新的体组织。另外，蛋白质还有助于正常的机体代谢，如酶、激素，它们促成体内发生各种化学反应。作为抗体，还使你免受疾病及细菌和病毒的侵袭。

当从碳水化合物及脂肪中得不到足够的能量时，蛋白质还可以为你提供能量。另外，蛋白质还具有一个独特的性能：当你摄入了过量的蛋白质时，适量的部分会分解为脂肪储

存在体内。

蛋白质中有 8 种氨基酸是体内无法合成的，因此只能通过食物来补充，它们广泛存于肉、禽、鱼、蛋、牛奶、酸奶、大豆、坚果中。为了获得完全的蛋白质，也没有必要每顿饭都做特意的安排。只要吃的植物性食品多样，豆类、坚果、种子、蔬菜、水果，也会获得较全面的蛋白质。

2. 维生素和矿物质　两者是身体内发生所有过程的关键物质。维生素是一类复杂的化学物质，像调节剂一样工作。它们经常扮演着辅酶的角色，或者同辅酶合作。矿物质是许多细胞的组成部分，包括骨骼、牙齿等，矿物质也是酶的组成部分，它们会触发身体内的酶反应。维生素和矿物质是真正的团队选手，从帮助碳水化合物、蛋白质和脂肪产生能量，帮助蛋白质合成，到使人在暗处看见东西，维生素和矿物质负责保持身体的正常功能。

同碳水化合物、蛋白质和脂肪相比，身体只需要少量维生素和矿物质，因而，它们常常被称为微量营养素。但是，不要因为微小而欺骗了你，维生素和矿物质虽然不直接提供能量，但它们确实能调节许多产生能量的过程，而且是调节所有的过程。

水能调节人体生理过程，水能将营养素和人体内的其他化学物质带给细胞组织，也能将体内的废物带走。水还能帮助调节体温。

（三）精明的饮食计划——食品指南金字塔

健康的饮食结构是什么？那就是多样性平衡和适量，食品指南金字塔会使你灵活地掌握健康的饮食方案，健康地吃。

1. 多样性　从金字塔的五类食品中吃不同的食品，没有一种食品能提供人体需要的全部营养素。要吃五大类食品中的各种食品，以保证满足营养的需要。

2. 平衡　每天从每类食品中吃适当的量，要充足，但不要太多，平衡膳食供应身体需要的营养和热量。每个家庭对每类食品需要多少，要根据年龄、性别和活动量来决定。交替进食是平衡食品选择的一种方法。

3. 适量　选择食品和饮料来满足能量的需要，并控制热量和总的脂肪含量、胆固醇、钠、糖、含醇饮料（如果喝的话）。例如，为了节制脂肪，在你的整体饮食计划中尽可能选择低脂食品，适量的饮食有助于保持健康的体重。适量进食就有更多享受各种食品包括个人所爱好的食品的灵活性。

（四）肥胖症患者饮食健康指南

摄入的热量大于消耗的热量是肥胖症的根本。"节制饮食，增加运动"是全世界绿色瘦身的口号。建立合理平衡的饮食结构，对肥胖症患者瘦身是很有必要的，使肥胖症患者接受良好的饮食习惯，才能使肥胖症患者真正远离肥胖，永不反弹。

饮食调整，首先要源于生活、接近生活，并且不能偏离生活太远，下面笔者将几年来行之有效的饮食调控方法介绍给大家，供参考。

1. 调节饮食结构方法

（1）"早吃好，午吃饱，晚吃少"：早餐吃精吃好，以高蛋白的饮食为主，可以充分兴奋交感神经、提高人体代谢功能。午餐吃得丰富、八成饱，可以满足人体全方面的营养平衡。晚餐以碳水化合物及青菜为主，可以减少晚上外源脂肪的形成（80% 脂肪是在晚上形成的），30 岁以上的患者，睡前 4 个小时禁食也是很有必要的。

（2）"早晨吃饭，午前容易饿；早晨不吃，午前就不饿"：每个肥胖者都有这样的感觉，所以干脆早晨不吃饭，这其中的原因是早晨吃饭，能够兴奋支配饮食系统交感神经兴奋点，不仅能在午前"饿"，也可以在吃后很快的知"饱"；不吃早餐，知"饱"感就差，就是吃午餐，也会糊里糊涂吃进许多东西，"饱"的时候也就多了。多的饮食被你的机体储存为"糖原""脂肪"以备应付明天的饥饿。越不吃早餐越易导致"胖"，餐不定时，会养成机体"储存"的习惯。

（3）认识脂肪：生活中脂肪到处可见，饮食中不要只注意禽、肉内的脂肪，经过植物油加工的食品及带壳果实类零食也存有大量脂肪，减少脂肪摄入量有以下方法：①每日可选择 50g 左右的动物精瘦肉，不要选择油炸，可红烧、蒸、煮、烫；②不要吃菜汤；③不要在晚上吃油炸零食和带壳果实类零食（可以将少许的此类零食放在白天去吃）；④饮食中可采用分食法，（即：高脂肪食物＋水果蔬菜；高糖淀粉类食物＋清淡蔬菜），本方法较适合社交应酬较多的人。

2. 改掉不良饮食习惯

（1）大多数从小就胖的人，都有喜欢高热量食品、饮食速度快、饭量大的特点（即中医的脾胃俱旺型），除了中医外治方法外，调整饮食习惯也很重要，如：①餐前 10 分钟吃一定量的水果；②吃饭时每吃一口要告诉自己它的味道；③咀嚼每一口要在 30 次；④改变吃高热量零食的习惯，可以将部分高热量零食从晚上挪到上午去吃，晚上可以吃无糖口香糖占住嘴。

（2）大多数 30 岁以后发胖的职业者，有以下特点：①生活、工作压力渐小；②社会活动交往增多；③通常晚餐进食最丰盛。

为了健康，为了控制自己日渐增重的身体，饮食习惯的改变也很有必要，如：①吃是为了健康而不是吃饱。日渐增重首先应知道自己吃多了，你的机体每日所需要的热量已经超出了你每日的机体消耗量，你可以在每日生活中增加自己的运动量来消耗一部分热量。另外，要调控饮食，降低高热量的饮食摄入量，增加低热量饮食的摄入量，科学的饮食结构并不是要你挨饿；②放弃丰盛的晚餐，将它带到第二天早餐或午餐去吃，对 30 岁以上的人（尤其是女性）是一个很好的选择；③丰富社会交往的多样性也是很有必要的。

（3）针对于老年性肥胖者，身体内的脂肪增加基本上源于两方面：①代谢功能失调，机体的基础代谢热量下降；②运动量下降，生活习惯难以改变。针对此类人群通过中医外治功效显著，饮食调整也不可缺少。

（4）肥胖症者往往对自己的体重不太重视，至少不是长期重视、关心自己的体重。不要选择快速减重捷径和极限节食减重方式，要针对自己制定一个较合适的饮食方案。

3. 体质性肥胖减肥饮食 许多肥胖的年轻女性要减肥成功，必须掌握窍门，循序渐进，加上恒心与耐力，即使是天生肥胖，也可以有苗条的一天。

第一阶段：戒掉高脂食物。

要掌握好对食物的选择，对煎、炸类的食物，如炸猪扒及炸鸡翅等，应该尽量避免。对于炒菜或是有肉汁的菜，例如花菜炒肚片、粉蒸大肉、鱼头煲，或是一些浓汁煲仔菜等，油量虽然算是中等，也不可轻视，最好只偶尔选取此类菜式。年轻的肥胖女性可选择蒸、灼、清汤类等较清淡的菜，例如蒸鱼、白灼虾、清汤杂菜煲等。此外，也要吃得均衡，切忌全餐只吃肉类，同时要进食一些清淡的五谷类来饱肚，如白米饭、白粥等，不该选炒饭类，以免油上加油。

第二阶段：减少外出用餐。

很多肥胖人士，总是喜欢大吃大喝，美食当前，会忍不住大吃肥腻美食。所以应减少外出用餐次数，这样较容易控制进餐分量、油量及调味料的量等。在家烹调时，可多采用清蒸、白灼（白灼菜是减肥提倡的做法）、凉拌或清炒的方法，既方便又健康，这样更能大大降低致肥机会。要学会控制进食的分量，每餐吃至七成饱，绝不能暴饮暴食，如果必须外出用餐，最好在出门前吃一个水果，增加饱胀感，有助于控制外出用餐时的食量。

第三阶段：戒吃零食。

若改善了正餐的饮食后，接着便应该控制零食的分量了。因为零食大都是高糖高脂的食物，吃得过多，容易致肥。若想戒掉零食又怕忍不住，可试找零食代替品，例如可以用无糖口香糖、橡皮糖代替朱古力和软糖；西梅干代替各类凉果等。如果能花一点心思，更可自制一些健康小食，如用低脂沙拉酱做沙拉、脱脂奶制冰条，以代糖做各式甜品如红豆沙、豆腐花等。实际上，如果三餐均衡，零食的需求量也会大大降低。

第四阶段：勤做运动。

许多人都会以"很忙"为不运动的借口，又或者觉得平时逛街散步已有充足运动。其实散步的方式，只能消耗少许热量，不能算是运动，更不能为肥胖患者减去多余脂肪。对一些很少进行体育锻炼的人，计划是很重要的。为了节省时间，在繁忙的生活中加强活动量，可以弃用电梯改行楼梯、上下班加快步伐、乘车多站立等，从生活中不知不觉间增加了活动量。进一步就是自觉运动了，可先在周末约朋友打球，在下班后进行一些简单的有氧运动，如原地跑、踏台阶等。刚开始每星期可做 10～20 分钟，其后可逐步增加。跑步及踏台阶等均属有氧运动，长期做能够消耗身体多余脂肪，以达到瘦身效果。

营养师认为，减肥切忌操之过急，必须先定目标，循序渐进，持之以恒。对于一些体形略胖的人来说，依从以上的建议定能发挥一定作用，但对于一些过于肥胖的患者，则应寻求专业营养师的协助及指导。

附：

减肥期间的饮食安排和禁食种类：

1. 减肥期间的饮食安排

早餐：

第 1 单元：1 杯脱脂奶或 1 袋无糖酸奶或 1 个煮鸡蛋或 1 杯豆浆或 1 碗豆腐脑。

第 2 单元：1 根黄瓜或 1 个西红柿或 1 个苹果或 1 个梨、橘子。

午餐：

第 1 单元：饭前 10 分钟食 1 根黄瓜或 1 个苹果。

第 2 单元：2～3 两主食，如馒头、玉米饼、饼类、大米饭，不可过油炸、炒。

第 3 单元：以推荐的低热量的食品为主的炒菜、拌菜。

晚餐：1 根香蕉或 1 个苹果或 1 个猕猴桃或以推荐的低热量蔬菜为主的拌菜。

2. 减肥期间的禁食种类 禁食油炸类主食：如炸鸡腿、炸馒头、炸羊肉串等；禁食零食特别是带壳果实类零食，如花生米、瓜子等；禁饮酒类，特别是啤酒类；禁饮高糖类果饮；禁食高脂肪类动物食品。

3. 推荐的低热量饮食种类

蔬菜类：黄瓜、冬瓜、茄子、芹菜、韭菜、白萝卜、菠菜、白菜、莴苣、豆芽、木耳、山药、竹笋、口蘑、花椰菜、南瓜、辣椒、青椒、油菜、藻类。

水果类：苹果、梨、橘子、山楂、栗子、杏。

优质高蛋白类：豆腐、冻豆腐、豆腐丝、腐竹、蛋清类、脱脂奶类、无糖酸奶类。

较低热量肉食类：鸡、鸭、牛、兔、羊、驴、猪的精瘦肉（不含皮）、猪心（肺、肚、肾、肝）、鸡肝（心）、鱼类，以上动物类瘦肉每人每日摄入量为 50g 左右，以炒、炖、蒸为宜。

4. 其他建议 每日 1～2 杯清水或茶水为宜，应减少食盐的摄入量。每日以散步 30 分钟为宜。

十二、埋线减肥的营养调理与指导

1. 埋线减肥与营养调整的关系 在埋线减肥治疗中遇到的一个棘手问题是肥胖者食欲旺盛问题。肥胖者经常食欲旺盛，容易产生饥饿感，根据肥胖者医学病因研究结果，饥饿感的形成是由于下丘脑中存在的饱腹中枢和饥饿中枢有关。当人体进餐时，血糖浓度升高，作用于饱腹中枢，产生饱腹感，而停止进食。在某种情况下，如血糖浓度升高到更高水平时才能产生饱腹感，则导致饮食过多。肥胖者其血糖比平常人下降快，所以饥饿感也来得快，如为了减肥而节食，一开始容易做到，但时间久了就不能坚持了。肥胖者见到食物后会饥饿感大增，大量进食后会使血糖增高，刺激胰岛素分泌，促使血糖转化成脂肪，当血糖再降低时，形成更强烈的饥饿感。

在减肥过程中，营养调整可从能量摄入和平衡饮食两方面促进埋线减肥疗效的成功，使肥胖者树立减肥信心，达到减肥目的。培养良好的进食习惯可以保持埋线减肥的远期疗效。在埋线减肥中刺激相关腧穴可使减肥者降低食欲，饥饿感减少或进食减少但精力旺盛，在不影响身体健康的情况下，减掉多余的脂肪。

2. 肥胖者的配餐营养计算和配餐方法 埋线减肥中的饮食配合主要以减肥者的身体情况、营养和体力活动情况及饮食习惯为依据，按照肥胖者的饮食治疗原则，计算出每天的营养素的供给量，根据各种食物的营养成分制定食谱计划。

对于轻度肥胖者，一般不需要专门制定食谱，只要改变不良饮食习惯和增加运动，严格控制甜食和零食，配合好埋线调理即可达到减肥目的。对于中度肥胖者，必须根据身体情况进行饮食控制，实践发现，当中度肥胖者每天热量超过 1500kcal 时，往往达不到减肥治疗效果。

另外，减肥除与饮食有关外，与运动消耗热量也有关。

能量消耗量＝能量摄入量，体重基本不变。

消耗量＜能量摄入量，体重增加。

消耗量＞能量摄入量时，体重减少。

根据每个人情况不同，人的能量消耗可分为轻体力／中体力／重体力劳动。

根据不同体力劳动的成人每天能量供给量参数，可以计算正常、消瘦或肥胖患者每天所需的热量，供给具体数据见表 8-1。

表 8-1　不同体力劳动的成人每天能量供给量参数

体型	重体力（kcal/kg）	极轻体力（kcal/kg）	轻体力（kcal/kg）	中体力（kcal/kg）
消瘦	30	35	40	40 ～ 45
正常	20 ～ 25	30	35	40
肥胖	15 ～ 20	20 ～ 25	30	35

成人标准体重（kg）＝身高（cm）－ 100（适于 165cm 以下者）

标准体重（kg）＝身高（cm）－ 105（适于 166 ～ 175cm 者）

标准体重（kg）＝身高（cm）－ 110（适于 176cm 以上者）

女性体重相应组别减去 2.5kg

（1）下面举例说明肥胖中的营养计算方法：某先生，办公室职员，身高 1.72cm，体重 90kg，要求减肥治疗，并配合营养调理。计算标准体重：172cm － 105 ＝ 67，（90 － 67）/67 × 100% ＝ 34.3%，＞ 20%，属肥胖。

（2）确定每天热能需要量：减肥者为极轻体力劳动，全天能量根据标准计算如下：

上限 25 × 67 ＝ 1670kcal

下限 20 × 67 ＝ 1340kcal

为限制总热量摄入，可取全天能量下限 1340kcal。

3. 确定三大营养素需要量

碳水化合物：占总量的 55%，1340kcal × 55% ＝ 737kcal，737kcal/4kcal/g ＝ 184.25g。

蛋白质：供能控制在总能量的 20%，1340kcal × 20% ＝ 268kcal，268kcal/4kcal/g ＝ 67g

脂肪：1340 － 737 － 268 ＝ 335（kcal），335kcal/9kcal/g ＝ 37.2g。

全天膳食中应供碳水化合物约 184.25g、蛋白质约 67g、脂肪约 37g。

4. 每餐的能量分配 肥胖人三餐的能量分配按"早吃好、午吃饱、晚吃少"原则，因晚餐进食过多可促进脂肪转化。早、中、晚的分配宜占每天能量的30%、45%、25%为宜。

早餐：$1340 \times 30\% = 402kcal$；午餐：$1340 \times 45\% = 603kcal$；晚餐：$1340 \times 25\% = 335kcal$

5. 根据食物营养成分安排各类食物所需要的量 食物主要分为谷类食物、蔬菜、水果、鱼禽肉蛋类、油脂类。谷物食物主要提供碳水化合物；蔬菜、水果提供无机盐和维生素、膳食纤维；奶类、豆类提供蛋白质和脂肪、碳水化合物；鱼、禽、肉、蛋类提供蛋白质、脂肪（表8-2）。

表8-2 食物类别及营养素含量表

组别	类别	每交换份（g）	能量（kcal）	蛋白质（g）	脂肪（g）	碳水化合物（g）	主要营养物
谷薯组	谷薯类	25	90	2	0.5	20	碳水化合物、膳食纤维
果蔬组	蔬菜类	500	90	5		17	碳水化合物、膳食纤维
	水果类	200	90	1		21	无机盐、维生素
肉蛋组	大豆类	25	90	9	4	4	蛋白质、脂肪
	奶类	160mL	90	5	5	6	蛋白质、脂肪
	肉蛋类	50	90	9	6		蛋白质、脂肪
油脂组	硬果类	15	90	4	7	2	脂肪
	油脂类	10	90		10		脂肪

交换份是一个营养学的定量概念，1个交换份是指能够提供90kcal热量的食物的量。

早、中、晚餐的能量分别为：

早餐：$402kcal/90 = 4$ 个交换份

午餐：$603kcal/90 = 6$ 个交换份

晚餐：$335kcal/90 = 3.7$ 个交换份

根据食物交换份可以安排的食谱：

早餐：豆浆400g或牛奶400g、馒头50g、拌凉菜100g。

午餐：米饭100g，青椒炒肉丝1份或海鲜1份，素菜1份，汤1份。

晚餐：稀粥 30g，香菇菜心 1 份，主食 25g 或酸奶 200g，凉拌黄瓜或水果 1 份。

食物热量参考：

主食：白米饭 1 碗（140g）——210kcal

白馒头 1 个——280kcal

花卷 100g——217kcal

煎饼 100g——333kcal

肉包子 1 个——250kcal

水饺（10 个）——420kcal

蛋饼 1 份——255kcal

韭菜盒子 1 个——260kcal

烧饼 100g——326kcal

油条 1 根——230kcal

豆腐脑（带卤）100g——47kcal

肉类：

鸡蛋 1 个（58g）——86kcal（蛋清 16kcal、蛋黄 59kcal，油煎比水煮和荷包蛋增加很多卡）

鸭蛋 1 个（65g）——114kcal

鹌鹑蛋（10g）——16kcal

松花蛋（83g）——178kcal

火腿 100g——320kcal

羊肉（熟）100g——215kcal

猪蹄（熟）100g——816kcal

猪肉 96g——568kcal

牛肉 100g——106kcal

烤鸡 73g——240kcal

鸡翅一只——422kcal

对虾 61g——93kcal

水果：

番茄 18kcal，西瓜 20kcal，柠檬 31kcal，草莓 35kcal，桃子 37kcal，梨子 38kcal，苹果 44kcal，猕猴桃 54kcal，葡萄 54kcal，香蕉 84kcal，橙子 50kcal，芒果 100kcal。

各种奶油冰激凌一根热量在 240～400kcal，撒有果仁、碎巧克力的热量越高。

啤酒 1 罐——150kcal

可乐 1 罐——145kcal

汽水 1 罐——140～150kcal

葡萄酒 1 杯（120mL）——95kcal

高粱酒 100mL——324.8kcal

低卡区食物：

红茶、咖啡（不加糖、奶精）——0.1kcal

海带 100g——23kcal

番茄 100g——19kcal

蘑菇 100g——28kcal

冬瓜 100g——11kcal

芹菜 100g——10kcal

白菜 100g——40kcal

豆苗 100g——40kcal

丝瓜 100g——40kcal

大蒜 100g——40kcal

生菜 100g——40kcal

十三、其他减肥方法

（一）推拿减肥

1. 减肥机制

（1）通过滚、拿、推等手法可产生热量，直接分解脂肪。

（2）通过刺激某些穴位，调整内分泌，使脂质代谢趋于平衡，减少脂肪堆积。

（3）提高胃肠功能活动，将造成肥胖的"毒素"尽快排出体外。

（4）中医学认为，肥胖多由"脾失健运，痰湿内阻"而致，通过振腹、摩腹可健脾利湿、益气除痰，起到减肥目的。

（5）按摩由于是整体调节，所以不但治疗肥胖，还可治疗由肥胖造成的脂肪肝、糖尿病、高血脂、腰腿痛等病。

2. 减肥方法

（1）腹部减肥法手法

1）受术者取仰位。操作者坐其一侧。

2）按点穴位（8分钟左右）。术者用拇指推法分别在上脘、中脘、阑门、水分、气海、关元、水道（左右）八穴处操作。每穴 1 分钟。

3）八穴的位置。按摩的配穴同针灸不太相同，因为它是以手似针，所以穴位不是点而是面。上脘穴：位于脐中上 5 寸；中脘穴位于脐中上 4 寸；阑门穴位于脐中上 1.5 寸；水分穴位于脐中上 1 寸；气海穴位于脐中下 1.5 寸；关元穴位于脐中下 3 寸，水道穴位（左右）于关元穴旁开 2 寸处。

4）拇指推法。用拇指指腹吸定穴位，通过前臂旋转带动腕部和拇指的摆动，力量渐次渗入。150 次 / 分左右。

5）这套动作的作用。通过对各穴的刺激，打通穴道，调畅气机，能使幽门开放，胃下缘轻度上升，肠黏膜皱襞增厚，增加空肠动力，使胃肠消耗脂肪能力增强，从而改善肥胖体质。

6）摩腹（5分钟）。以神阙穴为中心，在腹部沿顺时针方向进行摩腹，3分钟左右，再逆时摩腹2分钟，进行双向调节，使局部产生温热感为宜。摩腹时手掌伸平，紧贴腹部，稍向下用力，摩动过程一定使皮下肌肉也产生运动。

7）滚弹腹部（5分钟）。术者一手置于腹肌外侧，用四指向对侧做横方向弹拨，同时另一手相向做小滚法，反复进行。

8）弹拨法。用四指或拇，置于肌肉一侧进行垂直方向拨动。

9）擦法。以第5掌指关节为着力点，第三、第四、第五掌指关节和小鱼际背侧为连线，通过前臂旋转，带动腕部和拳在体表做滚动状。120次/分，要均匀、柔和、渗透。

10）提拿腹肌（5分钟）。双手掌开，最大量将腹肌拿在手中，然后提起轻轻揉搓后逐渐用力，使两侧腹肌有灼热感为宜。

（2）背腰部减肥按摩法

1）按揉腰背部：按10分钟左右，俯卧位，术者两手先在受术者肩后施用拿法20余次后，双手相叠，一手掌根贴紧皮肤，上身前倾，借助身体之力，由脊柱中间向两侧，从上至下，直到骶尾部，用按揉法操作。操作时应深沉、和缓、有力，在受术者能忍受的前提下越大越好。

2）推背腰骶下肢：术者站一侧，一手掌根紧贴皮肤，自大杼穴始到小腿后侧，自上而下用力推擦30余次。

3）分推腰骶部：分推约5分钟。术者先用双手掌置于腰骶部，重力向下按压数次，然后重力向左右两侧分推至臀部两侧。

4）叩打背腰骶双下肢：用叩打法自大杼穴始至双下肢5～6次。

（二）茶疗法对减肥美容的应用

1. 茶叶的功效与药理作用　茶叶作为最优良的饮料，人人皆知又喜爱，古今临床应用表明：茶叶具有治疗和预防多种疾病的功能。

2. 茶的八项功能

（1）醒脑提神。

（2）清利头目。

（3）清热利尿。

（4）清肺祛痰。

（5）消食下气。

（6）减肥降脂。

（7）消暑解渴。

（8）解毒止痢。

3. 茶疗使用的特点

（1）吸收快、起效迅速：药茶作为液体制剂，口服后不存在崩解和溶出的过程，进入人体胃肠道可直接被吸收，有吸收快、见效迅速的特点；以埋线和针灸为主，以其他疗法为辅,综合减肥效果好。

(2)制作简单、便于服用:药茶制作较为简单,避免每日煎药的烦恼,人们乐于采用。

(3)价格便宜:药茶制作简单,费用较低,用量也少,所以茶疗具有价格低廉的特点。

4. 实用减肥茶方剂

(1)绿茶9g,生何首乌、生山楂、泽泻、决明子、夏枯草各2g,将5味药碎成细末,与绿茶混匀,开水冲泡当茶饮,每日1剂,服2～3个疗程。

功能:平肝消脂,通便减肥。

适用范围:肝肾阴虚、肝阳上亢、气滞血瘀型肥胖患者。

(2)处方:荷叶、决明子、菊花、玫瑰花、夏枯草、绞股蓝各2.5g,6味药研细末,加入乌龙茶10g,代茶饮用,每日1剂,连服2～3个疗程。

功能:用于高血脂、高血糖、高血压及肥胖者。

(3)荷叶茶处方:绿茶5g,荷叶10g。

功能:口干舌燥,痤疮,气血不好的肥胖者。

(4)山楂茶处方:绿茶6g,生山楂15g。

功能:化瘀散结。适用于水肿、赘肉,新陈代谢差。

(5)桑叶茶处方:绿茶6g,桑叶20g。

功能:消肿,润肤,补肝,减肥。

5. 穴位贴敷减肥

(1)胃腑积热型验方:厚朴花30g,枳壳30g,苍术30g,小茴香150g,大黄150g。将诸药加水煎3次,浓缩成膏,制成药饼,6cm见方,用细纱布做袋,放脐眼贴敷,一周一换。

(2)脾虚湿阻型验方:佩兰20g,白芷、苍术各15g,独活、木香各10g,花椒、艾叶各5g,桂枝12g,烘干研细粉,放细布袋内贴敷在脐眼,10天一换。

(3)气滞血瘀型验方:当归30g,川芎15g,细辛、三棱、莪术各10g,乳香、没药、丁香各5g,冰片3g另研,诸药水煎3次,烘干研粉,细纱袋贴脐眼,1周一换药。

6. 耳穴压豆减肥(图8-44)

(1)肺、脾、胃、内分泌、神门。

(2)饥点、神门、胃、肺、食道。

(3)饥点、口、肺、脾、内分泌、肾。

(4)大肠、小肠、内分泌。

(5)神门、内分泌、大肠、口、胃、肺。

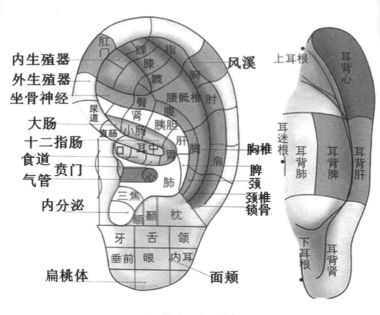

◆ 图8-44 耳穴

十四、典型病例

病例1：孙某，女，53岁，2004年6月来门诊埋线减肥。患者1.59m，体重74kg，超过标准体重近20kg。查体：面色淡白，水肿，舌质淡，脉沉细。埋线方案：天枢、水分、滑肉门、气海、关元、水道等，用方一、方二交替埋线，经6次2个疗程治疗，体重减去14kg。

病例2：李某，女，21岁，学生。2004年10月来门诊埋线减肥。患者身高1.64m，体重65kg。查体：面色暗红，舌质暗，有齿痕，脉弦。埋线方案：天枢、滑肉门、水分、关元、水道、带脉、三阴交等穴。经埋线4次，体重减去8kg。

病例3：智某，女，24岁。查体：面色白，略水肿，舌质淡，脉滑涩。属脾虚型肥胖症，2009年来减肥，身高1.56m，体重65kg。埋线处方：T_6、T_8、脾俞透胃俞、肝俞透胆俞、天枢、气海、关元、水道、曲池、阳陵泉、足三里、三阴交等，埋线4次减重10kg左右。

病例4：李某，男，36岁，衡水中医院理疗科主任。患者身高1.7m，体重110kg，腰围100cm。查体：面色黑红，体味重，爱喝酒，腹型肥胖，舌质红，苔白腻，脉弦。埋线方案：中极、水道、天枢、曲池、滑肉门、中脘、下巨虚。配穴：血海、地机等。埋线4次，每月埋线1次，减重30kg。

病例5：庞某，女，28岁，体重95kg。查体：面色红润，四肢均胖，爱喝水，体味重，舌质红，苔白腻，脉洪大。属于胃热阳亢型。第1次埋线：天枢、下脘、水分、滑肉门、外陵、关元、水道、曲池、上巨虚；埋线1周减重4kg；第2次埋线：天枢、中脘、水分、滑肉门、关元、水道、下巨虚；埋线 10 天减重 3kg，共埋线 30 天减重 8kg。

病例 6：申某，女，30 岁，肥胖，体重 71kg。查体：面色白，略水肿，体倦，不爱喝水，舌质淡，苔白腻，脉细。属于脾虚湿阻型。埋线方案：T_{10}、T_{12}，配穴：气海、天枢、中脘、关元、滑肉门、肓俞、带脉、三阴交等穴。埋线 3 次减重 8kg。

病例 7：葛某，女，27 岁，肥胖，体重 68kg。查体：面色黄白，体倦身懒，舌质淡，苔白腻，脉沉细。

埋线方案：T_{12}，配穴：天枢、中脘、气海、关元、梁门、丰隆、曲池、带脉、脾俞、足三里等穴，埋线 4 次减重 5kg。

病例 8：高某，女，31 岁，获得性肥胖。查体：身高 1.59m，体重 70kg。面色红润，体味重，爱出汗，爱吃辛辣食物，舌质红，苔厚腻，脉弦。

埋线处方：T_{10}、T_{12}，配穴：天枢、中脘、梁门、关元、水道、曲池、阳陵泉、肺俞、大肠俞等穴，埋线 5 次，减重 6kg。

病例 9：王某，女，34 岁。查体：面色白黄，舌质淡，苔薄腻，脉细。平时不爱喝水。体倦身懒，属脾虚湿阻型肥胖。身高 1.57m，体重 67kg。

埋线方案：背部：T_{12}、脾俞透胃俞。腹部埋线：天枢、水分、中脘、关元、水道、足三里、上巨虚、滑肉门等，埋线 3 次，减重 7.5kg。

病例 10：姜某，女，24 岁。查体：面色红润，中腹部赘肉较多，舌质红苔白腻，脉滑涩，属于胃腑积热型肥胖。身高 1.62m，体重 68kg。埋线方案：背部：T_{10}，配穴：胃俞、大肠俞、天枢、中脘、滑肉门、关元、水道、带脉、曲池等。埋线 5 次，减重 5kg。

第九章

"病根秘穴埋线针疗"典型病例

第一节　头痛典型病例

1.病例摘要

患者：崔某，男，17岁，汉族，河间市行别营乡韩别村人，2016年6月就诊。

主诉：头痛6个月。

病症：患者不明原因头痛6个月，曾经住院治疗效果不佳，后又多处就诊，行各种检查未见明显病变，后又行针灸、中药等治疗亦效果不佳，患者因头痛久治不愈而辍学，后经人介绍来我门诊治疗，查体患者，疼痛部位以后脑连及颈椎后背处为主，其他无异常。

诊断：头痛。

2.诊疗经过　埋线治疗：取穴"头颈穴"C$_{2\sim3}$、百会穴透四神聪穴、三阳络穴，3-0号线埋线，患者经1次埋线后疼痛明显减轻，经4次埋线后痊愈，后随访患者已能够正常工作、学习和生活。

（河北省河间市郭村乡东辛河口村卫生室　提供医生：白明华）

第二节　三叉神经痛典型病例

一、病例 1

1. 病例摘要

患者：都某，女，47 岁，汉族，河间市兴村镇兴村人，2017 年 8 月就诊。

主诉：颜面疼痛 3 个月余。

病症：患者于 3 个月前无诱因出现颜面疼痛，经口服药物治疗无效后，就诊于沧州市地区中心医院。

诊断：三叉神经痛。给予口服奥卡西平治疗，疼痛不缓解，后经人介绍来我门诊治疗，经查体患者属于三叉神经的第 1 支、第 2 支疼痛。

2. 治疗经过　取穴"头颈穴"$C_{2\sim3}$，配太阳、阳白、鼻旁沟、三阳络、颊扇等穴，3-0 号线埋线治疗，同时配合中药补阳还五汤加减治疗，患者经 1 次治疗后即感疼痛缓解，4 次埋线后病情痊愈，一直随访未有复发。

（河北省河间市郭村乡东辛河口村卫生室　提供医生：白明华）

二、病例 2

1. 病例摘要

患者：张某，女，50 岁，山东聊城荏平人，2019 年 4 月 2 日就诊。

主诉：下颌部、后牙处疼痛 2 年半，发作有诱因。

查体：面色红润，舌质淡红有齿痕，苔少，脉濡。

诊断：三叉神经痛第 3 支发作。

2. 治疗经过　患者 2 年前因刷牙引起下颌部牙齿后面针扎样刺痛，不敢张嘴说话，后经当地医院治疗，症状有所改善，停药后不久复发，疼痛越来越频繁，疼痛的强度也加剧，影响正常生活，经朋友介绍于 2019 年 4 月 2 号来我处诊治。

第 1 次给予埋线治疗，埋线方案：选"头颈穴"$C_{2\sim3}$、下关、合谷。

半月后来复诊，疼痛减轻，可以张口说话，进行第 2 次埋线治疗。埋线方案：继续选"头颈穴"$C_{2\sim3}$、翳风、颊车、足三里。

又半月后再复诊，疼痛基本消失，不影响正常的工作生活，又进行了第 3 次埋线治疗。取穴：选"头颈穴"$C_{2\sim3}$、颧髎穴透下关穴、翳风穴、足三里。随访至今未再复发。

（山东省聊城市荏平中医诊所　提供医生：庞延红）

三、病例3

1. 病例摘要

患者：张某，男，58岁，河北省邯郸峰峰矿区人，2008年12月就诊。

主诉：三叉神经痛3年，下颌部位经常疼痛，像触电感、刀割样痛，每周发作几次，发作无规律。

查体：面色黑，舌质暗红，苔少，脉弦。

诊断：三叉神经痛第3支发作。

2. 诊疗经过　患者患三叉神经痛多年，为治疗此病花了不少钱，病情始终不见好转。2008年12月来门诊进行埋线治疗，因患者找多家医院多种方法治疗，其中也埋线治疗过，治疗效果均不佳，所以患者来时不抱太大希望。根据诊断：患者为三叉神经痛第3支发作，每次都是下颌部位疼痛难忍，不敢大口吃东西。第1次埋线治疗：选用"头颈穴"C_2、C_3、下关、颊扇、三阳络穴，埋线20天后传来好消息，患者埋线后症状大大减轻，就发作了1次，而且发作时症状较轻。患者在2009年1月又继续来埋线治疗。第2次埋线方案：C_2、C_3、下关、颊扇、三阳络等，又加了颧髎，第2次埋线后效果很不错，一直到过了正月后，患者和儿子一块儿来了，说已经好了，埋线后没有发作，药也不吃了。后期经过1～2年跟踪回访，病情稳定，一直没有复发，不再用药。

（石家庄焦良英中西医诊所　提供医生：齐峰）

四、病例4

1. 病例摘要

患者：王某，女，65岁，安徽省蚌埠市禹会区冯嘴村人，2016年3月就诊。

主诉：三叉神经痛6年，每周都有发作1～2次，发作时左面颊部位及左口角疼痛，呈刀割样剧痛，每次持续时间几分钟到几十分钟，偶尔1小时，疼痛突发不止，间歇期完全正常，无发热，无呕吐，无头晕、头痛，无咳嗽、咳痰，无耳鸣及听力下降，无意识障碍及四肢抽搐，无大小便失禁。经住院诊断，为三叉神经痛，给予卡马西平等治疗病情反复，于今日再次出现左侧面颊部及左口角剧烈疼痛，伴有左侧面颊部肌肉反复性抽搐，口角歪向左侧，不能行走，且自觉疼痛向面颊部及胸部放射，故到我诊所就诊。

查体：患者起病后，精神差，痛苦病容，面色黑，苔少，舌质暗紫，睡眠差，大小便正常，懒言，口角向左侧歪斜，双侧角目对侧，双侧额构音差欠对称，左侧面颊抽搐。

诊断：三叉神经痛（第1支、第3支发作）。

2. 治疗经过　经行埋线治疗，第1次埋线专用"头颈穴"$C_{2\sim3}$，逐行风府透完骨穴、太阳穴透角孙穴、蝶腭神经节、颊扇穴、三阳络，患者埋线后，症状大大减轻。

埋线15天后传来好消息，病痛发作1次，而且比较轻微。

20天后又来埋线1次，第2次埋线方案：手法为正骨、颈椎矫正，选穴$C_{2\sim3}$，太阳穴透角孙穴，另加下关穴、三阳络。第2次埋线后，患者三叉神经痛就没有出现过，治疗效果很好。

　　一个月后患者又来第 3 次埋线，且告诉笔者说："已经好了，没有发作过，药也没有吃了，太神奇了，仅仅几根药线就把我多年的病痛解除。"后期经 1 年随访未复发，特送锦旗一面，以表示对笔者的感谢（图 9-1）！

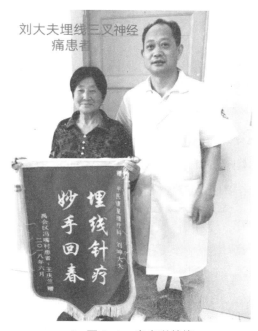

　　◆ 图 9-1　患者送锦旗

（安徽省蚌埠市刘坤诊所　提供医生：刘坤）

第三节　面瘫典型病例

一、病例1：陈旧性面瘫

1. 病例摘要

患者：李某，男，60岁，河南省郑州市人，患面瘫1年余，2017年7月就诊。

查体：右侧嘴巴歪向左侧，眉毛不能上抬，吃饭时口中藏饭，下颌角有硬结，不能耸鼻，不能示齿，口中味觉减退等。

诊断：陈旧性面瘫。

2. 诊疗经过

第1次埋线治疗：患者神情恍惚，面色晦暗，右侧嘴巴很明显歪向左侧，眉弓不能上抬，不能耸鼻，口中藏饭等。选颊地穴，"头颈穴"（$C_{2\sim3}$）、地仓穴透大迎、足三里、阳白、翳风等。埋线后不到1小时，面部表情就有明显的变化，效果很明显。

8月份第2次埋线时，发现面部肌肉瘫痪的症状改善很大，嘴巴不太歪了，口中不藏饭了，眉弓上抬改变。第2次埋线方案：选加C_3、C_5，用颊扇、太阳透阳白、下关、翳风，加阳陵泉穴等。

等到9月份第3次埋线时症状又有了很大改善。第3次埋线选用$C_{2\sim3}$、颊扇、翳风、下关、阳白、足三里等。埋线3次后面瘫基本好转。

10月份该患者来郑州埋线培训现场表示感谢，并送来锦旗一面，锦旗上写着"病根埋线显奇效"，感谢笔者埋线为其治好疑难顽症（图9-2）。

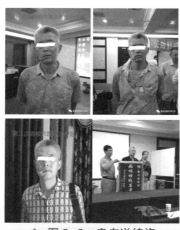

◆ 图9-2　患者送锦旗

（河南登封　提供医生：景书峰）

二、病例 2：面瘫

1. 病例摘要

患者：张某，男，39 岁，河北省保定市人，2019 年 5 月就诊。

主诉：头部带状疱疹 1 个多月。头疼耳朵疼，左眼肿，眼睑不能闭合，面瘫。1 个多月没有上班，曾在北京某医院治疗。刚开始嘴唇上部、左脸出现疱疹，疼痛难忍，继而出现面瘫病症 52 天。睡眠不好，疼痛，夜不能眠。

现病史：左侧脸肿，嘴歪，眼睑不能闭合。头痛厉害，耳朵痛。贴膏药后，损伤太阳穴处皮肤，精神差。经人介绍前来石家庄桥西习仕民诊所就医。

检查：左侧面部带状疱疹。面瘫，舌苔黄腻，脉细弱。

诊断：带状疱疹后遗症，面瘫。

2. 诊疗经过

（1）中药汤药治疗：龙胆泻肝汤加减。

（2）埋线治疗："头颈穴" $C_{2 \sim 3}$、翳风、率谷、星状神经节。

（3）拔罐，理疗，药物导入营养神经细胞。

效果：经过 1 周治疗。疱疹痊愈，疼痛消失。面部肌肉恢复正常，眼睑闭合正常。现回访病情稳定，无复发。

患者治疗前后对比（图 9-3）：

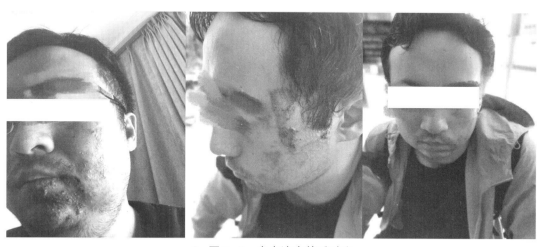

◆ 图 9-3 患者治疗前后对比

（石家庄桥西区塔谈国际贸易城习仕民诊所提供）

第四节 颈椎病典型病例

一、病例 1

1. 病例摘要

患者：高某，女，58 岁，武汉市卫民医疗器械厂车工，2013 年 2 月就诊。

主诉：由于长期低头工作致颈部疼痛、眩晕、耳鸣，手麻木，流口水，走路不稳长达 20 多年，给生活带来很大影响和负担。于是四处求医，到湖北中医院住院 2 次，武汉大学人民医院住院治疗 1 次（医院摄片诊断为颈椎病），还找过民间医生用偏方治疗，均无明显效果。2013 年 2 月病情加重，通过熟人介绍到 672 医院找到了聂中华主任。

2. 诊疗经过 病根埋线取穴：C_2、C_3、C_5、C_6、风池，半个月后来诊时不适症状基本消失，按第 1 次的穴位行第 2 次埋线治疗，经过 2 次埋线治疗后上述症状已完全消失，和之前判若两人，颈椎病痊愈。她儿子也患有颈椎病几年了，到处医治无效，聂主任用同法给他埋线治疗 2 次，也完全治愈。她们母子俩非常高兴，还介绍很多亲戚朋友前来就诊，都取得了满意效果。于第 2 年（2014 年），亲手制作了一个匾牌送给聂中华主任（图 9-4），并告知颈椎病已完全康复。随访 7 年没有复发。

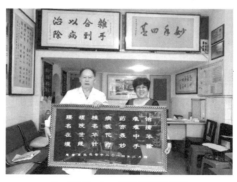

◆ 图 9-4 患者赠送匾牌

（湖北省武汉市洪山聂中华西医外科诊所 提供医生：聂中华）

二、病例 2

1. 病例摘要

患者：任某，女，65 岁，南阳市退休工人，2019 年 1 月就诊。

主诉：由于长期低头工作劳累，导致最近几年颈部疼痛、眩晕、耳鸣，走路不稳，右上肢麻木 10 余年，给生活带来诸多不便，曾在外地治疗多次无效，还在本市住院治疗没有明显变化，内心很是痛苦，经别人介绍来我华山社区卫生服务站治疗。

检查：核磁共振检查示 $C_{2\sim7}$ 颈椎间盘突出。

诊断：颈椎病。

2. 治疗经过 病根秘穴埋线取穴：$C_{2\sim5}{}^{1、3}$，用 2-0 号肠线，2cm 注线法，配右侧曲池、三阳络，用 0 号线，1.5cm，注线埋线。20 天后来复诊症状基本消失，头不晕不疼了，走路也稳了，右上肢麻木减轻。按第 1 次的穴位进行第 2 次埋线治疗：选"头颈穴" $C_{2\sim3}$ 为重点，配 C_4、C_5、C_7，加大椎穴，经过 2 次埋线治疗后，患者反映头痛、头晕、视物模糊完全消失，走路有劲了，上肢麻木症状也好转了，困扰了 10 余年的病终于好了！任女士非常高兴，专门做了一面锦旗赠送到社区服务站表示感谢（图 9-5）。

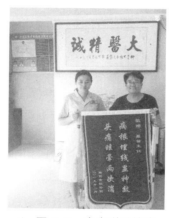

◆ 图 9-5 患者赠送锦旗

（河南省南阳市仲景桥南头华山社区卫生服务站 提供医生：聂淼）

第五节　肩周炎典型病例

一、病例 1

1. 病例摘要

患者：花某，女，53 岁，2017 年 8 月就诊。

主诉：左侧肩关节剧烈疼痛，活动明显受限 2 年。因疼痛难忍，整夜不能入睡，吃止痛药无效。四处求医，花钱无数，病情没有得到缓解，长期病痛折磨导致精神出现异常，医院诊断为抑郁症。就诊时见神情淡漠，无精打采，少言寡语，痛苦面容。检查：左肩关节明显压痛，肩功能活动明显受限，不能抬举，不能背伸，不能旋转。曾于外院敷中药治疗，病情不但没有减轻，反而皮肤破损严重。

诊断：左肩周炎。

2. 诊疗经过　病根秘穴埋线，肩前穴、肱二头长头肌腱、肩髃透肩贞。埋线完毕，患者顿觉肩关节轻松，疼痛明显减轻，肩关节能够轻松上举，功能基本恢复。几年的顽疾，短时间得到有效治疗，患者露出了难得的微笑（图 9-6）。

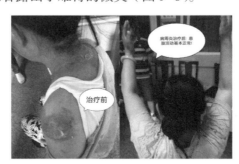

◆ 图 9-6　治疗前后对比

（湖北省武汉市洪山聂中华西医外科诊所　提供医生：聂中华）

第六节 腰椎间盘突出典型病例

一、病例 1

1. 病例摘要

患者：仙某，女，73 岁，2018 年 6 月就诊。

主诉：腰骶部疼痛，右臀部、大腿后侧、小腿外侧疼痛 2 个月，不能翻身，不能起床，吃饭喝水都需要人喂，到处医治无效，甚至产生轻生念头。

患者来诊时由家人搀扶，行走困难，不能上下床，不能翻身，检查不合作，给治疗带来很大困难。

检查：腰部核磁共振显示 $L_{4\sim5}$、$L_5 \sim S_1$ 腰椎间盘突出。

诊断：腰椎间盘突出。

2. 诊疗经过 病根秘穴埋线，取穴：L_2、L_4（患侧）、"坐三针"、肾俞穴、承山穴，1 号线，2cm。埋线完毕，稍作休息几分钟后，患者神奇般地可以慢慢起床，下床后可以独立行走了，和治疗前判若两人，笔者当场拍下照片和视频。患者喜笑颜开，非常高兴地说："之前要三个人帮忙才能起床，现在好了！你们真是活神仙，华佗再世，谢谢你们！"半个月后，行第 2 次埋线，取 L_4、L_5 两侧，"坐三针"、委中穴。埋线 2 次后症状基本消失。1 年后回访无复发。

患者治疗前后对比见图 9-7。

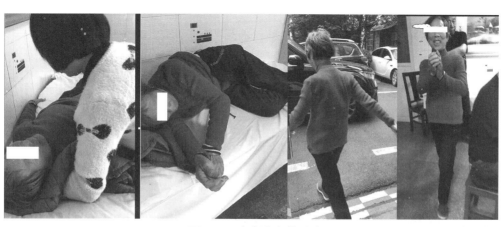

◆ 图 9-7 患者治疗前后对比

（湖北省武汉市洪山聂中华西医外科诊所 提供医生：石玲）

二、病例2

1. 病例摘要

患者：王某，女，64岁，2016年8月。

主诉：腰痛伴右下肢麻木疼痛20余年，加重1年。

现病史：患者20年前抬重物后出现腰痛、右下肢放射性痛麻，外院给予药物及针灸理疗等治疗，症状稍缓解。20年来反复加重，平均每年1～2次，理疗后有所缓解。近1年来，右大腿后外侧、小腿外侧及脚背痛麻症状加重，患者自述疼痛剧烈、行走困难，因疼痛夜不能寐。

检查：外院查MRI示$L_{4/5}$椎间盘突出。建议手术，患者拒绝，经人介绍，今来我处就诊。

查体：跛行。$L_{4\sim5}$棘突及脊旁压痛，右下肢坐骨神经沿线压痛明显。直腿抬高试验阳性（20°），加强试验阳性。

诊断：腰椎间盘突出症（$L_{4/5}$）。

2. 治疗过程

第1次埋线取穴：L_5（双侧）、L_4，配环跳、委中、承山（患侧）、肾俞。埋线一次后，疼痛明显减轻，夜间睡眠改善，走路姿势基本恢复正常。

第2次取穴（10天后）：L_5（双侧）、L_3、S_1、环跳、委中（患侧）。疼痛基本消失，麻木范围减小。

第3次取穴（15天后）：L_5（双侧）、L_4、$S_{2\sim3}$、承山（患侧）、肾俞。3次治疗后，疼痛消失，麻木症状基本好转，走路姿势恢复正常。30天后又巩固治疗1次。

半年回访无复发。今年回访，已3年无复发。

以下是治疗前后图片（图9-8）：

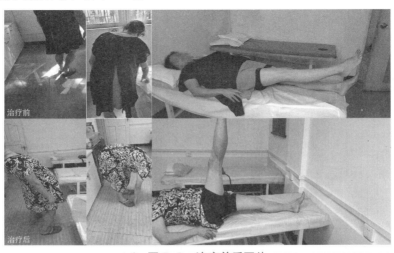

◆ 图9-8 治疗前后图片

（中国人民解放军中部战区总医院武汉军械士官学校门诊部 提供医生：聂宇）

第七节 痿病典型病例

1. 病例摘要

患者：姜某，女，65岁，家住湖北省仙桃市农村，2018年9月就诊。

主诉：双下肢无力20年，起坐困难，走路需拄拐，经常摔倒。有一次在外摔倒后，怎么都爬不起来，叫天天不应，叫地地不灵，最后是用手爬回家的，爬了2个小时，满身是灰。患者边说边流泪，说当时自己比狗还可怜。双上肢力量差，不能拿筷子，只能用勺吃饭，碗拿不稳。夜不能寐，经常看电视看一整晚，睡不着，白天也不睡。到处治疗无效果，家庭经济困难，患者本人已放弃治疗，因两个姐姐在我诊所看病都治好了，这次强烈要求妹妹来治疗。

查体：面色红赤，身体虚胖，双下肢萎缩无力，双上肢乏力，血压130/80mmHg，舌体胖大，舌质偏暗红，无苔，脉沉细无力。有外伤史及类风湿关节炎。

诊断：痿病（肌无力）。

2. 诊治经过

第1次埋线：$C_{2\sim5}$、中脘、足三里，埋线完后拔罐放血。1周后复诊：患者非常激动，说上次治疗后有效，现在不需要人扶，自己手撑着可以站起来，控制能力有改善，而且能睡觉了，治疗后当晚一觉睡到天亮。今天积极前来要求第2次治疗。

第2次埋线：百会、C_6、C_8、肝俞、肾俞、曲池、三阴交，埋线完后拔罐放血。半月后复诊，患者可以慢慢独立起坐，行走时可以丢掉拐杖，四肢肌力增强，睡眠问题解决，面色红润。后又经4次埋线，病情一次比一次得到改善，取得了满意的效果。

以下照片是患者治疗前的症状（图9-9）：

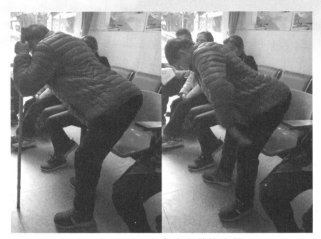

◆ 图9-9 患者治疗前的症状

以下是患者治疗后的照片，已经可以正常行走了（图9-10）。

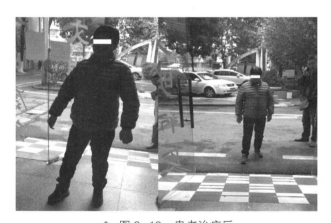

◆ 图9-10 患者治疗后

（湖北省武汉市洪山聂中华西医外科诊所 提供医生：石玲）

第八节　不孕典型病例

1. 病例摘要

患者：王某，女，28岁，汉族，河南省郑州新密市人，2017年4月就诊。

主诉：不孕。结婚5年，育一子，想生二胎，再没怀孕。

检查：男方一切正常，女方经膀胱镜、彩超检查发现双侧卵巢巧克力囊肿。

诊断：不孕。

2. 诊疗经过　医院建议手术治疗，但后果会导致不能再怀孕。家属一听懵了，经商量不手术，保守治疗。于是四处求医问药，中药西药偏方都用了，还是没奏效，把这小两口给急的，生活不快乐，工作没信心。2017年4月来我所就诊，当时患者面色苍白，形体消瘦，四肢乏力，气血两虚证。

治疗过程：

第1次埋线治疗方案：T_{10}、T_{11}、C_2、C_3、S_4、S_5、足三里、三阴交、肾俞、脾俞、肝俞、气海、关元。

埋线一次后来例假，不再有痛经现象，并且过后面色不再苍白，四肢不再乏力。

第2次埋线治疗方案：T_{10}、T_{11}、中脘、气海、关元、S_4、S_5、子宫穴、病根穴、三重穴。

第3次埋线治疗：于15天后，同上次方案，加星状神经节。

3个月后到了经期没见红，打电话咨询是不是埋线异常现象，杜辉宇医生说建议你去医院检查一下。2017年7月患者家属一行人来到杜辉宇诊所，满面喜悦地告诉我们一个好消息，王某怀孕了，还特意做了一面锦旗表示感谢，这真是"病根埋线治顽症、送子观音到家中"（图9-11、图9-12）。

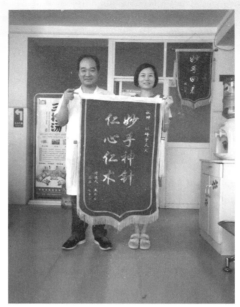

◆ 图9-11 怀孕后喜送锦旗

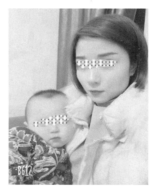

◆ 图9-12 王某和自己一岁多的儿子照片

（河南省郑州新密市杜辉宇诊所 提供医生：杜辉宇）

第九节 高血压典型病例

1.病例摘要

患者：王某，男，32岁，河北保定市人，现住石家庄市裕华区某小区，2017年5月就诊。

主诉：患高血压病7年，血压经常在160/100mmHg，头晕脑涨，每天昏昏沉沉的，大便秘结，口苦咽干，干活没有精神，靠吃药维持。

查体：血压168/98mmHg，面红目赤，舌质红，苔黄腻，有齿痕，脉弦大。

诊断：高血压（肝郁化火型）。

2.治疗经过 2017年5月14日，来门诊进行第1次埋线治疗。选穴：C_2、C_6、星状神经节，配肝俞、肾俞、曲池、阳陵泉等。

6月14日再埋线时：血压148/89mmHg，患者自述头晕脑涨症状明显减轻。

后期又进行3次埋线治疗，在原方案基础上加三黄、太冲等。

2017年10月又来治疗时，血压达到120/80mmHg，头不晕了，也不吃药了，干起活来特别有精神。1年后回访，病情稳定，无需服用降血压药物，血压一直保持平稳，他说感谢埋线治好了他的高血压病（图9-13）。

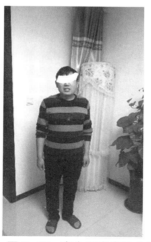

◆ 图9-13 高血压患者治愈后

（河北省石家庄市裕华区崇仁中医堂 提供医生：李文永）

第十节　胃溃疡及十二指肠溃疡典型病例

1. 病例摘要

患者：王某，男，38岁，河北省保定清苑人，家住石家庄裕华区，2017年8月就诊。

主诉：患胃病2年，胃痛、腹胀，饭前或饭后胃部都不适，不能吃东西，经医院检查为胃溃疡及十二指肠溃疡。

查体：面色黄，舌质淡，苔厚腻，脉弦。

诊断：胃溃疡及十二指肠溃疡。

2. 诊疗经过

第1次埋线方案：选$T_{6\sim8}$，配胃俞、背部阿是区位置、中脘穴、上脘穴、足三里穴等，埋线1个月后症状明显减轻。

第2次埋线：选T_6、T_8、T_9、中脘、梁门、足三里、阳陵泉。埋线2次后胃基本不痛了。

第3次埋线：上两次处方基础上加T_{12}，配上脘、承满、天枢、气海、背部阿是点埋线。共埋线6次，胃不痛了，腹胀、纳差症状基本好转，1年后回访无复发，患者逢人就讲埋线治好了他的胃病（9-14）。

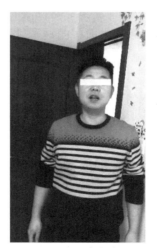

◆ 图9-14　胃病患者治愈后

（河北省石家庄市裕华区崇仁中医堂　提供医生：李文永）

第十一节 过敏性鼻炎典型病例

1. 病例摘要

患者：孙某，男，39岁。

主诉：鼻塞、喷嚏2年多。

现病史：2年前患者无明显诱因出现鼻塞、喷嚏，伴鼻痒、流清涕，偶有咳嗽，咳白色泡沫痰，平素易感冒。患者未予以重视，未经治疗。现为求进一步治疗，来我院就诊。现症见：鼻塞、喷嚏，伴鼻痒，流清涕，偶有咽干不适，偶有咳嗽，无咳痰，无头痛，睡眠可，二便调，舌淡苔薄白，脉弱。

既往史：否认"高血压、糖尿病、冠心病"等慢性病史；否认"结核、肝炎"等传染病史；否认手术、外伤史及输血史；预防接种史不详。

过敏史：否认药物及食物过敏史。

体格检查：一般情况良好，鼻黏膜淡白，鼻道内有清稀分泌物，余无特殊。

中医诊断：鼻鼽。

证候诊断：肺气不足，卫表不固。

治法：补益肺脏，益气固表。

2. 治疗经过

处方：穴位埋线法。

选穴：经外奇穴八华穴，肺俞、定喘、肾俞、尺泽、足三里。

心得体会：患者以"鼻塞、喷嚏2年多"为主诉。鼻鼽是指特禀体质、脏腑失调，又受外界刺激所致，以突然或反复发作的鼻痒、喷嚏、大量清涕、鼻塞等为主要特征的鼻病。有时伴有眼痒或头胀。鼻鼽之名，首见于《素问·脉解》："所谓客孙脉，则头痛，鼻鼽，腹肿者。阳明并于上，上者则其孙络太阴也，故头痛，鼻鼽，腹肿也。"《释名·释疾病》解释为：鼻塞曰鼽。《素问玄机原病式·六气为病》说："鼽者，鼻出清涕也。"明代王肯堂《证治准绳·杂病·鼻》列有"鼻鼽"一病。用鼻流清涕来解释鼻鼽。西医学的超敏反应性鼻炎、嗜酸粒细胞增多性非超敏反应性鼻炎、血管运动性鼻炎均属于鼻鼽范畴。关于鼻鼽发作的病因病机，主要责之于肺、脾、肾三脏的亏虚，因外邪侵袭，触犯鼻窍，壅塞津液而出现鼻痒、喷嚏、清涕、鼻塞等症状。主要有①肺气虚寒，卫气不固；②脾气虚弱，清阳不升；③肾阳不足，温煦失职；④肺经伏热，上犯鼻窍4种证型。

本例患者肺气亏虚，卫表不固是为本，邪气乘虚而入为标，邪正相争，故见喷嚏；肺失清肃，气不摄津，故见流清涕；肺气失宣，故见咳嗽；水湿停聚鼻道，故见鼻塞，鼻黏膜淡白，鼻道内有清稀分泌物；肺虚卫表不固，故平素易感冒。舌淡苔薄白，脉弱均是肺气不足、卫表不固的表现。

穴位埋线对于过敏性鼻炎有很好的疗效。选用八华穴（经外奇穴），《针灸孔穴及其疗法便览》有云："以患者两乳头之间距离折做八寸，以二寸为一边，做成等边三角形的纸片，将此等边三角形纸片之一角放在第七颈椎棘突与第一胸椎棘突之间点上，将底边放成水平，其余二角所指是穴（在正中线左右旁开各一寸之线上），再将此三角形放在上一三角形底边之中点，其下二角也是穴，如此再量二次，计八穴。"八华穴下为皮肤、浅层肌、深层肌。浅层主要布有胸神经内侧皮支和伴行的动静脉。深层有胸神经后支的肌支和相应的肋间后动静脉背侧支的分支或属支。八华穴具有补益肺气的作用。配以肺俞、足三里、定喘等穴位增加补益肺气、定喘止咳的功能。所以，患者埋线后效果明显，鼻塞、鼻痒、喷嚏等症状消失。

（成都中医药大学附属医院耳鼻喉科　提供医生：宋红梅）

第十二节　肺气肿典型病例

1. 病例摘要

患者：闫某，女，58岁，河南省登封大冶人，2016年7月6日就诊。

主诉：咳喘26年，每年秋后开始逐渐加重。发作时喘促胸闷，气短。伴有痰多纳差。

查体：面色黧黑，消瘦体质。血压130/80mmHg，桶状胸，舌质淡，苔白厚，脉滑数。

诊断：慢性支气管炎合并感染，肺气肿。

2. 治疗经过　26年前受凉后引起咳喘、气促、胸闷、气短、痰多、纳差等症状。服药治疗，越治越重，后来必须住院吸氧及输液，激素应用10余天才见好转，每年住院2～3次才能过冬天。家人和患者很着急。

2016年7月求诊于张三敏医生，进行病根秘穴埋线。选穴：肺三角，天突，膻中，中脘，足三里等。

20天后第2次复诊症状减轻不明显。

第3次埋线后乏力、身困减轻，食量增加。冬天未住院吸氧。

2017年7月进行第2年埋线，20天1次。3次埋线后冬天稍有咳嗽，但未用药，服生姜红糖水而愈。

2018年入伏埋3次线非常积极。冬天身体健康如常人。

2019年见面时患者非常感激地说，是您救了我，也救了我们全家，现在我什么都能干了，冬天也不害怕了（图9-15）。

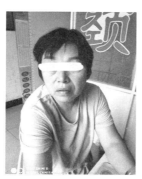

◆　图9-15　肺气肿患者治愈后

（河南登封　提供医生：张三敏）

第十三节　牛皮癣典型病例

1. 病例摘要

患者：吴某，女，38岁，河南许昌禹州人，2017年7月15日就诊。

主诉：牛皮癣2年，每逢春秋季节病情加重，奇痒难忍，伴心烦失眠。

查体：前胸、大腿、颈部、背部、臂部散在性手掌大小片状白色鱼鳞样皮损，体质偏胖，血压110/80mmHg，舌质红，苔黄厚，脉弦数。

诊断：牛皮癣（急性期）。

2. 治疗经过　患者3年前不明原因大腿部出现片状皮损，伴瘙痒，未在意。1个月后症状加重，皮损越来越多，求诊于当地市级医院，确诊为"牛皮癣"，并给予相应治疗，外用多种药膏，病情时轻时重，一直未见好转，今经人介绍求诊于张三敏医生门诊。

埋线治疗：取病根秘穴 T_5、T_8、T_{10}、曲池、阳陵泉、驷马穴。

2017年8月5日复诊，患者皮损较上次少一多半，鳞皮较薄，患者精神明显好转。埋线方案参上，稍有变动以观其效。

2017年8月25日第3次复诊，患者全身皮损全部消退，留有红晕影，患者特别高兴（图9-16）。

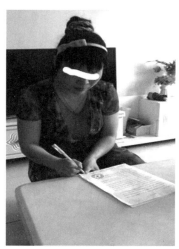

◆ 图9-16　牛皮癣患者治愈后

（河南登封　提供医生：张三敏）

第十四节　甲状腺功能亢进伴结节典型病例

1. 病例摘要

患者：杜某，女，54 岁，安徽省宿州市人，2018 年 2 月就诊。

主诉：甲状腺结节伴弥漫性肿大，2016 年 4 月 20 号以心慌、胸闷月余到当地医院检查。

检查：心电图：心率 120 次 / 分，心律不齐；彩色多普勒超声检查：右叶实性占位，甲状腺左叶低回声结节。育一子，平时体健，因劳累，心情不好而引起胸闷心慌，活动后气短，全身乏力，病情逐渐加重伴多食，消瘦，烦躁多汗。患者也曾到多家医院检查，中国人民解放军 305 医院检查结果表明：甲状腺多发结节，右叶较大结节。北京市昌平区北城中医医院彩色多普勒超声检查报告示：甲状腺右侧结节伴钙化，建议穿刺活检。往返多家医院，曾住院服中药、西药无好转。

诊断：甲状腺功能亢进伴结节。

2. 治疗经过　2018 年 2 月停药到我诊所求治，根据以上多家医院的检查结果和查体综合分析诊断，甲亢伴结节，遂给予病根穴埋线治疗。

第 1 次埋线选穴，甲状腺腺内穴（喉结与天突穴连线上 1/3 处）为进针点，穿过腺体中心到远端部位，星状神经节、膻中、内关、背部 T_5、T_9、上脘、下脘、气海、关元、足三里，每 3 周 1 次，3 次后间隔 2 个月再埋 2 次。治疗第 3 天，患者胸闷心慌症状明显减轻，睡眠好，情绪也稳定了。2 个月后病情基本控制，心慌气短消失，体重增加，全身有力，饮食正常，无烦躁、多汗。

甲状腺功能测定：FT_3 4.01pmol/L，FT_4 12.30 pmol/L，TSH 1.20mL/L。心电图示：窦性心律，律齐，心率 84 次 / 分，均恢复正常。医嘱：平时少受凉，多注意休息，保持心情愉快，适当有氧运动，清淡饮食，随访观察至今一年有余，未见复发。

（安徽省蚌埠市刘坤诊所　提供医生：刘坤）

第十五节 肥胖典型病例

一、病例 1

1. 病例摘要

患者：某男，29 岁，富士康员工，1.75m，116kg，2019 年 5 月就诊。

主诉：由于工作原因，一个月夜班，一个月白班，喜食肥甘厚腻，喜喝啤酒、冷饮，食欲旺盛，大便尚可，由于长期生活起居不规律，暴饮暴食，体重迅速增长。曾经用过减肥药、吃过奶昔，都失败了。

体诊：面红体壮，肥胖程度较重，舌苔腻微黄，舌质红。

诊断：肥胖（胃腑积热型）。

2. 治疗经过

（1）埋线治疗：以清热利湿为主，佐以健脾疏肝，宣肺通腑。取穴以阳明经穴、脾经为主。如天枢、滑肉门、下脘、中脘、曲池、关元、水道、支沟、大肠俞、下巨虚等穴。每月埋线 1 次，4 次 1 个疗程。

（2）埋线 5 天后使用中药外敷法。

经过 3 个月的调理，已经成功减重 24kg，还在继续，患者说在米面鸡鸭鱼肉都可以吃不节食，不腹泻，不饿得头晕眼花的情况下，治疗价格不是十分昂贵，能有这样的效果十分满意（图 9-17）。

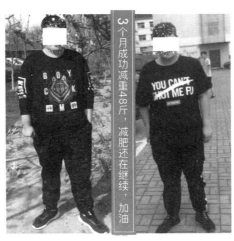

◆ 图 9-17 减肥前后

二、病例 2

1. 病例摘要

患者：赵某，女，51 岁，蛋糕房员工，1.51m，72.7kg，2018 年 11 月。

主诉：肥胖多年，经常感觉疲乏无力，饭量不大，经常感觉腹胀，大便有时干燥有时不爽，嘴里发黏。

体诊：舌胖大，舌苔薄腻，舌质淡红或白，脉沉细。

诊断：肥胖（脾虚湿阻型）。

2. 治疗过程

（1）埋线治疗：以健脾利湿为主，佐以宣肺补肾疏肝，选用脾经、胃经、三焦经以及任脉和膀胱经的腧穴，如天枢、水分、水道、中脘、脾俞、肾俞、足三里、上巨虚等穴。

（2）埋线 7 天后使用中药外敷法

经过 3 个月的调理，成功减重 13.7kg，患者十分满意（图 9-18）。

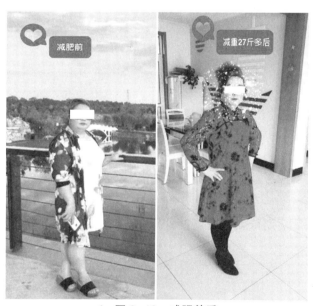

◆ 图 9-18 减肥前后

（石家庄 提供医生：冯艳丽）

第十六节　癫痫典型病例

一、病例 1

1. 病例摘要

患者：程某，男，55 岁，石家庄行唐县人，2019 年 6 月就诊。

主诉：癫痫病 2 年余，不定期发作，有时每周 2～3 次，口服卡马西平，2 片 / 天，病情控制不住，近期发作频繁，每周数次不等。

查体：面色暗黄，舌质淡，舌尖红，苔薄白，脉弦沉细。

诊断：癫痫病（肝肾亏虚，脾虚湿阻）。

2. 治疗经过　2019 年 6 月，患者来石家庄市塔谈国际商贸城习仕民诊所进行埋线治疗。

第 1 次埋线治疗：$C_{2\sim3}$、腰奇、筋缩、癫痫、膻中、外三关等，埋线 15 天后，患者症状好转，不再频繁发作。

25 天左右进行第 2 次埋线治疗，埋线方案：$C_{2\sim3}$、星状神经节、腰奇、肝俞、肾俞、外三关、三黄等穴，埋线 20 天左右对患者进行回访，患者说，两次埋线后没有再发作，病情比较稳定，大家对埋线疗效很满意。

30 天又进行第 3 次埋线治疗：选 C_2、C_3、C_5、星状神经节、癫痫区、腰奇、引气归元、外三关、三黄等穴。后期期待患者进一步病情好转，永远健康下去（图 9-19）。

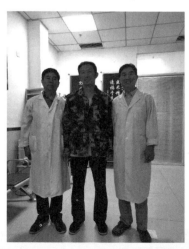

◆ 图 9-19　患者治愈后

二、病例 2

1. 病例摘要

患者：訾某，男，28 岁，山东省禹城人，2016 年 3 月就诊。

主诉：患癫痫病 4 年，每周发作 1 ～ 2 次，发作时抽搐，口吐白沫，不省人事，发作时间 0.5 ～ 1 小时。

查体：面色黄黑，身体瘦弱，血压 90/57mmHg，舌质紫暗，有齿痕，苔少，脉沉弦。

现病史：癫痫，每日口服卡马西平片（规格 ×100mg），每日 3 次，每周发作 1 ～ 2 次，每次 30 ～ 60 分钟。

诊断：癫痫病。

2. 诊疗经过　2013 年患有癫痫病，经常性大发作，发作时口吐白沫，四肢抽搐，不省人事，每次发作时间 30 ～ 60 分钟，为看病，几年来花去数万元，症状不见好转，家庭为其治病到处借债，经济非常困难。患者无正式工作，也没有成家，很是可怜。2016 年 3 月来门诊进行埋线治疗，当时患者面黄体弱，血压为 90/57mmHg。第 1 次埋线方案：$C_{2\sim3}$、腰奇穴、癫痫穴、丰隆穴。埋线 3 次后，症状大有好转，大发作转为小发作，由原来每周发作 1 ～ 2 次，到每月发作 1 ～ 2 次，明显好转。第 4、第 5 次埋线方案：改为 C_2、C_6、筋缩、腰奇、癫痫穴。第 6 次埋线时，患者反映症状更轻了，而且血压调至正常，为 110/70mmHg。第 7 次埋线加入外三关、星状神经节。第 8 次埋线时诉 1 个月没有发作。后期改为二三个月埋线 1 次，并且吃药改为卡马西平片每日 1 次，每次 1 片，1 个月后改为每周 1 次，每次 1 片，逐渐减少到每月吃 1 ～ 3 次，每次 1 片。到 1 年后即 2018 年，埋线停止治疗，患者不发作了，药也不吃了，人的精神状态很好，也有了工作。患者给门诊送了一面锦旗。这正是求医路艰难，埋线克癫痫，秘穴祛顽症，医德美名传。此患者到如今已有一年半左右没有发病，回访患者目前身体恢复良好。

（石家庄市桥西区塔谈国际商贸城习仕民诊所提供）

三、病例 3

1. 病例摘要

姓名：林某，女，12 岁，汉族，河南郑州新密市人，2018 年 6 月就诊。

主诉：癫痫，不时失神性发作，发作时叫之不应，偶有眨眼，时间短暂，3 ～ 5 分钟，每周发作 1 ～ 2 次。

现病史：癫痫，每日口服卡马西平片（规格 ×100mg），每日 2 次，每周发作 1 ～ 2 次，每次 3 ～ 5 分钟，多见于晚上。

查体：不时失神，舌质淡且郁，苔少，脉沉弦细。

诊断：癫痫，肝郁肾亏。

2. 诊疗经过　第 1 次来门诊治疗：第 1 次处方：选 $C_{2\sim3}$ 的 1、3 号穴，肝俞，肾俞，身柱，神道，癫痫，腰奇，会阴。选用 0 号蛋白线进行病根穴埋线治疗。埋线前两天禁止涉水，忌食辛辣，嘱 15 天后进行第 2 次治疗。

第 2 次来门诊治疗：15 天内发作 1 次，药物照常服用，余无异常。埋线处方：以上方去会阴穴，加心俞、癫痫区。埋线前两天禁止涉水，忌食辛辣，嘱 15 天后进行第 3 次治疗。

第 3 次来复诊：15 天内未发作，药物照常服用，余无异常。埋线处方：原方不变。埋线前两天禁止涉水，忌食辛辣，嘱可每次减少卡马西平片 1/4 片，15 天后进行第 4 次治疗，若不适则随诊。

以上埋线处方再进行 6 次治疗，期间每 3 次治疗期间减少 1/4 片卡马西平用量。期间未见发作，余无异常。

经第 10 次埋线治疗：治疗期间未见发作，余无异常。埋线处方：以上方加阳陵泉穴。埋线前两天禁止涉水，忌食辛辣，嘱 15 天后再次进行治疗，若不适则随诊。

第 11 次埋线治疗：期间未见发作，余无异常。埋线处方：原方不变。埋线前两天禁止涉水，忌食辛辣，嘱可停服卡马西平，若不适则随诊。随诊 4 个月回访未见复发。

（郑州新密市王天顺诊所　提供医生：王冠彬）